Carl-Auer

Der »singende Pantomime« ist ein Ressourcen-Ego-State eines Jungen in einer schwierigen Lebenssituation, der zunächst nur einen »Taubstummen« und einen »Durchgeknallten« in sich entdecken konnte.

Mit diesem Titel widme ich das Buch allen Kindern, deren verborgene Anteile ich kennenlernen durfte und die mir gezeigt haben, wie im Spiel Integration geschehen kann.

Wiltrud Brächter

Wiltrud Brächter (Hrsg.)

Der singende Pantomime

Ego-State-Therapie und Teilearbeit mit Kindern und Jugendlichen

Mit einem Vorwort von Gunther Schmidt

Zweite Auflage, 2017

Umschlaggestaltung: Uwe Göbel
Umschlagfoto: Uwe Göbel
Satz: Drißner-Design u. DTP, Meßstetten
Printed in Germany
Druck und Bindung: CPI books GmbH, Leck

MIX
Papier aus verantwortungsvollen Quellen
FSC
www.fsc.org
FSC® C083411

CPi klimaneutral
Mehr Bäume.Weniger CO_2

Zweite Auflage, 2017
ISBN 978-3-8497-0034-8

Bibliografische Information der Deutschen Nationalbibliothek:
Die Deutsche Nationalbibliothek verzeichnet diese Publikation
in der Deutschen Nationalbibliografie; detaillierte bibliografische
Daten sind im Internet über http://dnb.d-nb.de abrufbar.

Carl-Auer Verlag GmbH
Vangerowstraße 14
69115 Heidelberg
Tel. +49 6221 6438-0
Fax +49 6221 6438-22
info@carl-auer.de

Inhalt

Vorwort von Gunther Schmidt 8
Vorwort der Herausgeberin 13
Zum Aufbau des Buches 14

Einführung in die Ego-State-Therapie 16
Kai Fritzsche

Teil 1: Methodische Zugänge in der Arbeit mit Teilen und Ego-States 47

Auf dem Weg ins helle Land – Ego-States in der Sandspieltherapie 48
Wiltrud Brächter

Teilearbeit mit Handpuppen – Ein Konzept der strategischen und hypnosystemischen Psychotherapie 66
Siegfried Mrochen und Hiltrud Bierbaum-Luttermann

»Null-Bock« und schwarze Löcher – Zugang zu verborgenen Teilen gewinnen. Anregungen für die Teilearbeit mit Kindern und Jugendlichen 86
Hiltrud Bierbaum-Luttermann und Siegfried Mrochen

Die Erforschung von Ego-States mithilfe kreativ-expressiver Kunsttherapie – Eine Studie über den Fall einer Heranwachsenden 105
Elzette Fritz

Kunstvoll und spielend leicht – Teilearbeit mit Figuren und szenischen Möglichkeiten 121
Peter Allemann

Teil 2: Teilearbeit und Ego-State-Therapie in verschiedenen Anwendungsfeldern 133

Ego-State-Geschichten, Ressourcen-States und Kraftwesen – Möglichkeiten der Teilearbeit bei Angst 134
Charlotte Wirl

Ego-State-Interventionen bei Jugendlichen 150
Jenny Da Silva

Teiletreffen im Sand – Ego-States in der Familientherapie 164
Wiltrud Brächter

Das Werben des kleinen Löwen – Psychodramatische Teilearbeit mit Tierfiguren bei Kindern im Trennungs- bzw. Scheidungskonflikt 181
Alfons Aichinger

Wir spielen, wer wir sind! – Ego-State-Therapie mit Kindergruppen 195
Zita Stoltenberg-Zehnder

Teil 3: Teilearbeit und Ego-State-Therapie bei Trauma und Verlust 211

Over the Rainbow – Wie man farbenfrohe Lösungen entwickelt, um Ich-Zustände als Ressourcen glänzen zu lassen: Der Fall Esti 212
Woltemade Hartman

Marie und der Zauber der Verwandlung – Fallbeispiel einer Traumabehandlung mit Ego-State-Therapie 227
Eva Pollani

»Nein! – Hört mich denn niemand?« – Traumaheilung mit Ego-State-Therapie ... 241
Silvia Zanotta

Ego-State-Arbeit und EMDR – eine gute Verbindung ... 256
Malene Budde und Bärbel Benzel

Literatur ... 272
Autorenverzeichnis ... 279
Über die Herausgeberin ... 283

Vorwort von Gunther Schmidt

Kaum hatte ich begonnen, das hier vorliegende Buch zu lesen, konnte ich zu meiner Freude und auch Überraschung bemerken, wie sich in mir immer mehr »Seiten« (die in diesem Buch natürlich als Ego-States bezeichnet würden) sehr wach und lebendig meldeten, die vorher eher geschlummert hatten. Gemeint sind Seiten und Regungen der Freude, der Neugier, der spielerischen Kreativität und der Lust, die vielen wertvollen Ideen und Anregungen in diesem Buch, neben vielem mir Vertrauten auch viel Neues, gleich auch selbst auszuprobieren. Das erlebe ich in den letzten Jahren nicht so oft, auch nicht bei Publikationen, die in der Fachwelt als sehr wichtig und womöglich (einmal mehr) als »bahnbrechend« angepriesen werden. Allein schon dafür möchte ich der Herausgeberin und den anderen Autoren hier sehr danken.

Auch den Titel des Buches finde ich, gerade aus diesem Erleben heraus, sehr passend und nicht nur sehr schön in seiner Poesie. Er spiegelt etwas gut wider, was ich durchgehend beim Lesen genießen konnte. Das weite Spektrum, die sprühend reiche Ideenvielfalt der Beiträge und ihre umfassende kulturelle Vielfalt haben in mir immer wieder eine Art sehr wohltuender innerer Musikalität anklingen lassen.

Wiltrud Brächter ist es mit diesem Buch nicht nur gelungen, selbst beeindruckende und eigenständig kreative Anwendungen der Ego-State-Konzepte zu beschreiben, sondern auch eine leuchtende Bühne für so viele weitere hochkompetente Kolleginnen und Kollegen bereitzustellen. Mit ihrer Kreativität steuern sie neben bereichernden Erweiterungen des ursprünglichen Ego-State-Modells des Ehepaars Watkins und anderer Autoren viele wirksame und vielfältig nutzbare Interpretationen und Anwendungsmöglichkeiten bei.

Es gibt inzwischen eine Vielzahl von Veröffentlichungen zum Konzept der Ego-State-Therapie. Viele von ihnen beschäftigen sich aus gutem Grund mit der Anwendung auf sehr schwierige Lebensthemen, insbesondere mit der Therapie von Traumafolgestörungen und ähnlich belastenden Erlebnisprozessen. Gerade für diesen Bereich (aber nicht nur für diesen) haben sie sehr hilfreiche Vorgehensweisen erbracht. Verständlicherweise kann die Lektüre dieser Arbeiten aber auch den Eindruck erwecken, die Arbeit mit Ego-States wäre meist eher düster und eventuell auch bedrückend. Da ist dieses Buch eine wunderbare Erweiterung des Blicks: Es zeigt, wie herrlich vielfarbig, bei aller Schwere durchaus auch humorvoll, spielerisch, oft befreiend und ermutigend lustig diese wertvolle Arbeit sein kann.

Die bereichernde Vielfalt der hier dargelegten Anwendungsmöglichkeiten der Ego-State-Arbeit wird an zahlreichen Beispielen der Arbeit mit Kindern beschrieben. Das Buch ist dabei eine wahre Goldader, und das nicht nur für die Arbeit mit Kindern und Jugendlichen. Denn sehr viele der beschriebenen Interventionsstrategien sind genauso mit Erwachsenen anwendbar, und ich würde es sehr begrüßen, wenn sich viele Leser durch dieses Buch dazu ermutigen ließen, ihren erwachsenen Klienten diese kreativen Chancen zugänglich zu machen. Bei vielen Problemen, die Erwachsene in Therapien und Beratungen einbringen, halte ich es für einen der zähesten Faktoren, der zur Aufrechterhaltung der Probleme beiträgt, dass sie in rigider Weise identifiziert sind mit sehr eingeengten Ausschnitten ihrer Möglichkeiten, die Welt quasi mit einem Tunnelblick betrachten. Dann erweist es sich als enorme Hilfe, wenn man Anregungen anbieten kann, die man mit den altbekannten Worten »Werdet wieder wie die Kinder …« charakterisieren könnte. Seit über 30 Jahren nutzen wir sowohl ambulant als auch im stationären Rahmen in den Kliniken, die ich zusammen mit den Teams dort nach hypnosystemischen Prinzipien aufgebaut habe, solche Modelle. Die von uns angebotenen Modelle (»Seiten«, »Innere Familie«, »Inneres Parlament«), die ich – angeregt durch meine Erfahrungen bei Milton Erickson und durch die Ego-State-Konzepte der Watkins' – Anfang der 1980er Jahre entwickelt habe, sind weitgehend mit der Ego-State-Arbeit vergleichbar. Bei unseren Evaluationsstudien berichten weit über 90 % unserer Klienten, dass sie sehr schnell Erleichterung, eine Weite des Blicks, Zugang zu bisher unbewussten Kompetenzen, mehr Wahlmöglichkeiten und damit Zuversicht sowie neue Handlungsfähigkeit schaffen. Zu den großen Vorteilen dieser Konzepte trägt kraftvoll bei, dass sie Dissoziation und damit erleichternden Abstand zu Bedrückendem schaffen. Gleichzeitig eröffnen sie viele Chancen, die mit ihrem Auftreten verbundenen Informationen über wichtige Bedürfnisse der Ego-States zu verstehen und erfüllend etwas für sie tun zu können. So können viele bisher nur als schlecht, böse, destruktiv oder krank angesehene Strebungen eines Menschen endlich wieder als wertvolle Botschaften über achtenswerte Bedürfnisse behandelt werden – was sehr wirksam zum Wiedererleben von

Würde, Kompetenz und Sinn beiträgt. Gerade diese Aspekte halte ich mit für das Wichtigste an diesen Konzepten.

Angesichts solch hoher Wirksamkeit verstehen wir es inzwischen als unsere ethische Pflicht, allen Klienten diese wertvollen Modelle anzubieten. Sie sind zum wichtigen institutionalisierten Bestandteil unserer therapeutischen Arbeit geworden. Aber auch im Bereich des Coachings, der Team- und Organisationsentwicklung nutzen wir sie seit vielen Jahren mit hervorragender Wirksamkeit und zur Zufriedenheit der Kunden.

Das Konzept der Ego-States erhöht einerseits die Komplexität, was immer dann gut ist, wenn man zu einseitig koaliert ist mit einem der Ego-States und sich mit ihm »verwechselt«. Andererseits muss diese Komplexität wieder reduziert werden, um Handlungsfähigkeit zu ermöglichen. Es sollte dafür eine integrierende, mit dem Erleben eines geschützten Raums, mit Überblick, Handlungsfähigkeit und flexibler Meta-Beobachter-Kompetenz einhergehende Haltung aufgebaut werden. Man könnte dies in Anlehnung an Konzepte des luziden Träumens oder des Klartraums auch als »luzide« Position bezeichnen. In dem von mir entwickelten Modell der »Inneren Familie« bzw. des »Inneren Parlaments« wird dies als die Präsidenten-Funktion, Orchesterleiter/Dirigent, die Führungskraft etc. bezeichnet. Auch dies könnte man durchaus als einen weiteren Ego-State verstehen, der nun aber eben aus der Mitte der »Gesamtbelegschaft« befördert wird. Oft wird das missverstanden, so, als ob man immer nur von dieser Meta-Position aus erleben und handeln sollte. Intensives Erleben, leidenschaftliches Erleben, das einen so »packt«, dass es einen völlig erfüllt und zu bereicherndem Flow-Erleben beiträgt, kommt vor allem dann zustande, wenn man im Moment ganz assoziiert ist mit diesem Erlebnis-Prozess. Ich würde es niemandem wünschen wollen, z. B. bei einer intensiven erotischen Begegnung ständig auf der Meta-Ebene zu bleiben. Und in Begegnungen mit anderen Menschen kann es für diese fast unerträglich wirken, wenn jemand ständig nur aus der Meta-Position kommuniziert.

Als optimal erweist es sich deshalb, wenn man flexibel und dem Kontext angemessen immer wieder mal ganz »aufgehen« kann in einem Prozess, dies sogar mit einer quasi luziden Position wahrnimmt und sich dann wieder stimmig zurückpendeln lässt zur steuernden Meta-Position.

Eigentlich gefällt mir – gerade wegen dieser Überlegungen – der Begriff »Ego-State« von Anfang an gar nicht. Denn er beschreibt die damit gemeinten dynamischen Prozesse als »state«, also als Zustand. Aus der Priming-Forschung und der Erickson'schen Hypnotherapie wissen wir aber, dass solche Begriffe zum wirksamen Erleben von Wirklichkeit beitragen können und dass dann der Begriff »Zustand/state« eher als etwas Statisches verstanden werden kann – was wiederum die vielen Chancen des Ansatzes einengen kann. Besser wäre deshalb vielleicht ein Begriff wie z. B. »dynamische Ego-Netzwerke« oder etwas Ähnliches. Nun hat sich aber einmal der Begriff »Ego-State« eingebürgert, also wird er wohl so belassen; wir sollten uns durch ihn nur nicht in etwas Statisches »hinein-hypnotisieren« lassen und verdinglicht glauben, dass es tatsächlich solche Teil-Persönlichkeiten etc. als verdinglichte Wesenheiten »gäbe«. Diese Konzepte dienen als sehr wertvolle metaphorische Beschreibungs- und Interventionshilfen, und genau so werden sie in erfreulicher Weise in diesem Buch ja auch dargelegt.

Immer mal wieder wird kontrovers diskutiert, ob denn das Ego-State-Konzept ein ganz eigenständiges und originäres Konzept sei oder eine Variante der Hypnotherapie und der diversen anderen Multiplizitätszugänge (z. B. des Psychodramas, der Psychosynthesis, der Transaktionsanalyse, der Parts-Party-Arbeit von Virginia Satir, des inneren Familiensystems von R. Schwartz, des Inner Voice Dialogues, meines Konzepts des Inneren Parlaments, des Inneren Teams von Schulz von Thun etc.). Zwar verstehe ich, dass Profilierungsbedürfnisse menschlich zu sein scheinen. Dennoch ermüden und langweilen mich solche Diskussionen seit langer Zeit. Das Konzept der Ego-States des Ehepaars Watkins und vieler Autoren mit und nach ihnen hat aus meiner Sicht so viele wertvolle Verdienste darum, Menschen in ihrer Vielschichtigkeit achtungsvoll besser gerecht zu werden und ihnen helfen zu können, dass man sich doch nur freuen könnte, wenn auch viele Andere ähnliche Zugänge entdeckt und angewendet haben. Paul Watzlawick hat immer wieder mal gesagt: »Es gibt nichts Neues unter der Sonne.« Und dennoch sollte immer wieder anerkannt werden, wenn jemand in dieser hilfreichen Form etwas zum quasi »Neuen« macht und damit mehr gesunde Integration ermöglicht. Das ist Wiltrud Brächter und ihren Kolleginnen und Kollegen in diesem Buch auf wunderbare Weise gelungen. Sie bieten viele ermutigende Beispiele dafür, dass man schon Bewährtes und Vertrautes aus anderen Konzepten wunderbar und sehr effektiv noch besser machen kann, wenn man es in konsistenter Weise integriert, z. B. mit den Ego-State-Konzepten. Das Konzept der Ego-States zeigt ja klar, dass wir Menschen alle sehr vielschichtig sind, ja als multiple Persönlichkeiten auch in gesundem Sinne verstanden werden können. Und es kann sehr hilfreich dabei sein, zu innerer individueller, multikultureller Koexistenz und Toleranz der »Seiten« in uns beizutragen.

Dieses Buch ist ein Paradebeispiel dafür, wie mit achtungsvoller Neugier und bewundernswerter Kreativität multikulturelle Toleranz und Koexistenz der Konzepte praktiziert werden und ihre höchst wirksame und anregende Integration mit anderen wertvollen Konzepten gelingen kann. So bietet es einen wunderbaren Schatz von Chancen, Menschen wieder mehr für Ähnliches zu ermutigen und ihnen wieder zu einem bereichernden Zugang zu ihrer so farbigen Innenwelt zu verhelfen. Dafür möchte ich mich bei den Beteiligten bedanken und diesem Buch eine sehr große Verbreitung wünschen.

Dr. med. Dipl. rer. pol. Gunther Schmidt
Leiter des Milton-Erickson-Instituts Heidelberg und
ärztlicher Direktor der sysTelios-Klinik für
psychosomatische Gesundheitsentwicklung Siedelsbrunn

Vorwort der Herausgeberin

Ego-State-Therapie habe ich durch meine Kinder kennengelernt – auch wenn mir der Begriff damals noch nicht bekannt war. Während meiner Frauenhaustätigkeit hatte ein traumatisierendes Erlebnis unsere ganze Familie getroffen; anschließend nutzte unser fünfjähriger Sohn die Zeit und Ruhe eines Urlaubs, um die Nachwirkungen im Spiel zu bearbeiten. Als gut ausgerüsteter Forscher landete er in der Wildnis Sardiniens, um Panther zu beobachten, gemeinsam mit dem jüngeren Bruder begleitete ich seine Expedition als Assistentin. Wir waren allein in einem einsamen Flusstal, die Sonne schien, Kräuter dufteten. Vorsichtig bewegten wir uns von Busch zu Busch. Nach langem Umherstreifen in der Rolle des Forschers, allen Abenteuern souverän gewachsen, konnte mein Sohn einen anderen, bisher verborgenen Ich-Zustand zeigen: Ich lernte »Feino« kennen, einen einsamen jungen Panther, der seine »Herde« verloren hatte, von den Forschern aufgenommen wurde und unsere Fürsorge genoss.

Diese Spielsequenz ist mir lebhaft in Erinnerung geblieben und hat meine therapeutische Aufmerksamkeit nachhaltig beeinflusst. Damals – ich war noch am Anfang einer kindertherapeutischen Ausbildung – lenkte sie meinen Blick darauf, wie Kinder verschiedene Selbst-Zustände im Spiel inszenieren und mit ihnen umgehen. Später erlebte ich in Therapien immer wieder, wie der Schutz einer starken Rolle es ermöglicht, Zugang zu abgewehrten und bedürftigen Anteilen zu gewinnen und sich ihnen zuzuwenden. Von Kindern lernte ich dabei viele therapeutisch hilfreiche Metaphern, die ich anderen Kindern zur Verfügung stellen konnte: Wesen, die kurz davor sind zu explodieren, können zur Eigenregulation mit Temperaturfühlern ausgestattet werden; Charaktere, die sich in immer gleiche destruktive Handlungsmuster verstricken, können sich umschulen lassen; ein »lieber Teufel«, der von allen abgelehnt wird, kann seine Hörner verbergen und neue Verhaltensweisen erproben (Brächter 2010).

In der Arbeit mit Ich-Zuständen war es mir wichtig, ihnen Entwicklungsanregungen zur vermitteln und sie in ein neues Gleichgewicht zu bringen. Hatte ich selbst Teilearbeit Anfang der 90er-Jahre noch als problemorientiertes »Durcharbeiten« kennengelernt, traf ich später auf Ansätze, die besser zu einer ressourcenorientierten Haltung passten: auf die Externalisierungstechnik der narrativen Therapie (White 2010), Konzepte der inneren Familie und des inneren Teams (Schwartz 1997; Schmidt 2003), Teilearbeit mit Kindern in der Hypnotherapie und im Psychodrama (u. a. Holtz et al. 2007; Aichinger u. Holl 2002), Ego-State-Therapie (Watkins u. Watkins 2003). Es freut mich, dass solche Teilekonzepte zunehmend Beachtung finden und für die Kindertherapie erschlossen werden.

Die »Teile-Therapie-Tagung«, die als vierter Weltkongress für Ego-State-Therapie 2011 in Heidelberg stattfand, war für mich Anlass, meine Arbeit mit Sandspieltherapie aus einer Ego-State-Perspektive zu reflektieren und dazu einen Workshop anzubieten. Hieraus entstand die Idee zu diesem Buch. Sie traf auf eine solche Resonanz, dass zahlreiche Beiträge aus verschiedenen Ländern zusammengetragen werden konnten. Sie spiegeln die Vielfalt der Anwendungsbereiche und methodischen Zugänge, mit denen teiletherapeutisch mit Kindern gearbeitet werden kann. Als Herausgeberin danke ich den Autorinnen und Autoren für ihre interessanten Texte und hoffe, dass daraus viele Impulse für die Praxis entstehen.

Ein besonderer Dank gilt daneben meinem Mann, Peter Weissenfeld, mit dem ich mich auch bei dieser Veröffentlichung wieder auf hilfreiche Art austauschen konnte und der mir den Raum zum Schreiben eröffnet hat.

Zum Aufbau des Buches

Leser und Leserinnen, die bisher noch nicht mit Teilearbeit vertraut sind, wird wahrscheinlich zunächst die Frage interessieren, wie das Konzept der Persönlichkeitsanteile zu verstehen ist. Dazu gibt es vermutlich mindestens ebenso viele Antworten wie Beiträge in diesem Buch. Da sich die Ego-State-Therapie als Ansatz, der sich explizit der Arbeit mit Anteilen verschrieben hat, aus meiner Sicht bisher am fundiertesten mit der innerpsychischen Entstehung von Ich-Zuständen beschäftigt hat, wird das Buch mit einer Einführung in die Ego-State-Therapie eröffnet. Kai Fritzsche stellt darin selbst klar, dass es sich dabei um ein Teilemodell neben anderen handelt, das möglicherweise aber auch ein Rahmenkonzept für weitere Ansätze bieten kann.

Der Einführung folgt eine Zusammenstellung methodischer Zugänge zu Teilen und Ego-States, an die sich Texte zur Teilearbeit in verschiedenen Anwendungsfeldern anschließen. Ich freue mich besonders darüber, dass hier mit Beiträgen zu Familien- und Gruppentherapie auch Anwendungsformen von Teilearbeit vertreten sind, die den Rahmen der Einzeltherapie überschreiten. Den Abschluss bilden Fallbeispiele zur Arbeit bei Trauma und Verlust, seit Beginn ein zentrales Thema der Ego-State-Therapie.

Es freut mich, dass es mithilfe der Autorinnen und Autoren gelungen ist, ein Buch aus der Praxis für die Praxis zusammenzustellen, und ich wünsche Ihnen viele Anregungen beim Lesen!

Wiltrud Brächter
Köln, im Herbst 2013

Einführung in die Ego-State-Therapie

Kai Fritzsche

Die Ego-State-Therapie hat sich in den letzten Jahren rasant entwickelt und einen festen Platz in der psychotherapeutischen Landschaft eingenommen. Sie wird zur Behandlung verschiedenster Störungsbilder und in verschiedensten Anwendungsfeldern erfolgreich eingesetzt. Seit ihrer Entstehung wurde ihre Anwendung auch auf den Bereich der Behandlung von Kindern und Jugendlichen ausgedehnt. Sie bietet für Menschen unterschiedlichen Alters sehr kreative und effektive Behandlungsmöglichkeiten.

In diesem Kapitel möchte ich eine Einführung in die Ego-State-Therapie geben und die Grundlagen des Konzepts erläutern. Für eine weiterführende Beschäftigung verweise ich auf Fritzsche und Hartman (2010) und Fritzsche (2013).

Die Ego-State-Therapie ist eines von vielen Teilemodellen, die heute die psychotherapeutische Landschaft prägen. In diesem Buch finden Sie nicht nur Beiträge zur Behandlung mit Ego-State-Therapie. Es werden weitere, sehr interessante Teilekonzepte und entsprechende Ansätze vorgestellt. Zu jedem einzelnen Teilemodell lassen sich hinsichtlich der Vielfalt der Teilemodelle Gemeinsamkeiten und Unterschiede differenziert beschreiben. Es ist eben *nicht alles gleich* Ego-State-Therapie, oder es wurde *nicht alles schon* in der Gestalttherapie so gemacht, und wir können auch *nicht jede* Intervention auf das Psychodrama beziehen. Es geht in diesem Buch nicht um die spezifischen Unterschiede von Teilemodellen, es geht auch weniger um die theoretische Auseinandersetzung mit den Teilemodellen, ihren Wurzeln, ihren Entwicklungsgeschichten und ihren Interventionen, es geht auch nicht um Urheberrechte. Dies würde den Rahmen dieses Buches sprengen und erforderte eine gesonderte Publikation. Hier steht die Behandlung von Kindern und Jugendlichen mithilfe von Teilemodellen im Vordergrund. Es geht um die praktische Seite, die Seite der Anwendung von spezifischen Teilekonzepten in einem ganz bestimmten Behandlungsbereich, und zwar dem der Arbeit mit Kindern und Jugendlichen.

Die Ego-State-Therapie nimmt hier eine besondere Rolle ein. Sie hat die Landschaft der Teilearbeit in den letzten Jahren stark beeinflusst, wurde vielfältig weiterentwickelt und kommt immer häufiger zum Einsatz. Dieses Buch beginnt daher mit einer Einführung in die Ego-State-Therapie. Das heißt nicht, dass diese Methode die einzige interessante Möglichkeit der psychotherapeutischen Arbeit mit Kindern und Jugendlichen darstellt. Die Leserinnen und Leser werden sich mithilfe der verschiedenen Beiträge in diesem Buch selbst ein Bild davon machen können. Andererseits bietet die Ego-State-Therapie eine sehr gute Möglichkeit, viele wichtige Aspekte der Teilearbeit mit Kindern und Jugendlichen hervorzuheben. Sie bietet weiterhin die Möglichkeit einer konzeptionellen Gestaltung von verschiedenen Ansätzen. In diesem Fall nimmt sie die Rolle eines Rahmenkonzepts ein, in das weitere Konzepte integriert werden können. Die Ego-State-Therapie kann sowohl als eine spezifische Behandlungsmethode (im engeren Sinne) wie auch als ein Rahmen für die Integration verschiedener Methoden in einem Behandlungsplan (im weiteren Sinne) eingesetzt werden.

Ich möchte der Einführung in die Ego-State-Therapie zwei allgemeine Besonderheiten der Arbeit voranstellen. Diese Besonderheiten sind meines Erachtens insgesamt für die Psychotherapie mit Kindern und Jugendlichen relevant und reichen über die Betrachtung der Ego-State-Therapie hinaus.

Besonderheiten der Ego-State-Therapie mit Kindern und Jugendlichen

Bevor ich mit der Einführung in die Ego-State-Therapie beginne, möchte ich auf einige Besonderheiten der *Ego-State-Therapie mit Kindern und Jugendlichen* eingehen. Ich beschränke mich dabei auf die mir am wichtigsten erscheinenden Aspekte, ohne einen Anspruch auf Vollständigkeit zu erheben.

Zeitpunkt der Entstehung von Ego-States und Zeitpunkt der Behandlung

Die erste Besonderheit besteht darin, dass die Behandlung in einem Lebensalter stattfindet, in dem sich Ego-States gerade herausbilden oder erst vor kurzer Zeit herausgebildet haben. Für die Entstehung von Ego-States stellen die Kindheit und Jugend sehr sensible und hochrelevante Phasen dar. Ego-States können in jedem Lebensalter und unter verschiedenen Umständen entstehen; auch im Erwachsenenalter. Bei der Behandlung von Kindern und Jugendlichen kann man jedoch den Eindruck gewinnen, man könnte den Ego-States bei ihrer Entstehung *zusehen*: Die Ego-States sind im Entstehen begriffen. Im günstigsten Fall können wir uns als Geburtshelfer verstehen, die versuchen, diesen Prozess möglichst zu unterstützen, um damit erste Weichen für den weiteren Entwicklungsprozess zu stellen. Das *Zusehen* oder auch *Dabeisein* hat für Therapeutinnen und Therapeuten Vor- und Nachteile.

Die Nachteile bestehen darin, zum Teil tatsächlich *nur* zusehen zu können, ohne dass man die Möglichkeit hätte, einzugreifen, abzuwenden oder die Richtung zu ändern. In solchen Fällen erscheint es trotz aller Bemühungen unmöglich, Weichen zu stellen. Mit dem Wissen über die Funktionalität von Ego-States, insbesondere von traumatisierten sowie destruktiv wirkenden Ego-States, und über das Leiden, das mit ihnen verbunden ist, kann es eine große Belastung für die Therapeutinnen und Therapeuten darstellen, ihrem Entstehen sozusagen beizuwohnen, ohne maßgeblich etwas daran ändern zu können. Die destruktiven Prozesse sind dann so stark, und sie sind so wenig zu beeinflussen, dass die Herstellung von Stabilität und förderlichen Entwicklungsimpulsen unmöglich ist. Das kann heißen, zusehen zu müssen, wie jemand wortwörtlich *ins Verderben rennt*.

Die Entstehung von Ego-States kann auch erst so kurze Zeit zurückliegen, dass der Eindruck entsteht, es ließe sich einfacher mit ihnen arbeiten, da sich ihre Strategien noch nicht so sehr verfestigt haben. Sie haben erst vor kurzer Zeit begonnen, aktiv zu werden. Die damit verbundenen psychopathologischen Symptome erscheinen noch nicht etabliert, sie erscheinen leichter zu verändern, vielleicht ähnlich einem Feuer, das zu Beginn seines Ausbruchs noch mit einem Eimer Wasser gelöscht werden kann, bevor es dann Ausmaße annimmt, die für Hunderte von Feuerwehrleuten eine große Herausforderung darstellen oder letztlich zu einem unkontrollierbar erscheinenden Großbrand führen können. »Evakuierung« als Schutzmaßnahme spielt bei der Feuerbekämpfung ebenso eine wichtige Rolle wie auch bei der Behandlung von Kindern und Jugendlichen. Entsprechend frustrierend ist letztlich die Erfahrung, nur sehr wenig oder gar nichts verändern zu können, weil beispielsweise die Lebensumstände des betreffenden Kindes nicht beeinflussbar sind, das Helfernetz keine gemeinsame Strategie verfolgt oder die Erziehungsberechtigten die Unterstützungsangebote boykottieren. Selbst das konsequente Verfolgen des Kinderschutzes als oberstes Prinzip kann derartige Erfahrungen nicht völlig ausschließen. Psychotherapeutisches und entwicklungspsychologisches Wissen auf der einen Seite und die Realität in der Praxis auf der anderen scheinen dann sehr weit voneinander entfernt. Bei der Behandlung erwachsener Patientinnen und Patienten tritt diese Art von Belastung nicht in gleichem Umfang auf, da die Entstehung der Ego-States, die für Veränderungsschritte relevant sind, zum großen Teil sehr lange zurückliegt. Es kann davon ausgegangen werden, dass sich ihre Strategien bereits sehr stark eingeschliffen haben und in vielen Fällen auch chronifiziert sind. *Die Karten sind bereits verteilt.* Das bedeutet nicht, dass Veränderungen nun nicht mehr möglich sind. Es bedeutet eher, dass wir von vornherein davon ausgehen, es mit verfestigten Strukturen zu tun zu haben. In die Behandlung Erwachsener werden nicht nur kindliche Ego-States einbezogen. Es finden sich auch dort Ego-States, die möglicherweise erst vor kurzer Zeit entstanden sind. Die Nähe zu den Entstehungsbedingungen von Ego-States ist jedoch bei der Behandlung von Kindern und Jugendlichen unvergleichbar stärker als im Erwachsenenbereich. Kinder- und Jugendlichentherapeutinnen und -therapeuten geraten sehr schnell in ein Spannungsfeld verschiedener Interessen und unterschiedlichen Störungsgeschehens. Beispielsweise versuchen sie, das Kindeswohl zu gewährleisten und gleichzeitig einen psychisch erkrankten Elternteil zu stabilisieren, der dieses Kindeswohl gefährdet. Glücklicherweise sind nicht alle Behandlungsfälle derart drastisch. In der Mehrzahl der Fälle kann mittels der Konzepte der Ego-State-Therapie eine große Bandbreite an Veränderungsmöglichkeiten sehr hilfreich und nachhaltig umgesetzt werden.

Die Vorteile der Nähe zu den Entstehungsbedingungen der Ego-States bestehen darin, tatsächlich Weichen stellen zu können, und zwar in einer Zeit, in der diese Änderungen des Weges sehr weitreichende Konsequenzen für die Entwicklung eines Menschen haben können. Es geht hier nicht um Allmachtsfantasien. Es geht darum, einem Kind oder Jugendlichen die Möglichkeit zu geben, neue Erfahrungen zu machen, die für seinen Lebensweg von großer Bedeutung sind. Die Erfahrungen beziehen sich auf die *Begegnung mit sich selbst,* also auf die Begegnung mit der eigenen Persönlichkeit, dem Selbstbild und Selbsterleben, sowie auf die *Begegnung mit einem anderen Menschen,* der Therapeutin oder dem Therapeuten. Es geht darum, den Heranwachsenden etwas auf ihren Weg mitzugeben, das sie mit sich tragen können und das ihnen hilft, mit den eigenen Ego-States zurechtzukommen und die Aufgaben zu meistern, die das Leben an sie stellt. Die Ego-State-Therapie kann eine Schatzsuche sein. Die meisten Kinder besitzen ein Talent für Schatzsuche. Häufig werden die Schätze, die sie bergen, von anderen falsch verstanden, nicht bemerkt oder nicht wertgeschätzt. Vielleicht stoßen sie im Rahmen der psychotherapeutischen Behandlung auf Schätze, die ihnen in wichtigen Lebenssituationen nützlich sein werden. Unter dem vielen Nützlichen sollten besonders Fertigkeiten sein, die eigenen Persönlichkeitsanteile in ein inneres Team oder eine innere Familie integrieren zu können, d. h. Fertigkeiten der Toleranz gegen verschiedene Impulse, Prozesse und Zustände – vergleichbar mit der Toleranz gegen verschiedene Kulturen. Es geht um wichtige Lernerfahrungen und die Entwicklung eines *inneren multikulturellen Milieus.* Zu den Fertigkeiten gehört ebenfalls, die eigenen Stärken zu erkennen, sie zu nutzen und weiterzuentwickeln sowie ihnen zu vertrauen.

In der Ego-State-Therapie stellt das »nachträgliche Nähren« (Fritzsche 2013, S. 258) eine zentrale Intervention dar. Dabei handelt es sich um die Versorgung eines bedürftigen Ego-States. Bei Erwachsenen liegt die Nichterfüllung psychischer Grundbedürfnisse häufig sehr lange zurück, da es sich in vielen Fällen um Geschehnisse aus der Kindheit handelt. Deshalb wird hier von »nachträglich« gesprochen. Die Erfüllung der entsprechenden Bedürfnisse wird sozusagen im Rahmen der psychotherapeutischen Behandlung, in dem das innere Kind versorgt wird, *nachgeholt.* Streng genommen, könnte das Wort »nachträglich« gestrichen werden. Bei der Behandlung von Kindern und Jugendlichen erscheint es eindeutig: Hier wird unmittelbar genährt. Die Bedürfnisse der Kinder liegen oft auf der Hand. Es muss nicht lange geforscht werden, welche Bedürfnisse nicht erfüllt wurden und was sich daraus entwickelte. Es passiert jetzt gerade. Die schwierigen Lebensumstände und Beziehungserfahrungen bestehen in der Zeit der Behandlung, also akut. Die Frage lautet, wie diesen Bedürfnissen unter der Berücksichtigung des Lebensumfeldes entsprochen werden kann. Bei der Behandlung von Erwachsenen geht es darum, welche Bedürfnisse sie haben und für welche Bedürfnisse die Ego-States mit welchen Mitteln eintreten. Auch hier spielt das nachträgliche Nähren eine besondere Rolle. Allerdings könnte auch hier das Wort »nachträglich« gestrichen werden, weil die Ego-States in diesem Moment bedürftig sind und deshalb auch unmittelbar versorgt, d. h. genährt werden. »Nachträglich« impliziert den Umstand, dass das Nähren in einer Zeit, in der es notwendig gewesen wäre, nicht stattgefunden hat.

Die Annäherung der Behandlungskonzepte in der Ego-State-Therapie

Die Arbeit mit realen Kindern und Jugendlichen sowie mit *inneren* Kindern und Jugendlichen deutet auf einen weiteren sehr wichtigen Aspekt der Ego-State-Therapie hin, der eine Besonderheit dieser Behandlungsmethode darstellt: nämlich auf die Notwendigkeit der Annäherung der Kinder- und Jugendlichenpsychotherapie und der Psychotherapie von Erwachsenen. Wir benötigen für die Arbeit mit der Ego-State-Therapie ein Verständnis für Konzepte und Interventionsansätze bei Kindern und Erwachsenen. Wir können in der praktischen Arbeit keine dieser Seiten mehr ausschließen. Für die Arbeit mit Kindern und Jugendlichen ist es u. a. wichtig, die Mechanismen der Entstehung der Ego-States zu verstehen und ihre Folgen für die weitere Entwicklung einzuschätzen. Für die Arbeit mit Erwachsenen ist es u. a. wichtig, adäquate Angebote für innere kindliche Ego-States machen zu können, die von einer Beziehungsgestaltung, die zwischen Erwachsenen angemessen ist, nicht profitieren können. Interventionen, die an Erwachsene gerichtet sind, sind nicht in gleicher Weise für die Arbeit mit kindlichen Ego-States geeignet. Erwachsenentherapeuten können demnach ebenso viel von Kindertherapeuten lernen wie umgekehrt. Wir benötigen natürlich für die Behandlungen je nach Schwerpunkt spezifische Konzepte und Interventionen. Es lässt sich nicht einfach alles in einen Topf werfen. Wir haben jedoch sowohl bei der Behandlung von Kindern und Jugendlichen als auch bei der von Erwachsenen verschiedene Ego-States aus allen Altersstufen im Behandlungsraum. Bei der Behandlung von Kindern und Jugendlichen haben wir es beispielsweise mit Introjekten zu tun, die zumindest erwachsen wirken. Wir haben es auch mit den Ego-States der Eltern und Erzieherinnen zu tun. Bei der Behandlung von Erwachsenen haben wir es mit kindlichen Ego-States zu tun. Unabhängig davon, welchen Behandlungsschwerpunkt wir gewählt haben, also auf welchen Altersbereich wir uns vielleicht konzentrieren, müssen wir mit den anderen Bereichen vertraut sein, d. h. Angebote für Ego-States unterschiedlichen Alters machen können.

Definition von Ego-States

Stellen Sie sich ein kleines Mädchen vor, ungefähr drei Jahre alt, das bei seinen beiden Eltern aufwächst. Es herrscht ein liebevolles, wohlwollendes und förderliches Familienklima. Das Mädchen ist ein Wunschkind. Die Mutter begegnet ihm mit großer Fürsorge. Der Vater ist ebenfalls sehr fürsorglich und übernimmt vor allem stabilisierende Funktionen für die junge Familie. Im vierten Lebensjahr des Mädchens bricht bei der Mutter eine ernsthafte und schwere Erkrankung mit negativer Prognose aus, die das gesamte Familienleben von einem auf den anderen Tag völlig verändert. Sowohl der erste Krankheitsschub als auch die Diagnose stellen für die Eltern, besonders die Mutter, eine Extrembelastung dar. Die Mutter ist von dieser bedrohlichen und unkontrollierbaren Situation völlig überfordert. Der Vater ist tief erschrocken, irritiert und bis an seine Belastungsgrenzen gefordert. Das Mädchen versteht die Welt nicht mehr. Ähnliche Fälle finden sich zum Beispiel bei Verlusten eines Elternteils oder auch bei Trennungssituationen. Die mütterliche Zuwendung ist unterbrochen. Es gibt weder ein Zeitgefühl dafür, wann wieder mit einer uneingeschränkten Zuwendung gerechnet werden kann, noch stehen irgendwelche alternativen Strategien zur Verfügung. Das Mädchen ist plötzlich mit einer veränderten Welt und einem veränderten Beziehungserleben konfrontiert. Ein zentrales Grundbedürfnis, das Bedürfnis nach Bindung, das u. a. Geborgenheit, Wärme, Halt und Zuwendung braucht, ist gefährdet. Es wird nicht mehr in gleichem Maße erfüllt. Die Mutter wird zunehmend für die Befriedigung dieses Bedürfnisses als nicht mehr erreichbar erlebt. Sie gibt sich alle Mühe, die bedrohliche Lebenssituation zu bewältigen, beispielsweise mit Humor zu kompensieren oder sich zu bemühen, dass der Kontakt, die Bindung, so gut es geht, erhalten bleibt. Sie versucht auf vielen Wegen, die Tochter nicht in Mitleidenschaft zu ziehen. Trotz allem entsteht aufgrund der ernsten und unabsehbaren Erkrankung eine Störung. Der Vater ist womöglich nicht in der Lage, diese Lücke zu schließen. Alle Beteiligten wissen zu diesem Zeitpunkt noch nicht, dass dies der Beginn einer sich über mehr als 20 Jahre ausstreckenden, hochkrisenhaften und belastenden Erkrankungszeit ist, in der weitere traumatisierende Ereignisse stattfinden werden.

Was passiert? Das Mädchen beginnt, intuitiv zu reagieren. Es entstehen verschiedene Ego-States, die ihm bei der Bewältigung dieser kritischen Lebenssituation helfen. Dies geschieht unbewusst. Zum Beispiel lernt es sehr schnell, seinerseits auf die Bedürfnisse der Eltern zu achten. Es lernt zu unterscheiden, welches Verhalten den Vater noch mehr belastet und welches ihn entlastet. Es lernt, die Bedürfnisse der Mutter zu erkennen und sich nach ihnen zu richten bzw. in gewissem Rahmen für ihre Befriedigung einzutreten, sich dafür starkzumachen. Es erlebt, wie schön es ist, wenn sich die Mutter über etwas freut, wenn sie für eine Weile fröhlich sein kann und wenn die Krankheit zeitweilig in den Hintergrund gerät. Es lernt, wie sehr es die Mutter entlastet, wenn es tapfer ist, zum Beispiel bei einer erneuten Klinikeinweisung der Mutter, von denen es noch viele geben wird. Das Mädchen lernt unbewusst, die eigenen Bedürfnisse den Bedürfnissen der Eltern anzupassen, man könnte auch sagen, sie zurückzuschrauben und weniger zu spüren.

Der Schrecken der plötzlichen Veränderung, die Hilflosigkeit, Angst und Ohnmacht werden nicht mehr wahrgenommen. Das Defizit der Zuwendung und des Schutzes wird nicht wahrgenommen. Die Belastung wird nicht wahrgenommen. Das Mädchen entwickelt neue Bedürfnisse und neue Maßstäbe. Dann kann es schon ein schöner Tag sein, wenn die Mutter nicht mit Tränen in den Augen schmerzverzehrt im Bett liegt. Es entwickelt neue Fertigkeiten, wird selbst Expertin in Zuwendung, Aufmerksamkeit und Unterstützung. Es lernt, keinen Kummer zu machen. Für all diese schwierigen Entwicklungsaufgaben entstehen verschiedene Ego-States; nicht für jede Fertigkeit ein einzelner, aber sicherlich verschiedene.

Zur Entlastung der durch die schwere Erkrankung bedrohten Familie wird die Tochter häufig zur Großmutter und zur Tante gebracht. In der Familie der Tante kommt es zu sexuellem Missbrauch durch den Onkel. Das Kind, bei dem sich unbewusst bereits erste dissoziative Strategien entwickelten, die ihm helfen, mit den Veränderungen zurechtzukommen, gerät weiter in einen Teufelskreis der Stressbewältigung mittels Dissoziation.

Es entstehen z. B. weitere dissoziierte, also nicht zugängliche traumabedingte Ego-States. Auf seinem Weg stehen ihm noch die plötzliche Trennung des Vaters von der Mutter sowie der Tod der Mutter bevor. Letztlich entwickelt sich eine Art inneres Bewältigungssystem. Verschiedene Ego-States sind dafür verantwortlich, dass dieses System funktioniert und aufrechterhalten bleibt. Sie erledigen ihre Aufgaben sehr gewissenhaft und haben keinen Zugang zu den *unangenehmen Nebenwirkungen* ihrer Strategien. Die »Nebenwirkungen« zeigen sich nun als psychopathologische Symptome, die die Indikation für die Behandlung darstellen.

Wie lassen sich nun Ego-States definieren? Claire Frederick (2007, S. 19), deren Definition ich als am treffendsten einschätze, beschreibt Ego-States als:

> »[...] Energien der Persönlichkeit, die aus der Interaktion mit der Umwelt entstanden sind und oft der Notwendigkeit entspringen, Probleme zu lösen oder Konflikte zu bewältigen. Sie sind kreative Ausgestaltungen sowohl des Gehirns als auch der Persönlichkeit im Bemühen des menschlichen Organismus, durch die Welt zu kommen, in der er lebt. Jeder Ich-Zustand besitzt seine eigenen relativ überdauernden Affekte, Körperempfindungen, Erinnerungen, Fantasien und Verhaltensweisen, und er hat auch seine eigenen Wünsche, Träume und Bedürfnisse. Ich-Zustände stehen in ähnlicher Beziehung zueinander wie Familienmitglieder. Obgleich sie voneinander getrennt sind, tauschen sie doch Informationen aus, stehen in ständiger Kommunikation, weisen sich Rollen zu, verfolgen gemeinsame Projekte, Zwecke und Ziele. Wie in Familien kann es auch hier Grüppchen und Allianzen geben und ebenso Feindseligkeiten und Konflikte.«

Die Persönlichkeit eines Menschen weist Ego-States auf, unabhängig davon, unter welchen Bedingungen er aufwuchs und was er erlebte. Ego-States finden wir nicht nur bei den Menschen, die sich an uns wenden, um Unterstützung zu erfahren. Unsere eigene Persönlichkeit ist durch verschiedene Ego-States charakterisiert.

Die Definition lässt sich sehr leicht auf das *Beispiel* beziehen. Anhand der kurzen Ausführungen können verschiedene Ego-States mit unterschiedlichen Aufgaben und Strategien beschrieben werden, jeder mit seiner eigenen Individualität und seiner eigenen Sicht auf die Welt. Ich möchte hier einige Ego-States aus dem *Beispiel* kurz beschreiben:

- Es entsteht u. a. ein Ego-State, der extrem achtsam in Bezug auf die Bedürfnisse und Befindlichkeiten anderer Menschen ist. Er verhalf dem Mädchen dazu, bereits aus minimalen Signalen den aktuellen Zustand der Mutter erfassen und einschätzen zu können. Er ist ebenfalls für die Fürsorglichkeit verantwortlich. Das jeweilige Befinden der Mutter wird unmittelbar in entsprechende Handlungen »übersetzt«. Der Ego-State verfügt über eine Reihe an Fertigkeiten der Fürsorge und Unterstützung. Für die Belastungen, die damit auch verbunden sind, ist dieser Ego-State nicht zugänglich. Er nimmt sie nicht wahr.
- Zu dem achtsamen und fürsorglichen Ego-State gesellt sich ein humorvoller Ego-State, dessen Aufgabe darin besteht, einerseits die Mutter immer wieder aufzuheitern, andererseits mittels Humor die gesamte Lebenssituation zu bewältigen; man könnte auch sagen: mittels Galgenhumor. Der humorvolle Ego-State wird zusätzlich in weiteren Lebensbereichen des heranwachsenden Mädchens eine wichtige Rolle spielen.
- Weiterhin entsteht ein Ego-State, der für Tapferkeit zuständig ist. Er sorgt dafür, dass das Mädchen als Alleinkämpferin groß werden kann, ohne seine eigenen Bindungsbedürfnisse, eigene Wünsche, seine Überforderung und seine Einsamkeit wahrzunehmen. Das Mädchen erlebt kaum eigene Ansprüche. Es geht ihm gut, wenn es den anderen gut geht. Der Zustand der anderen wird zum obersten Handlungsprinzip. Dieser Ego-State verhindert das Spüren von Schwäche und Hilflosigkeit. Es lernt, mit allen Umständen *klarzukommen*, unabhängig davon, wie belastend und entbehrungsreich sie sind. Er sorgt für sehr effizientes und erfolgreiches Handeln nach dem Motto: *Augen zu und durch*.
- Natürlich entstanden bei dem Mädchen Ego-States in Zusammenhang mit dem sexuellen Missbrauch, die die Persönlichkeitsentwicklung erheblich beeinflussen und die Identität sowie das Selbstbild und die Vorstellungen von Beziehungen prägen. Zu ihnen gehören auch die, die sich durch Hoffnungslosigkeit und Resignation zeigen und zu suizidalen Tendenzen führen.

Um mit den Worten von Claire Frederick zu sprechen, sind die Ego-States »Energien der Persönlichkeit, die aus der Interaktion mit der Umwelt entstanden sind und oft der Notwendigkeit entspringen,

Probleme zu lösen oder Konflikte zu bewältigen«. Die Entstehungsbedingungen werden im folgenden Abschnitt vorgestellt.

Entstehung von Ego-States

Ich möchte hier einen zentralen, übergeordneten Entstehungsmechanismus vorstellen und anschließend auf drei von Watkins beschriebene Mechanismen eingehen.

Die Entstehung von Ego-States lässt sich aus den Arbeiten von Klaus Grawe (vgl. 2004) ableiten, die er im Zusammenhang mit seinen Überlegungen zu sogenannten psychischen Motoren des Organismus, den psychischen Grundbedürfnissen und den motivationalen Schemata vorlegte. Grawe geht davon aus, dass sich bei allen Menschen vier psychische Grundbedürfnisse beschreiben lassen. Diese psychischen Grundbedürfnisse sind analog zu physiologischen Grundbedürfnissen zu verstehen, wie zum Beispiel der ausreichenden Versorgung mit Nährstoffen. Als psychische Grundbedürfnisse nennt er:

- ein Bedürfnis nach Orientierung, Kontrolle und Kohärenz
- ein Bedürfnis nach Lust
- ein Bedürfnis nach Bindung
- ein Bedürfnis nach Selbstwerterhöhung.

Als einen der wichtigsten Motoren unserer Psyche beschreibt Grawe das Streben nach Konsistenz sowie die Konsistenzregulation. Der Begriff der Konsistenz bezieht sich auf einen Zustand des Organismus und beschreibt die Übereinstimmung bzw. Vereinbarkeit der gleichzeitig ablaufenden neuronalen bzw. psychischen Prozesse. Der menschliche Organismus ist so eingerichtet, dass die Grundbedürfnisse, die sich zum Teil erheblich widersprechen können, fortlaufend reguliert werden. Jeder Mensch entwickelt für die Konsistenzregulation eigene, also individuelle Strategien. In unseren Grundbedürfnissen unterscheiden wir uns nach Grawe im Allgemeinen nicht, in den Strategien, für sie zu sorgen sowie sie zu regulieren, jedoch erheblich.

Hier kommen die Ego-States ins Spiel. Ego-States sind Mittel, die das Individuum im Laufe seines Lebens entwickelt, um seine Grundbedürfnisse zu befriedigen und sie vor Verletzung zu schützen (nach Grawe 2004).

Ego-States entwickeln Strategien, um für die Befriedigung der Grundbedürfnisse sowie die Konsistenzregulation zu sorgen. Diese Strategien weisen eine unendliche Vielfalt auf. Sie können sich einen kurzen Moment Zeit nehmen und sich fragen, welche Strategien Ihrer eigenen Bedürfnisbefriedigung Ihnen bewusst sind. Auf welchem Wege sorgen Sie beispielsweise für Bindung oder für den Schutz Ihres Selbstwertes? Die Strategien sind nicht folgenlos. Sie werden nicht im luftleeren Raum angewendet. In erster Linie sollen sie natürlich erfolgreich sein. Es gibt sozusagen einen inneren Auftrag. Ähnlich dem Erleben von Hunger und der darauf folgenden Handlungsausrichtung auf die Beschaffung von Nahrungsmitteln wird im Organismus eine Aktivierung ausgelöst, sobald hinsichtlich eines psychischen Grundbedürfnisses ein Mangel oder eine Bedrohung auftritt. Der Auftrag soll möglichst effektiv ausgeführt werden.

Dabei kann es zu einer Art Tunnelblick kommen. Die Befriedigung eines der Grundbedürfnisse kann auf Kosten der anderen geschehen oder zu weiteren teilweise sehr drastischen Nebenwirkungen führen. Die Strategien können also Schattenseiten aufweisen. Je massiver sie ausfallen, desto mehr und desto deutlicher treten psychopathologische Symptome auf. Psychopathologie entsteht hier infolge langfristig dysfunktionaler Lösungsstrategien von Ego-States.

Ursprünglich stellte die Symptomatik, die wir bei den Patientinnen erleben, nicht das Problem, sondern die Lösung eines Problems dar. Nun wurde jedoch diese Lösung des Problems wiederum zu einem Problem. Ich greife auf das *Beispiel* zurück. Um die Bindung zur Mutter aufrechtzuerhalten, entwickelte sich ein Ego-State, der sehr sensibel für die Bedürfnisse der anderen ist und gleichzeitig die eigenen Bedürfnisse ausblendet. Dies war eine Lösung des drohenden Bindungsverlustes, den das Mädchen infolge der schweren Erkrankung der Mutter erlebte. Der Ausgangspunkt war eine sich durch äußere Umstände plötzlich veränderte Beziehungskonstellation. Das innere System des Mädchens reagierte darauf und stellte eine Lösung zur Verfügung. Diese Lösung war anfangs sehr effektiv und erfolgreich. Langfristig führte sie leider zu einem neuen Problem. Dazu gehört u. a., dass das Erleben eigener Wünsche und Bedürfnisse deutlich unterentwickelt ist.

Spätestens zu diesem Zeitpunkt tritt die Notwendigkeit auf den Plan, für die Ego-States neue Strategien der Bedürfnisbefriedigung zu finden. Es geht also bei der Behandlung in diesem *Beispiel* nicht darum, das Bindungsbedürfnis zu überwinden. Dies wäre unmöglich und auch nicht von der Patientin gewünscht. Es wäre mit dem Vorhaben vergleichbar, das Nahrungsbedürfnis überwinden zu wollen. Es geht vielmehr darum, angemessene Strategien zu finden, die möglichst wenig negative Nebenwirkungen aufweisen. Die Ego-States, die für Bindung sorgen, sollen nicht entsorgt, sondern verstanden, gewürdigt und mit neuen Strategien ausgestattet werden.

Watkins und Watkins (2003) führen drei Mechanismen der Entstehung von Ego-States an. Der erste Mechanismus wird als »normale Differenzierung« beschrieben. Hier geht es darum, dass Ego-States durch unsere ganz normale Entwicklung entstehen: durch die Lebensumstände, mit denen wir seit unserer Geburt bzw. bereits vor unserer Geburt konfrontiert wurden. Familiäre, soziale, kulturelle, politische Faktoren – um nur einige zu nennen – beeinflussen die Entstehung spezifischer Ego-States. Als zweiten Entstehungsmechanismus nennen Watkins und Watkins »Introjektion«. Introjektion bedeutet das unbewusste Hereinnehmen psychischen Materials in das eigene innere System. Je höher die emotionale Bedeutung der dabei involvierten Person ist, desto stärker sind die Prozesse der Introjektion. Den dritten Mechanismus stellen »Traumatisierungen« dar. Ego-States entstehen auch infolge von Traumatisierungen zu dem Zweck, sie zu bewältigen. Ihre Herausbildung steht hier in engem Zusammenhang mit dissoziativem Geschehen.

Kategorien von Ego-States

Der Versuch, Ego-States zu kategorisieren, birgt Gefahren. Diese Gefahren bestehen aus einer möglichen Schablonenbildung, einem Schubladenphänomen, das den klaren Blick auf das innere Geschehen der Menschen trübt, mit denen wir arbeiten. Die Kategorisierung, die im Folgenden vorgestellt wird, stellt eine grobe Übersicht über die Vielfalt der Ego-States dar. Stellen Sie sich vor, Sie würden von jemandem ausschließlich als Bewohnerin oder Bewohner eines Bundeslandes oder eines Kantons beschrieben und verstanden werden. Sie wären zum Beispiel *eine Berlinerin, ein Bayer* oder *eine Zürcherin.* Sie würden sich höchstwahrscheinlich in Ihrer Individualität nicht gesehen fühlen, hätten eventuell das Bedürfnis klarzustellen, dass Ihre Persönlichkeit mehr ausmacht als die geografische Lage Ihres Wohnortes. Schlimmer würde es werden, wenn Ihr Gegenüber zu behaupten begänne, er wisse schon, wie *die Berliner, die Bayern* oder *die Zürcher* sind.

Wozu sind dann überhaupt Kategorien sinnvoll? Sie sollen helfen, sich in der Landschaft der Ego-States zurechtzufinden, sich zu orientieren. Sie sollen für die Vielfalt und Unterschiedlichkeit sensibilisieren, sollen den Blick schärfen anstatt trüben. Letztlich sollen sie Möglichkeiten bieten, der Verschiedenartigkeit der Ego-States mit spezifischen Interventionen begegnen zu können. Die Kategorien, die hier vorgestellt werden, weisen Schnittstellen auf. Es geht vorrangig um eine grobe Zuordnung und nicht um eine millimetergenaue Einteilung. Es lassen sich drei Kategorien von Ego-States unterscheiden:

1. grundsätzlich ressourcenreiche Ego-States
2. verletzte Ego-States
3. verletzende, destruktiv wirkende Ego-States.

Grundsätzlich ressourcenreiche Ego-States

Zu den grundsätzlich ressourcenreichen Ego-States gehören:

1. Ego-States der inneren Stärke
2. innere Helferinnen und Helfer
3. innere Beobachterinnen und Beobachter.

Der grundsätzlich ressourcenreiche Charakter dieser Ego-States ist das verbindende Element. Bei der Behandlung macht es sich dadurch bemerkbar, dass es seitens der Patienten dafür eine prompte Zustimmung gibt. Über den ressourcenreichen Charakter wird nicht gestritten. Es gibt natürlich Patientinnen und Patienten, die von sich selbst behaupten, nicht über derartige Ego-States zu verfügen. Sie würden das ressourcenreiche Wesen dieser Ego-States nicht infrage stellen, sondern anmerken, dass sie selbst nicht darüber verfügen.

Die Ego-States der weiteren Kategorien sind ebenfalls als sehr wichtige Ressourcen anzusehen. Doch fällt den Patienten das entsprechende Verständnis und Erleben viel schwerer. Dass ein Ego-State, der für eine Symptomatik zuständig ist, unter der die Patientin leidet, die sie so schnell wie möglich überwinden möchte, eine Ressource darstellt, wird ihr nicht sofort einleuchten.

Die grundsätzlich ressourcenreichen Ego-States spielen bei der Behandlung eine besondere Rolle. Mit ihnen beschreiten wir den Weg der ressourcenorientierten Psychotherapie. Es gibt keine negativen Nebenwirkungen, sondern eine sehr wichtige stärkende Erfahrung. Diese Ego-States sollen im besten Fall die gesamte Behandlung begleiten und auch Aufgaben von Kotherapeuten übernehmen. Häufig wird die Arbeit zu dieser Kategorie am Behandlungsbeginn realisiert. Die Ego-State-Therapie bietet dafür eine Reihe von spezifischen Interventionen (Fritzsche 2013, S. 221 f.). In den Darstellungen der Behandlungen in diesem Buch finden sich viele kreative Beispiele.

Verletzte Ego-States

Zu den verletzten Ego-States gehören:

1. symptomassoziierte Ego-States
2. traumaassoziierte Ego-States.

Die Ego-States dieser Kategorie stellen die *Eintrittskarte* in die Psychotherapie dar. Sie werden von den Symptomen repräsentiert, die dazu führen, dass um psychotherapeutische Hilfe gebeten wird. Sie sind mit der Symptomatik assoziiert, die überwunden werden soll. Hier wird bereits die erste Überschneidung deutlich. In jeder Symptomatik stecken ganz bestimmte Ressourcen. Sie nutzbar zu machen gehört zu den wichtigsten Bausteinen der Behandlung. Doch zunächst geht es um störende Symptome, die Leiden verursachen. Bei der Behandlung von Kindern und Jugendlichen ist diese Thematik häufig nicht einfach zu beurteilen, weil die Betreffenden sich möglicherweise entsprechend einem pathologischen System folgerichtig verhalten. Sie baden etwas aus, das nicht auf ihrem Mist gewachsen ist. Noch schwieriger ist es, wenn sie selbst gar nicht unter der Symptomatik leiden, sondern nur die Menschen in ihrem sozialen Umfeld.

Insgesamt lassen sich die Ego-States dieser Kategorie als die für die Symptomatik verantwortlichen Ego-States beschreiben. Sie sind für die Symptomatik *zuständig*. Dies stellt einen wichtigen Aspekt des Konzepts der Ego-State-Therapie dar. Die Symptome sind nicht die Ego-States. Die Ego-States sorgen für die Symptome, sie sind für sie verantwortlich. Beispielsweise muss ein Ego-State, der für eine Angstsymptomatik zuständig ist, selbst nicht ängstlich sein. Die Angst ist seine Strategie, die er im Sinne der Konsistenzregulation oder der Bewältigung eines Lebensereignisses eingesetzt hat. Möglicherweise fährt er sehr gut mit dieser Strategie. Sie scheint erfolgreich. Es geht ihm gut damit. Für die Schattenseiten seiner Strategie hat er kein

Verständnis, ebenso wenig für das psychotherapeutische Vorhaben, die Symptomatik zu überwinden.

Andererseits könnte der Ego-State, der für die Angstsymptomatik verantwortlich ist, sich sehr hilflos fühlen und unendlich froh sein, endlich gesehen zu werden. Er fragte sich womöglich, wie stark er die Symptomatik denn noch hätte anwachsen lassen sollen, bis er endlich wahrgenommen und kontaktiert worden wäre. Er erhofft sich nun endlich die Hilfe, die schon lange überfällig ist.

Die Unterscheidung von symptomassoziierten und traumatisierten Ego-States verdeutlicht, dass nicht alle Ego-States aufgrund einer Traumatisierung entstanden sind. Liegt keine Traumatisierung vor, spreche ich von symptomassoziierten Ego-States. Eine Angststörung beispielsweise kann sich auch ohne eine Traumatisierung entwickeln. Die Unterscheidung weist auch darauf hin, dass die Ego-State-Therapie nicht nur eine traumatherapeutische Methode ist, sondern sich für die Behandlung eines sehr breiten Störungsspektrums einsetzen lässt.

Den symptomassoziierten und traumatisierten Ego-States begegnen wir häufig mit Empathie und Mitgefühl. Wir reagieren spontan mit dem Bedürfnis, sie unterstützen, retten und beschützen zu wollen. Wir reagieren meistens unmittelbar wohlwollend und zugewandt. Nicht selten lösen sie mütterliche oder väterliche Empfindungen und Impulse aus. Es gibt natürlich Ausnahmen. Aber unsere spontanen Reaktionen sind typisch für diese Kategorie. Unsere Reaktionen können auch dabei helfen, uns in den Kategorien der Ego-States zurechtzufinden. Sie fallen bei den verletzenden, destruktiv wirkenden Ego-States anders aus.

Verletzende, destruktiv wirkende Ego-States

Bei der Arbeit mit Ego-States dieser Kategorie kann es ungemütlich werden. Wir reagieren hier vielleicht nicht mehr spontan mit Empathie und Mitgefühl. Es könnte sein, dass wir etwas zurückschrecken, dass uns die Begegnung unangenehm ist, wir uns unsicher fühlen. In den Extrembereichen lösen diese Ego-States eine enorme Belastung bei uns aus, die uns auch an unsere eigenen Grenzen und darüber hinaus bringen können. Verletzende, destruktiv wirkende Ego-States lassen sich auf einem Kontinuum der Destruktivität abbilden. Der linke Bereich des Kontinuums ist dadurch gekennzeichnet, dass nur eine geringe, man könnte sagen: moderate Destruktivität auftritt. Im mittleren Bereich stoßen wir – verglichen mit dem linken Bereich – auf eine deutlich stärkere Destruktivität. Von »moderat« würden wir nicht mehr sprechen. Es kann schon ziemlich handfest zugehen. Der rechte Bereich weist dem gegenüber wiederum deutlich stärkere bis extreme Destruktivität auf, die derart massiv sein kann, dass sie allein mit psychotherapeutischen Interventionen nicht mehr zu beeinflussen ist.

Das Kontinuum der destruktiv wirkenden Ego-States lässt sich in drei Bereiche unterteilen:

1. innere Kritikerinnen und Kritiker
2. Ego-States, die destruktiver wirken als innere Kritiker
3. täternahe/täteridentifizierte Ego-States.

Die Einteilung folgt einem schweregradorientierten Modell, wie es auch Vogt (2012) vorschlägt. Diesem Modell zufolge verändern sich mit *zunehmender Schwere der Gewalt bzw. Deprivation* verschiedene Aspekte, die für die psychotherapeutische Behandlung hoch relevant sind. Die wichtigsten sollen im Folgenden aufgelistet werden.

Mit zunehmender Schwere der Gewalt bzw. Deprivation:

- nehmen die Fähigkeiten gesünderer Ego-States ab
- ist der Zugang zu den destruktiv wirkenden Ego-States erschwert bis unmöglich
- nimmt die Kooperationsbereitschaft der destruktiv wirkenden Ego-States ab (gegebenenfalls auch der anderen Ego-States)
- nimmt die Wahrnehmungs- und Differenzierungs- und Distanzierungsfähigkeit der Patienten hinsichtlich dieser Ego-States (bzw. generell für Ego-States) ab
- verändert sich die Struktur der Ego-States, sodass Möglichkeiten der Unterstützung von Ego-States, der Nutzung von Ego-States bzw. der Einbettung in ein inneres Team immer schwieriger bis unmöglich werden
- nimmt die Rekonstruierbarkeit der auslösenden Ereignisse ab
- nimmt die Fähigkeit ab, den destruktiv wirkenden Ego-States Ereignisse und Personen zuordnen zu können.

Innere Kritikerinnen und Kritiker stehen häufig mit Themen wie »Perfektionismus«, »Leistungsansprüche«, »Anpassung an Normen«, »Einhalten von Regeln und Verboten«, »Kontrolle« etc. in Verbindung. Bei Ego-States, die destruktiver wirken als innere Kritiker, finden sich deutlichere Abwertungen und selbstschädigendes Verhalten. Beides kann sich ebenfalls nach außen, d. h. auf andere Menschen richten. Verbietende, boykottierende und kontrollierende Ego-States können sich je nach ihrer Ausprägung über das gesamte Kontinuum erstrecken. Täternahe Ego-States stehen mit Traumatisierungen und massiver Gewalt in Zusammenhang. Das selbstschädigende und aggressive Verhalten ist sehr stark ausgeprägt. Begriffe wie »Täterintrojekte« und »täteridentifizierte Ego-States« und die entsprechenden Konzepte gehören in diesen Bereich.

Die Ego-States dieser Kategorie stehen der Psychotherapie in den meisten Fällen sehr ablehnend gegenüber. Sie versuchen, sich zu verbergen. Sie verhindern Veränderungsschritte. Sie möchten, dass alles so bleibt, wie es ist. Dies ist auch einleuchtend, denn die Not, die sie auf den Plan rief, war zum Teil unermesslich groß. Sie hatten eine extrem schwere Aufgabe, mussten Extremstress bewältigen helfen. Nicht selten ging es um das reine Überleben. Insofern hatten sie nicht den Luxus, unter verschiedenen Bewältigungsstrategien noch die günstigste herauszusuchen und flexibel anzuwenden. Es brauchte schnelle und wirkungsvolle Hilfe. Verzögerungen oder mehrere Versuche konnten sie sich nicht leisten. Dementsprechend reagieren sie auf die psychotherapeutischen Schritte sehr ablehnend. Dass es andere Möglichkeiten der Bewältigung geben könnte und dass jetzt andere Bedingungen herrschen, nehmen sie nicht wahr. Die Arbeit mit diesen Ego-States erfordert spezifische Interventionen (Fritzsche 2013; Peichl 2013; Vogt 2012).

Beziehungsebenen in der Ego-State-Therapie

Die Ego-State-Therapie verläuft auf fünf Beziehungsebenen. Jede Ebene weist Besonderheiten auf und erfordert spezifische Interventionen. Für eine erfolgreiche Behandlung ist es unerlässlich, alle Ebenen im Blick zu haben und sich flexibel auf ihnen bewegen zu können.

Die fünf Beziehungsebenen lauten:

1. die Ebene der Beziehung zwischen Therapeutin und Patientin
2. die Ebene der Beziehung zwischen Therapeutin und den Ego-States der Patientin
3. die Ebene der Beziehung zwischen der Patientin und ihren Ego-States

4. die Ebene der Beziehung zwischen den Ego-States
5. die Ebene der Beziehung zwischen den Ego-States der Therapeutin und den Ego-States der Patientin.

Auf der *ersten* Beziehungsebene geht es um die Art und Weise, in der wir mit unseren Patientinnen in Beziehung treten. Wir erleben und gestalten eine therapeutische Beziehung mit einem Menschen als Gesamtperson. Um diesen Menschen soll es bei der Behandlung gehen. Er ist unser Ansprechpartner. Ihn fragen wir danach, wie sich unsere Behandlung auswirkt. Seine Stabilität steht im Vordergrund. Die Besonderheiten, die sich aus der Behandlung mit Patientinnen ergeben, die unter komplexen dissoziativen Störungen leiden, müssen an anderer Stelle thematisiert und können hier nicht vertieft werden. Sie betreffen die Schwierigkeiten, vor dem Hintergrund einer solchen Symptomatik überhaupt die Gesamtpersönlichkeit erreichen zu können. Bei der Behandlung von Kindern ist es beispielsweise sehr wichtig, den Unterschied der Zustände während eines Spiels und des Zustandes vor und nach einem Spiel zu klären. Das Kind geht am Ende des Spiels wieder aus seiner Rolle, kann über seine Erfahrungen während des Spiels sprechen und verlässt die Praxis als Gesamtperson, also nicht in der Rolle, die es während eines Spiels innehatte. Dieses Vorgehen unterscheidet sich nicht von der Behandlung erwachsener Patienten, in der der Reorientierung nach jeder Intervention eine große Bedeutung zukommt.

Auf der *zweiten* Ebene treten wir als Therapeuten mit den Ego-States unserer Patienten in Beziehung. Es gibt verschiedene Möglichkeiten der Aufnahme des Kontakts. Einige von ihnen werden in den Fallberichten in diesem Buch vorgestellt. Der wichtigste Aspekt dieser Beziehungsebene ist das konkrete Begegnen. Ich muss mich als Therapeut auf den Ego-State einstellen, auf seine Sicht auf die Welt, auf sein Entwicklungsniveau und auf seine Beziehungsmuster. Mit einem frühkindlichen Ego-State gehe ich anders in Kontakt als mit einem pubertierenden jugendlichen Ego-State. Mit einem destruktiv wirkenden Ego-State baue ich auf anderem Wege eine Beziehung auf und gestalte sie anders als mit einem Ego-State der inneren Stärke oder einem inneren Helfer. Die Frage ist hier, wie es mir gelingt, eine tragfähige Beziehung zu einem Ego-State der Patientin zu entwickeln. Diese Beziehung ist die Voraussetzung für die weiteren therapeutischen Schritte. Misslingt der Beziehungsaufbau, werden die folgenden

Interventionen zumindest diesen Ego-State nicht erreichen, bzw. wird er sich nicht für eine Unterstützung einbinden lassen.

Die *dritte* Beziehungsebene beschreibt die Beziehung der Patienten zu ihren eigenen Ego-States. Die Beziehungsgestaltung fällt sehr unterschiedlich aus. Geht es um ressourcenreiche Ego-States, erleben wir in den meisten Fällen sehr positive Reaktionen. Die Patienten sind zum Teil überrascht, freuen sich, richten sich auf, strahlen, geraten in Bewegung, bekommen im wortwörtlichen Sinn Farbe und spüren ihre Energie und ihre Fähigkeiten. Der Aufbau einer Beziehung mit traumatisierten Ego-States sieht demgegenüber anders aus. Traumatisierte Ego-States werden zum Beispiel abgelehnt, ignoriert, ausgegrenzt, abgewertet oder beschuldigt. Auf der anderen Seite können sie extremes Leid und einen starken Schmerz auslösen. Zu den Reaktionen gehören in diesem Fall Mitgefühl, Schutz- und Rettungsimpulse. Interessanterweise übernehmen viele Patienten in dem Moment mehr Verantwortung für sich selbst, in dem sie die Beziehung zu ihren Ego-States aufgenommen und sich entschieden haben, sie weiterzuentwickeln. Der Aufbau der Beziehung zu destruktiv wirkenden Ego-States ist nicht weniger anspruchsvoll. Er erfordert viel Geduld, Geschick, Mut und die Bereitschaft, sich mit inneren Anteilen zu konfrontieren, die möglicherweise stark abgelehnt werden bzw. die ihrerseits das Beziehungsangebot strikt ablehnen. Die Zurückweisung von Kontaktversuchen kann sowohl bei der Arbeit mit symptomassoziierten bzw. traumatisierten Ego-States als auch hinsichtlich destruktiv wirkender Ego-States die psychotherapeutische Arbeit erschweren.

Die *vierte* Beziehungsebene beschreibt die Beziehungen der Ego-States untereinander. Dies ist vergleichbar mit der Betrachtung der Beziehungen der Teilnehmer einer Gruppentherapie. Wir finden Koalitionen, Fronten, Machtkämpfe. Wir finden isolierte Ego-States, verborgene Ego-States, die sich nicht hinaustrauen. Wir stoßen auf Hintermänner, die die Fäden ziehen, weiterhin Boykotteure, Dienstbeflissene und Eingeschüchterte. Das Beziehungsgeflecht ist sehr vielfältig. Eine respektvolle und wohlwollende Kooperation erscheint in vielen Fällen ein sehr weiter Weg oder gar unmöglich zu sein; zu unterschiedlich wirken die Ego-States, und unüberwindbar wirken die Gräben zwischen ihnen. Die Beziehungsarbeit auf dieser Ebene gehört zu den wichtigsten Bausteinen der Ego-State-Therapie.

Die *fünfte* Beziehungsebene betrifft die Beziehung einzelner Ego-States des Therapeuten zu den Ego-States des Patienten. Welcher

Ego-State meiner Persönlichkeit reagiert in welcher Art und Weise auf welchen Ego-State des Patienten? Diese Fragen, die die Bedeutung der fortlaufenden Reflexion und Selbsterfahrung verdeutlichen, sind für die Behandlung, also für unsere tägliche Arbeit mit anderen Menschen, unerlässlich.

Integration und prozessorientierte Ziele der Ego-State-Therapie

Das Ziel der Ego-State-Therapie ist die Befähigung von Menschen, mithilfe ihrer Ego-States eine höhere innere Konsistenz und Kohärenz im Austausch mit der Umwelt herzustellen und damit Wachstumsprozesse, Entwicklungspotenziale, Beziehungsfähigkeit und Selbstbestimmtheit zu fördern. Es geht um die Integration von Persönlichkeitsanteilen. Die Integration erhöht die Fähigkeit, sich in der Welt zurechtzufinden, also den Anforderungen, die das Leben stellt, angemessen begegnen zu können, das Leben gestalten zu können. Sie erhöht die Fähigkeit, die eigene Vielfältigkeit sowie Zufriedenheit und Glück zu erleben. Die Kooperation der Ego-States ist für ein solches Projekt eine sehr wichtige Voraussetzung. Kooperation schließt ein wohlwollendes und unterstützendes Miteinander der Ego-States ein. Der Weg dorthin kann teilweise sehr leicht, teilweise aber auch sehr mühevoll sein. Er lässt sich schrittweise begehen. Die Schritte bilden einen Prozess. Sie stellen den Behandlungsprozess dar.

Im Folgenden stelle ich die prozessorientierten Ziele der Ego-State-Therapie vor. Sie dienen gleichzeitig der Gestaltung des Behandlungsplanes. In die Entwicklung der prozessorientierten Ziele flossen die von Phillips und Frederick (2003, S. 211 ff.) formulierten Stufen der Persönlichkeitsintegration mit ein. Die prozessorientierten Ziele sind nicht linear, sondern zirkulär zu verstehen. Jedes Ziel kann zu unterschiedlichen Zeitpunkten im Behandlungsverlauf relevant sein, unabhängig davon, ob es zuvor bereits bearbeitet wurde. Die Ziele bauen aufeinander auf. Das Erreichen eines der Ziele erfordert das Erreichen des vorherigen Ziels. Beispielsweise ist eine Kommunikation mit einem Ego-State nur möglich, wenn zuvor erfolgreich Kontakt zu ihm aufgenommen wurde. Andererseits ermöglicht die Aufnahme des Kontaktes nicht automatisch eine flüssige Kommunikation. Es kann Kontakt bestehen. Trotzdem kann der Ego-State die Kommunikation verweigern. Manche Ziele können parallel oder in veränderter Reihenfolge erarbeitet werden. Da wir es häufig mit mehreren Ego-States zu tun haben, müssen wir die Ziele mehrmals erreichen, für jeden Ego-State erneut. Die prozessorientierten Ziele dienen zusätzlich zur Orientierung im Behandlungsverlauf. Sie helfen, den roten Faden zu behalten oder wiederzufinden. Bei Schwierigkeiten im Behandlungsprozess kann ich mich zunächst fragen, welches der Ziele gegenwärtig die meiste Aufmerksamkeit bräuchte. Die prozessorientierten Ziele lauten:

1. Aufnahme des Kontakts mit Ego-States
2. Aufbau von Kommunikation mit Ego-States
3. Entwicklung von Akzeptanz für Ego-States
4. Entwicklung von Verständnis für die Funktionalität der Ego-States
5. Unterstützung von Ego-States
6. Nutzung von Ego-States
7. Entwicklung eines inneren Unterstützungssystems.

In der Ego-State-Therapie können wir auf unterschiedliche Varianten der Aufnahme des Kontakts mit Ego-States zurückgreifen. Häufig werden die Varianten auch kombiniert. Die *Sprachmuster* der Patienten bieten unmittelbar viele Möglichkeiten der Kontaktaufnahme. Wenn ein Patient beschreibt, dass ein Teil von ihm dieses und ein anderer jenes wolle, ist das bereits eine Einladung, in die Ego-State-Therapie einzusteigen, indem Möglichkeiten gefunden werden, dass nun beide Teile zu Wort kommen können.

Das von Patientinnen als unwillkürlich beschriebene Geschehen, das sie am liebsten sofort hinter sich lassen würden, stellt eine weitere gute Möglichkeit der Kontaktaufnahme (*erstes* prozessorientiertes Ziel) dar. Hier geht es darum, dass etwa eine Patientin betont, das Problemverhalten bzw. das problematische Geschehen nicht selbst und mit Absicht zu zeigen bzw. herbeizuführen. Insofern scheint es *irgendetwas* in ihrem Inneren zu geben, das dafür zuständig ist. Der Weg der Aufnahme des Kontakts besteht nun in der Frage, ob es nicht sein könne, dass es einen inneren Anteil, also einen Ego-State, gibt, der für dieses Erleben verantwortlich ist, und ob die Patientin sich vorstellen könne, diesen Ego-State kennenzulernen und ihn besser zu verstehen. Die technische Umsetzung dieses Schrittes ist damit noch nicht entschieden. Aber der Weg der Aufnahme des Kontakts ist gebahnt. Ebenso kann der Kontakt zu mehreren Ego-States aufgenommen werden, die mit einem bestimmten Thema, einer Fragestellung oder einer Symptomatik assoziiert sind. Der Weg verläuft hier über das Angebot, alle an der Thematik beteiligten Ego-States dazu einzuladen, an der Thematik weiterzuarbeiten. Für die Arbeit können verschiedene Methoden angewendet werden. Es lassen sich Figuren, Puppen oder Symbole nutzen. Die Arbeit kann mithilfe von Rollenspielen umgesetzt werden. Gestalterische Mittel wie Bilder, Fotos oder auch Musik und körpertherapeutische Interventionen werden einbezogen. Hypnotherapeutische Vorgehensweisen spielen eine besondere Rolle. Es lassen sich verschiedene Metaphern dafür sehr gut nutzen.

Der Kontakt zu Ego-States kann auch zufällig geschehen, während einer beliebigen anderen Intervention. Beispielsweise kann mitten in einem Spiel ein Ego-State auftauchen, der sich bis dahin noch nicht gezeigt hatte.

Das *zweite* prozessorientierte Ziel besteht darin, nach der Kontaktaufnahme eine Möglichkeit der Kommunikation mit dem Ego-State aufzubauen. Ego-States kommunizieren nicht selbstverständlich. Sie können die Kommunikation verweigern. Wenn wir mit ihnen arbeiten, sie verstehen, erreichen und einbeziehen wollen, müssen wir auf irgendeine Art und Weise mit ihnen kommunizieren können. Im besten Fall geschieht dies im Gespräch; direkt oder indirekt. Bei einem hypnotherapeutischen Vorgehen kann der Ego-State direkt angesprochen und mit ihm kommuniziert werden. Der große Vorteil besteht hier darin, dass mithilfe von therapeutischer Trance Ego-States erreicht werden können, die ohne die Nutzung von Trancezuständen nicht erreicht werden würden. Es lassen sich weitere Varianten der Kommunikation sowie weitere therapeutische Vorgehensweisen nutzen und kombinieren. Dazu gehören die Briefform, das Nutzen moderner Medien (z. B. E-Mails oder Chatten), Bilder, gestalterische Mittel und weitere Ausdrucksformen. Einerseits müssen wir mögliche Bedingungen beachten und erfüllen, um eine Kommunikation in Gang zu bringen. Anderseits können wir nach der geeignetsten Kommunikationsform suchen. Die Verweigerungsgründe können vielfältig sein. Beispielsweise kann das Vertrauensverhältnis zu uns als Therapeuten noch nicht ausreichen oder der Ego-State die Befürchtung haben, von der Patientin selbst attackiert zu werden, sobald er sich zeigt und einer Kommunikation zustimmt. Andererseits kann es innere Verbote geben, zu kommunizieren, damit Informationen nicht nach außen dringen. Es kann sich auch um den vorsprachlichen

Bereich handeln, in dem die verbale Kommunikation nicht möglich ist. Die aufgeführten Varianten zeigen, dass vielfältige und kreative Angebote dafür benötigt werden, eine tragfähige Kommunikation aufzubauen und aufrechtzuerhalten.

Das *dritte* prozessorientierte Ziel stellt die Akzeptanz der Ego-States dar. Mit Ego-States kann Kontakt aufgenommen und es kann mit ihnen kommuniziert werden. Das heißt jedoch noch lange nicht, dass sie von den Patientinnen oder den Patienten akzeptiert werden. In sehr vielen Fällen werden die Ego-States von den Patientinnen und Patienten abgelehnt, ignoriert, verstoßen oder bekämpft. Wer kennt nicht Anteile von sich selbst, die sie oder er am liebsten hinauswerfen oder wenigstens unschädlich machen würde? Diese Haltung kann ebenso vonseiten der Ego-States gegenüber der Patientin eingenommen werden. Die Ego-States können sich ihrerseits den Patienten gegenüber sehr distanziert bis hin zu extrem abwertend und schädigend verhalten. Gegenseitiges Akzeptieren scheint dann in weiter Ferne. Der Aufbau von Akzeptanz stellt ein eigenes bedeutendes Projekt innerhalb der Ego-State-Therapie dar. Einen Ego-State, dem zuvor jegliche Existenzberechtigung im inneren System abgesprochen wurde, als zu sich gehörend akzeptieren zu können stellt einen Siebenmeilenschritt in der Behandlung dar.

Akzeptanz und Verständnis liegen dicht beieinander. Der Aufbau von Verständnis ist das *vierte* prozessorientierte Ziel der Ego-State-Therapie. Ego-States können zwar akzeptiert, aber ihre Funktion vielleicht nicht verstanden werden. Umgekehrt kann Verständnis für die Existenz und die Funktion eines Ego-States bestehen, obwohl er nicht akzeptiert wird. Das eine bedingt nicht das andere. Beides kann erheblichen psychotherapeutischen Aufwand bedeuten. Die Entwicklung von Verständnis für die Funktion eines Ego-States stellt einen zentralen Schritt in der Ego-State-Therapie dar. Wenn den Patientinnen klar wird, wofür dieser oder jener Ego-State wichtig war, dass er zum Teil sogar überlebenswichtig war, dann erleben wir dramatische Veränderungen und Fortschritte in der Behandlung. Die Informationen über die Funktion erhalten wir von den Ego-States selbst. Dafür benötigen wir, wie oben erwähnt, Kontakt, Kommunikation und im günstigsten Fall auch Akzeptanz. Die Akzeptanz steigt sehr häufig mit der Zunahme an Verständnis. Insofern gehen diese beiden Ziele Hand in Hand. Die sieben prozessorientierten Ziele sind jedoch insgesamt miteinander verwoben und beeinflussen sich gegenseitig. Teilweise stellt das Erreichen eines Zieles die Voraussetzung für das folgende Ziel dar, teilweise steht die Reihenfolge im Hintergrund und dafür die Frage im Vordergrund, welche Schritte im Behandlungsverlauf zu welchem der Ziele möglich und notwendig sind.

Das *fünfte* prozessorientierte Ziel besteht aus der Unterstützung von Ego-States. Sie benötigen unsere Unterstützung. Diese Unterstützung muss im Behandlungsprozess initiiert werden. Sie ergibt sich nicht von selbst. Ego-States erleben sich häufig mitten in Ausnahmesituationen. Sie haben meist nur wenige oder gar keine Kapazitäten dafür, äußere positive Entwicklungen wahrzunehmen. Sie stecken fest, befinden sich in einer Sackgasse. Es scheint, als wären ihnen neue Erfahrungen verwehrt oder als würden sämtliche neuen Erfahrungen in ein altes Muster integriert, ohne dass sich dieses Muster ändert. Teilweise sind unsere Patienten auch gegenwärtig noch mit real bedrohlichen Situationen konfrontiert, die das kritische Erleben der Ego-States dann noch weiter verstärken und ihre Strategien rechtfertigen. In diesen Fällen wird natürlich Unterstützung auf verschiedenen Ebenen benötigt. Zu dem Bereich des Unterstützens gehören Antworten auf die Fragen, die in den bisherigen Zielen relevant waren: Ist ein Kontakt zu den Ego-States möglich, die unterstützt werden sollen? Kann über die Patientin oder die Therapeutin mit ihnen kommuniziert werden? Werden sie von der Patientin akzeptiert? Gibt es Verständnis für diese Ego-States? Sind diese Fragen beantwortet, geht es vor allem darum, etwas über den Zustand der Ego-States zu erfahren, ihre Bedürfnisse zu erfassen und sich um sie zu kümmern. In die Unterstützung der Ego-States sollen die zur Verfügung stehenden Ressourcen eingebunden werden. Beispielsweise können ressourcenreiche Ego-States in die Arbeit einbezogen werden. Es findet eine Unterstützung aus dem inneren System heraus statt. In der Ego-State-Therapie verläuft die Unterstützung auf mehreren Ebenen. Hierbei steht die Unterstützung eines oder mehrerer Ego-States im Vordergrund, die in Not sind und Hilfe in vielfältiger Form benötigen. Diese Unterstützung findet auf der inneren Bühne statt. Andererseits wird in vielen Fällen ebenfalls eine Unterstützung auf der äußeren Bühne wichtig, indem die Eltern, Lehrer sowie das weitere soziale Netz eingebunden oder Veränderungen im Außen initiiert werden (z. B. Sorgerechtsfragen, Schulwechsel, weitere Behandlungsmaßnahmen etc.).

Das *sechste* prozessorientierte Ziel besteht aus der Nutzung von Ego-States. Hier geht es einerseits um das Einbinden ressourcenreicher Ego-States, andererseits um das Gewinnen von destruktiv wirkenden Ego-States. Letztere sollen für den Veränderungsprozess, dem sie meistens sehr skeptisch gegenüberstehen, gewonnen werden. Wir haben keinen Anspruch darauf, dass sie sich kooperativ und konstruktiv verhalten. Wir können versuchen, sie zu gewinnen. Wir müssen ein Beziehungsangebot machen, das die Chance eines solchen Verhaltens erhöht. Wir können Kooperation nicht erzwingen. Stellen Sie sich vor, Sie könnten einen Ego-State zur Mitarbeit gewinnen, der die Behandlung boykottiert, oder Sie könnten einen Ego-State für neue Strategien gewinnen, der bisher für selbstschädigendes Verhalten sorgte: Die Nutzung dieser Ego-States stellt eine große Herausforderung innerhalb der Behandlung dar, sie birgt aber auch ein sehr hohes Veränderungs- und Entwicklungspotenzial.

Das *siebte* prozessorientierte Ziel besteht aus der Entwicklung eines inneren Teams oder einer inneren Familie mit eigenen Unterstützungsfertigkeiten. Dieses Ziel kann aus zwei Perspektiven heraus betrachtet werden. Die erste Perspektive orientiert sich auf das Miteinander der verschiedenen Ego-States. Sie fokussiert auf den inneren Teamgeist oder das innere Familienklima. Welche Ego-States gehören dazu, welche sind bekannt, wie gehen sie miteinander um, können sie sich gegenseitig unterstützen, können sie gemeinsam eigene Unterstützungsstrategien entwickeln und zur Anwendung bringen? In diesem Behandlungsschritt geht es für die Patienten auch noch einmal abschließend darum, die Vielfalt der Ego-States als zu sich gehörend erleben zu können und dabei eigene Gestaltungsmöglichkeiten zu spüren. Die zweite Perspektive wird durch die Sicht auf die Feinheiten gebildet. Während die *Weitwinkelperspektive* das »große Ganze« des inneren Systems in der Auseinandersetzung mit den jeweiligen Lebensbedingungen und Beziehungssituationen abbildet, wird mittels der *Mikroperspektive* wie durch ein Mikroskop die Sicht auf die kleinen Dinge geschärft. Beispielsweise können bereits dann wichtige Unterstützungsfertigkeiten verfügbar werden, wenn ein Zugang zu einem Ego-State der inneren Stärke geschaffen wurde, selbst dann, wenn der Großteil der psychotherapeutischen Arbeit noch bevorsteht. Das siebente prozessorientierte Ziel bildet also nicht automatisch das Behandlungsende. Es begleitet den gesamten Behandlungsverlauf.

Alle prozessorientierten Ziele lassen sich auf den ganzen Behandlungsprozess beziehen, sie können jedoch ebenso auf eine spezifische Behandlungsphase und auf eine einzelne Intervention sowie eine einzelne Sitzung übertragen werden.

Das Behandlungsmodell der Ego-State-Therapie

Das psychotherapeutische Vorgehen der Ego-State-Therapie beruht auf einem zentralen Behandlungsmodell, dem sogenannten SARI-Modell (Phillips u. Frederick 2003, S. 65 ff.). Das SARI-Modell stellt eine *vierphasige* Erweiterung des in der Traumatherapie verbreiteten dreiphasigen Ansatzes dar (Stabilisierung, Traumabearbeitung, Neuorientierung; vgl. Herman 2003). Die oben beschriebenen sieben prozessorientierten Ziele der Ego-State-Therapie sind eng mit den vier Phasen des SARI-Modells verbunden.

Die Phasen sind in Übersicht 1 dargestellt.

I)	S	Safety and Stabilisation (Sicherheit und Stabilisierung)
II)	A	Accessing (Schaffung eines sicheren Zugangs zum Trauma und den entsprechenden Ego-States)
III)	R	Resolving and Restabilisation (Auflösen der traumatischen Erfahrung und Restabilisierung)
IV)	I	Integration and Identity (Integration der Persönlichkeit, Neuorientierung und Schaffung einer neuen Identität)

Übersicht 1: Das SARI-Modell als Behandlungsgrundlage (nach Phillips u. Frederick 2003, S. 65 ff.; vgl. auch Fritzsche u. Hartman 2010, S. 76 ff.)

Das SARI-Modell wurde ursprünglich für den Bereich der Traumatherapie entwickelt. Es lässt sich jedoch sehr gut auf ein breites Störungsspektrum übertragen. Die vier Phasen verlaufen zirkulär. Jede Phase kann zu verschiedenen Zeitpunkten der Behandlung relevant werden. Beispielsweise kann es zu einem fortgeschrittenen Behandlungszeitpunkt wieder notwendig sein, stabilisierende Interventionen aus Phase I zu wiederholen oder entsprechend der jeweiligen Situation neu zu entwickeln.

Phase I: Sicherheit und Stabilisierung

Diese Phase spielt in der gesamten Behandlung eine Sonderrolle. Sicherheit und Stabilisierung gehen immer vor. Jede Intervention, die wir umsetzen, jedes Beziehungsangebot, das wir machen, müssen wir aus dem Blickwinkel der Sicherheit und Stabilisierung betrachten. Ist eine Patientin nicht stabil genug, um eine spezifische Intervention ohne Dekompensationsgefahr absolvieren zu können, darf diese Intervention noch nicht angewendet werden. Dann muss zuvor die Stabilität so lange erhöht werden, bis die Patientin von der Intervention auch profitieren kann. In manchen Fällen ist dies keine leichte Entscheidung. Die Reaktionen auf die Interventionen lassen sich nicht zu 100 % vorhersagen. Trotzdem müssen die Stabilität und der durch eine Intervention verursachte Belastungsanstieg abgeschätzt werden. Die Verantwortung für die Belastung, die durch unsere Interventionen entsteht, liegt bei uns und nicht bei unseren Patienten.

Sicherheit und Stabilisierung lassen sich auch auf einer inneren und einer äußeren Bühne betrachten. Die Interventionen werden diesen beiden Bereichen zugeordnet. Natürlich stellt eine Sicherheit im äußeren System der Patienten eine wichtige Voraussetzung für eine erfolgreiche Behandlung dar. Als Kinder- und Jugendlichenpsychotherapeuten kennen Sie jedoch die schwierigen Situationen, in denen genau diese Sicherheit nicht gegeben ist, weil sich ein Kind beispielsweise noch in destruktiven und gewalttätigen Verhältnissen befindet. Hier kann die Arbeit in Richtung Sicherheit und Stabilisierung bereits auf der äußeren Bühne enorm viel Mühe bereiten. Auf der inneren Bühne geht es dann darum, eigene Stärken und Ressourcen zu aktivieren, sie zugänglich und nutzbar zu machen bzw. neue Stärken zu entwickeln. Bei der Behandlung von Kindern und Jugendlichen kommt diesem Bereich eine besondere Bedeutung zu. Häufig besteht der Behandlungsplan zum größten Teil darin, einen Zugang zu Ressourcen zu ermöglichen und sie für den Lebensalltag nutzbar zu machen. Kinder und Jugendliche können uns in beeindruckender Art und Weise zeigen, welche Wirkung diese Arbeit hat und wie kreativ man damit umgehen kann. In den Falldarstellungen, die in diesem Buch präsentiert sind, finden Sie dafür sehr bewegende Beispiele. Die Ressourcen, die in der ersten Phase des SARI-Modells zugänglich gemacht werden, begleiten die Patienten nicht nur in ihrem Lebensalltag, sie begleiten ebenso den therapeutischen Prozess und werden immer wieder zu Hilfe gerufen, wenn es schwierig wird.

Phase II: Schaffung eines sicheren Zugangs zum Trauma und zu den entsprechenden Ego-States

In der zweiten Phase geht es um die Schaffung eines sicheren Zugangs zu belastendem Material. Kontakt zu diesem Material erhöht den Belastungsgrad und damit auch die Dekompensationsgefahr. Aus diesem

Grund ist es eine wichtige therapeutische Aufgabe, Möglichkeiten eines sicheren Zugangs zu erarbeiten. Dazu gehört u. a. eine ausreichende Entwicklung von Fertigkeiten der Stabilisierung. Weiterhin werden Strategien erforderlich, die es erlauben, sicher Kontakt mit belastendem Material aufzunehmen und sich auch sicher wieder davon distanzieren zu können. Wir brauchen einen sicheren Weg hin und wieder zurück. Die Strategien aus Phase I finden hier ihre Anwendung. Ego-States der inneren Stärke, innere Helfer, Beschützer oder Beobachter können genau die beschriebene Aufgabe des sicheren Zugangs erfüllen. Ein innerer Beobachter kann beispielsweise jederzeit signalisieren, wann die Belastung zu sehr, d. h. in einen kritischen Bereich ansteigt und wann man deshalb erst einmal wieder zurückmuss. Die Ego-State-Therapie bietet eine Fülle an Interventionen, die in dieser Phase genutzt werden können. Die Grundidee besteht im Erleben von Kontrolle bei der Auseinandersetzung mit belastendem Material.

In Phase II beginnt die Rekonstruktion der zugrunde liegenden Ereignisse. Die Rekonstruktion stellt den Übergang zu Phase III dar. Sie kann ebenfalls erst dann erfolgen, wenn die Stabilisierungsfertigkeiten sicher anwendbar sind.

Phase III: Auflösung der traumatischen Erfahrung und Restabilisierung

Der Übergang von Phase II zu Phase III ist fließend. Das Ziel von Phase III besteht in der Reassoziierung und Transformation traumatischen Materials. Unter Reassoziierung verstehen wir die Verbindung der somatischen, visuellen, verhaltensbezogenen, affektiven und kognitiven Aspekte einer traumatischen Erfahrung mit dem normalen Wachbewusstsein (Fritzsche u. Hartman 2010, S. 114). Transformation beschreibt das Arbeiten mit den verschiedenen Aspekten der Erfahrung, mit den Reaktionen des Patienten auf diese Aspekte sowie mit den Folgen, die die traumatische Erfahrung hatte. Reassoziation und Transformation ermöglichen eine korrigierende Erfahrung. Sie bieten die Möglichkeit, das traumatische Geschehen zu meistern und umzugestalten (Fritzsche 2013, S. 193 f.). In den Phasen II und III sollen die ressourcenreichen Ego-States als Unterstützung genutzt werden. Im günstigsten Fall steht dann ein ganzes Unterstützungsteam zur Verfügung. Alle Mitglieder dieses Teams sind potenzielle Kotherapeuten und erleichtern die Arbeit in hohem Maße. Die Arbeit mit belastendem Material in Phase II und III verläuft auf zwei Ebenen. Auf der ersten

Ebene stehen die Ego-States im Fokus, die mit einem belastenden Ereignis, einem belastenden Beziehungserleben oder einer anhaltenden belastenden Lebenssituation konfrontiert sind. Diese Ego-States benötigen dringend Schutz und Hilfe. Sie müssen versorgt werden und brauchen Akzeptanz, Verständnis und Würdigung. Dies gelingt nicht ohne Mitgefühl. Auf der zweiten Ebene geht es um die Bearbeitung von belastenden Ereignissen im engeren traumatherapeutischen Sinn. Hier wird mit Erinnerungsmaterial und seinen psychischen und physischen Folgen gearbeitet. Fortschritte auf beiden Ebenen ermöglichen eine Reassoziierung und Transformation und stellen eine Voraussetzung für die angestrebte Integration dar.

Phase IV: Integration der Persönlichkeit, Neuorientierung und Schaffung einer neuen Identität

Die Phase IV kann sich auf drei Zeitebenen beziehen. Auf der Ebene der Vergangenheit geht es darum, was mir zugestoßen ist, womit ich konfrontiert war, was ich bewältigen musste. Es stellt sich die Frage, wie ich es überstanden habe, was dabei hilfreich und wie hoch der Preis war. Auf der Ebene der Gegenwart steht die Frage im Vordergrund, was aus mir geworden ist. Welche Folgen hatte das Ereignis oder hatten die Lebensumstände, und wie haben sie sich bis heute ausgewirkt? Die dritte Ebene weist in die Zukunft und beschäftigt sich mit der Frage, wie ich mich entwickeln möchte und wohin: Worauf werde ich achten? Was wird mir wichtig sein? Wer möchte ich sein?

Die Phase IV kann ebenfalls sowohl unter der mikroskopischen als auch unter der Weitwinkelperspektive gesehen und bearbeitet werden. Aus der mikroskopischen Perspektive wird beispielsweise die integrative Wirkung einer einzelnen Intervention betrachtet. Ein Beispiel wäre die Frage, wie gut ein Kind seine inneren Helfer tatsächlich flexibel nutzen kann. Integration hieße hier, dass dies möglich und hilfreich ist. Sie könnten sich diese Frage nach jeder Sitzung stellen: Inwieweit hat die Sitzung zu einer Integration und Neuorientierung im inneren System beigetragen? Meistens zeigt sich dies erst in der Folgezeit. Prozesse der Integration und Neuorientierung treten jedoch auch mitten in den Sitzungen auf. Sie lassen sich bereits während einer Intervention beobachten. Integrative Bewegungen werden durch die Entwicklungs- und Veränderungsschritte der Ego-States und ihre Auswirkungen deutlich. Stoltenberg-Zehnder (in diesem Band, S. 195) verwendet dafür den Begriff »Intraaktion«.

Ein Kind äußert vielleicht den Wunsch nach einer neuen Rolle im Verlaufe des Therapiespiels, eine andere symbolische Gestalt taucht auf, oder die Stimmung des Kindes hat sich während der Sitzung deutlich verändert. In Therapiegruppen kann es beispielsweise zu einer Kontaktaufnahme, zu Respekt, Verständnis oder zu einer gegenseitigen Unterstützung kommen; also zu Prozessen und Fertigkeiten, die zuvor nicht möglich waren.

Die Weitwinkelperspektive betrachtet wiederum das »große Ganze«. Hier stehen nicht die Wirkung einer einzelnen Intervention im Vordergrund, sondern die Veränderungsprozesse, die durch die gesamte Behandlung möglich wurden. Dabei geht es mehr um eine biografische oder Lebensperspektive: Wie wird es mit dem Kind weitergehen? Welchen Weg wird die Jugendliche finden? Welche Weichen wurden gestellt? Wie werden die Patienten zurechtkommen? Unabhängig davon, in welchem Lebensalter die Behandlung stattfindet, ist diese Perspektive von großer Bedeutung und muss genügend Raum erhalten.

Die Erläuterungen zum SARI-Modell schließen die Einführung in die Ego-State-Therapie ab. Sie werden in vielen Kapiteln dieses Buches auf die verschiedenen Aspekte stoßen, Praxisbeispiele erhalten und die Erläuterungen wiedererkennen. Ich hoffe, dass Ihnen die Ausführungen auch helfen können, für die Falldarstellungen eine Art Struktur oder Gerüst zu finden. Beides kann im Behandlungsverlauf wichtig dafür sein, sich wieder zurechtzufinden, wenn es gerade etwas kompliziert wird, und dafür, die nächsten Schritte zu planen. Ich wünsche Ihnen viel Freude beim Lesen und bei Ihrer Arbeit mit Ihren Patientinnen und Patienten.

Teil 1: Methodische Zugänge in der Arbeit mit Teilen und Ego-States

Auf dem Weg ins helle Land – Ego-States in der Sandspieltherapie

Wiltrud Brächter

Sandspieltherapie ist eine Methode, die mich in meiner spieltherapeutischen Arbeit seit vielen Jahren besonders fasziniert. Sie regt Kinder dazu an, ihrem Erleben auch jenseits von Worten Ausdruck zu verleihen. Sandbilder beziehen sich dabei nicht nur auf die äußere Realität, sondern erlauben es auch, unterschiedliche Anteile der eigenen Person in Szene zu setzen. Richtet man seine Aufmerksamkeit auf den zweiten Aspekt, ist es beeindruckend, wie viele Facetten der Ego-State-Therapie sich im Sandspiel wiederfinden.

Im Folgenden stelle ich vor, wie sich Ich-Zustände von Kindern in Sandbildern zeigen und wie dort mit ihnen gearbeitet werden kann. Zunächst orientiere ich mich dabei – leicht variiert – an einer Zusammenstellung von Interventionen, mit denen Kai Fritzsche das Vorgehen der Ego-State-Therapie umreißt (Fritzsche 2010); an anderer Stelle in diesem Buch ergänze ich sie aus einer interaktionellen Perspektive.

Ich hoffe, einen Eindruck davon vermitteln zu können, wie lohnend ein »Ego-State-Blick« im Sandspiel ist und wie gut sich die Methode eignet, wenn man in der Kinder- und Familientherapie Teilekonzepte verfolgt. In meiner Darstellung des Sandspiels beziehe ich mich dabei auf meinen Ansatz einer narrativen, systemischen Sandspieltherapie, der sich in seiner lösungsorientierten Ausrichtung und in der Öffnung des einzeltherapeutischen Settings von klassischer Sandspieltherapie (nach Kalff 1996) unterscheidet. Zum methodischen Vorgehen verweise ich auf meine Einführung in die narrative Sandspieltherapie (Brächter 2010).

Einen Zugang zu verborgenen Ego-States schaffen

Ein Sandbild zu bauen geht mit einer besonderen Erlebnisqualität einher.

In Sandkästen steht Sand in nassem und trockenem Zustand zur Verfügung, in dem ohne thematische Vorgabe Bilder gestaltet werden können. Bereits der Kontakt zum Sand wirkt tranceinduzierend. Die Hände formen die Oberfläche des Sandes, in einer konzentrierten

Atmosphäre werden Figuren ausgewählt und hineingestellt. Während des Gestaltens stellt sich eine Art Selbstvergessenheit ein, es entstehen Szenen, die sich einer bewussten Planung entziehen.

Oft gelingt ein Kontakt zu Bereichen des Selbsterlebens, die im nach außen gezeigten Verhalten einer Person nicht in Erscheinung treten. Margaret Lowenfeld entwickelte Sandspieltherapie in den 1920er-Jahren, um Kindern eine Ausdruckmöglichkeit für präverbales Erleben zur Verfügung zu stellen, das von ihnen sonst nicht kommuniziert werden könne (Lowenfeld 1939, 1969, 1979). Hier liegt ein erster Berührungspunkt zur Hypnotherapie und zum Anliegen der Ego-State-Therapie, dem bewussten Erleben nicht zugängliche Ich-Zustände zu erreichen.

Jonas[1], neun Jahre alt, wird von seiner Mutter wegen oppositionellen Verhaltens zur Therapie vorgestellt. In der Schule verweigert er die Mitarbeit; seit der Trennung der Eltern gestaltet sich die Beziehung zur Mutter schwierig. Im Erstgespräch zeigt er sich trotzig und abwehrend.

Im Sandkasten baut Jonas ein Dorf, das während eines langen Krieges zerstört wurde und von der Wasserversorgung abgeschnitten war. Inzwischen wurden die Leitungen erneuert und die Häuser wiederaufgebaut, noch sind die Straßen jedoch menschenleer. Abseits des Ortes steht ein junger Dinosaurier neben einem Skelett: Dort liegt seine Mutter, die im Krieg getötet wurde. Jetzt ist er ganz allein. Vom Dorf trennt ihn ein Fluss; er hat keine Hoffnung, dass sich ihm jemand nähern könnte.

Jonas' Erzählung zu seinem Sandbild macht deutlich, dass er sich mit der Figur des Dinosauriers identifiziert: Auch er fühlt sich verlassen und sehnt sich nach Nähe. In Gestalt des Dinosauriers präsentiert er einen Teil seines Erlebens, dessen Nöte er – verbal – nicht zum Auftrag machen würde. Im Schutz der Symbolebene kann er seine Einsamkeit und seine Bindungsbedürfnisse zeigen.

Die akzeptierende Atmosphäre beim Betrachten des Sandbilds ermöglicht eine Weiterführung der Geschichte: Aus dem Dorf nähert sich ein Mädchen, das dem Dinosaurier winkend entgegenläuft. Jonas fühlt sich angenommen und kann einem schwierigen Teil seines Selbsterlebens annehmend begegnen.

---

1 Namen und identifizierbare Details wurden in allen Fallbeispielen verändert.

Entstehen im Sandspiel Szenen wie diese, sind die in den Sand gesetzten Figuren mehr als nur abstrakte Symbolisierungen verschiedener Ego-States. Oft stellt sich im Gestaltungsprozess eine tiefe Verbindung zu einem Ich-Zustand her, der einem unversehens im Sandbild begegnet. Zu merken ist dies unter anderem an einer veränderten Zeitwahrnehmung und einer Verlangsamung des Tempos. Sind Klienten emotional von einer Szene berührt, blicken Kinder wie Erwachsene teils lange auf eine für sie bedeutsame Figur oder berühren sie mit der Hand. Kleine Veränderungen im Sandbild können mit tiefgreifenden inneren Prozessen einhergehen, bei denen korrigierende Erfahrungen möglich sind.

Einen Zugang zu ressourcenreichen Ego-States schaffen, die Kommunikation und Kooperation im inneren System fördern

Bei der Annäherung an ein Sandbild unterscheidet die Sandspieltheorie[2] verschiedene Deutungsebenen: Deutungen auf Objektstufe, bei der die verwendeten Symbole für konkrete Objekte, wie Personen aus dem Umfeld des Kindes, stehen, und subjektstufige Deutungen, bei denen

> »alle Aspekte des Sandbildes auf den Patienten selbst bezogen (werden) und […] symbolisch Anteile, Kräfte und Energien des Unbewussten dar(stellen)« (von Gontard 2007, S. 139).

Betrachtet man Sandbilder aus der zweiten Perspektive, lesen sie sich wie Momentaufnahmen eines »inneren Teams«.

Jasmin, zwölf Jahre alt, hat Ängste davor entwickelt, in die Schule zu gehen, oft leidet sie morgens unter Bauchschmerzen.

Ihr symmetrisch aufgebautes Sandbild zeigt einen Berg, der eine »helle« und eine »dunkle« Bildseite voneinander trennt (Abb. 1). Die hellen und dunklen Tiere, die auf beiden Seiten des Berges leben, können sich nicht begegnen; Eingänge eines Tunnels werden von einem dunklen Zauberer und einer weißen

2 Hierbei beziehe ich mich auf den Ansatz von Dora Kalff (1966), die Sandspiel unter anderem mit der analytischen Psychologie Jungs verband. Unter »Sandspieltherapie« wird heute in der Regel Sandspiel nach Kalff verstanden.

Fee versperrt (Abb. 2). Auf dem Berggipfel sitzen sich zwei Vögel gegenüber. Auch sie können sich nicht sehen, da ein Spiegel zwischen ihnen steht – er wirft ihnen nur jeweils ihr eigenes Spiegelbild zurück.

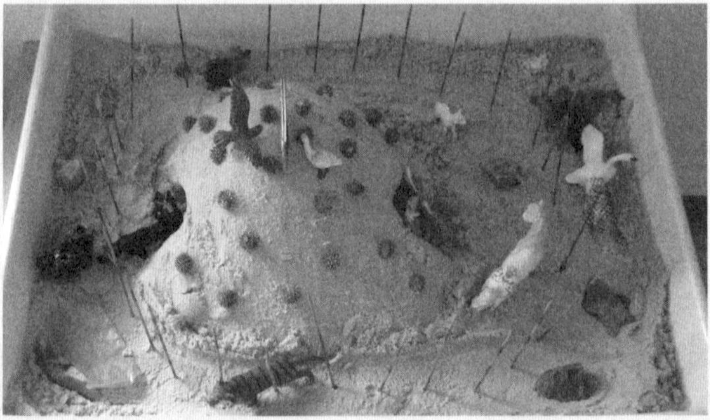

Abb. 1: Helle und dunkle Seite

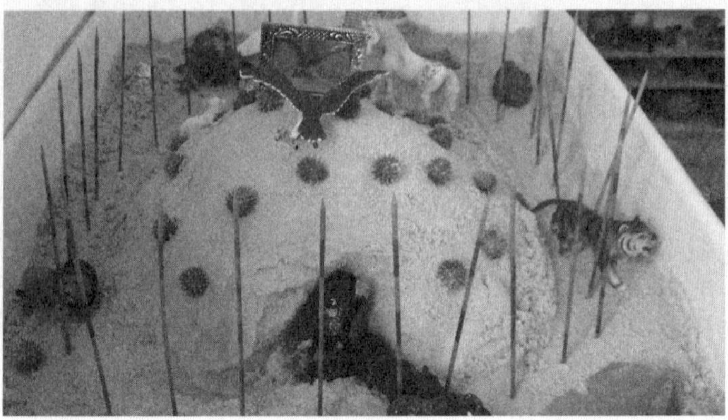

Abb. 2: Der Zauberer versperrt den Weg

Jasmin erzählt zu ihrem Sandbild, dass auf der dunklen Seite des Berges ein Panther vom Zauberer gefangen gehalten wird. Auf der hellen Seite gibt es ein Lämmchen, das nicht weiß, wohin; ein Schwan steht zum Abflug bereit.

Im Versuch, die starren Grenzen in Jasmins innerem Team durchlässiger werden zu lassen, gebe ich zwei Anregungen in unsere gemeinsame Betrachtung: Der Panther möchte sich anscheinend woandershin bewegen, wenn er gefangen gehalten werden muss – vielleicht könnte ihn das Lämmchen an seiner Seite gut gebrauchen. Und die Vögel könnten sich leicht begegnen: Sie müssten nur hochfliegen.

In der folgenden Stunde hat sich der Panther bereits losgerissen. In einem neuen Sandbild führt er die dunklen Tiere ins helle Land. Eine Göttin, die nicht wertet, sichert den Übergang über einen schmalen Gebirgsgrat. Von der anderen Seite her springt ihnen ein neugieriges Eichhörnchen entgegen (Abb. 3).

Jasmin gelingt es, sich bei Konflikten mit Mitschülern erstmals zur Wehr zu setzen, im Kontakt wird sie freier und offener.

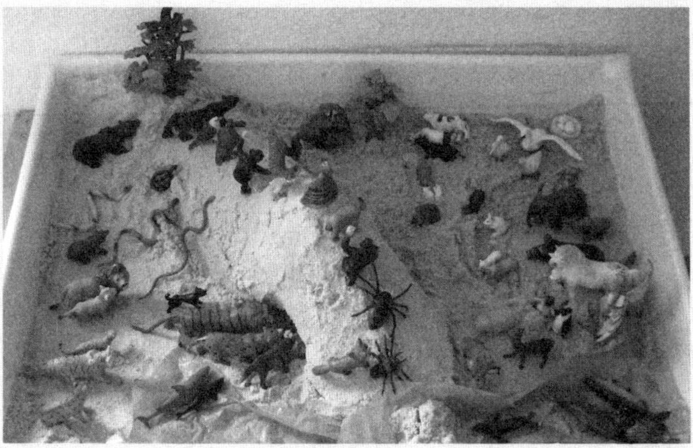

Abb. 3: Der Weg zur hellen Seite

Während bei Jasmin eine Veränderung von Sandbild zu Sandbild geschieht, entstehen Entwicklungsimpulse oft auch im Verlauf von Geschichten, die im Anschluss an ein Sandbild erzählt werden.

In der klassischen Sandspieltherapie nach Dora Kalff (1966) bleiben Sandbilder nach dem Aufbau stehen. Da Kalff dem Selbstausdruck in Sandbildern heilende Wirkung zuschreibt, verbietet es ihr therapeutisches Konzept, zu Veränderungen der Bilder anzuregen.

Ich nähere mich den Gestaltungen im Sand von einem anderen theoretischen Bezugspunkt: Aus einer Ego-State-Perspektive verstehe ich Sandbilder nicht als Ausdruck eines geschlossenen Selbst, sondern des Ich-Zustands, der im gegenwärtigen Erleben dominiert. Zu Beginn einer Therapie ist dies in der Regel ein Zustand, der mit Problemerleben assoziiert ist. Viele Sandbilder wirken wie Szenen, die in einem Problemzustand eingefroren sind. Im Unterschied zu Kalff rege ich dazu an, solche Szenen weiterzuführen. Analog zu hypnosystemischen Konzepten (Schmidt 2004) entsteht eine Suchbewegung aus dem Problemzustand heraus zu gewünschtem Erleben. Das Sandbild wird zum Ausgangspunkt einer Geschichte, die sich in die Zukunft öffnet; der Sandkasten wird zu einer Bühne, auf der gehandelt werden kann.

Da sich die therapeutische Arbeit in diesem Prozess auf die Entwicklung von Geschichten bezieht, habe ich mich bei der Ausarbeitung meines Vorgehens an narrative Konzepte angelehnt (White 2010). Ihren Ausgangspunkt fasst Michael White in der bekannten Frage zusammen: »Welchen Geschichten erlaubst du, dein Leben zu regieren?« Narratives Sandspiel verschafft Abstand zu problemdeterminierten Geschichten, wie sie oft im Herkunftssystem über ein Kind kursieren und in eigene Selbsterzählungen eingehen. Beim Probehandeln im Sand entstehen Erfahrungen von Ausnahmen und Erstmaligkeit, die in starken Bildern verankert werden. Das Kind inszeniert selbsttätig Geschichten, in denen es sich neue Perspektiven erschließt. Wird die Fixierung auf Problemzustände gelöst, können sich Selbstanteile neu ins Verhältnis setzen.

Wie dies in der Praxis geschieht, zeigt besonders anschaulich Leons Geschichte eines hungrigen Hais, der – auch ohne Menschen zu verletzen – endlich satt werden kann.

> Leon, sieben Jahre alt und wegen verschiedener Ängste in Therapie, lässt im Sandkasten ein Boot in Seenot geraten; bedroht wird es von einem hungrigen Hai. Eindrücklich beschreibt er die Angst der Menschen an Bord, die dem Geschehen hilflos ausgesetzt sind.
>
> Die Frage, wie die Geschichte weitergehen könnte, löst die Problemtrance auf, mit der Leon auf die Szene geblickt hat; das Sandbild gerät in Bewegung: Der Hai bringt das Boot zum

Kentern, es nähert sich jedoch ein Rettungsboot mit Haifutter, das Leon aus Knete selbst hergestellt hat. Die Menschen werden gerettet, die Boote in den sicheren Hafen gebracht. Der Hai bleibt in Freiheit und kann seinen Hunger stillen; für die Kinder wird eine geschützte Meeresbucht abgetrennt, in der sie schwimmen lernen.

Leons nächstes Sandbild hat einen ähnlichen Ausgangspunkt: Ängstlich verharren Menschen auf einer Insel, von der sie ein Sturm jederzeit ins Meer wehen könnte; für sie scheint es keine Handlungsmöglichkeit zu geben. Eine Wendung bringt auch hier die Fortsetzung der Geschichte: Ein durstiger Mann bittet darum, Meerwasser abpumpen zu dürfen. Der Sturm klingt ab, das aufgewühlte Meer beruhigt sich, und ein »Stein des Lebens« taucht auf: Solange er zu sehen ist, können sich die Menschen auf der Insel frei bewegen; ihre Boote können unbesorgt auslaufen. Die Insel, zu Beginn der Therapiestunde ein Ort der Gefahr, wird zur beliebten Urlaubsinsel.

Bilder haben den Vorteil, nicht der Linearität von Sprache unterworfen zu sein. Geschichten, die aus Sandbildern entstehen, bewahren noch die »vieldimensionale Natur« der Ausgangsbilder (Lowenfeld 1969, S. 444). Statt dass ein Protagonist ins Zentrum der Handlung gestellt wird, sind oft mehrere Akteure in einen Entwicklungsprozess einbezogen. Mit dieser Besonderheit entsprechen Sandbildgeschichten dem Anliegen der Ego-State-Therapie, Ich-Zustände in ein neues Gleichgewicht zu bringen.

Leon findet für seine Figuren gleichzeitig eine Lösung, da ihm in seinen Geschichten ein solcher Ausgleich gelingt: Indem der Hai gefüttert wird und der Mann seinen Durst löschen kann, werden die Menschen von ihrer Angst befreit. Aus einer Ego-State-Perspektive repräsentieren hungriger Hai und durstiger Mann einen Anteil, der in Leons innerem Team bisher zu sehr im Hintergrund gestanden hat. Gibt er seinen Bedürfnissen Raum, kann seine Angst zurückgehen und Neues entstehen.

Bedürftigen Ego-States die Möglichkeit geben, zu wachsen, zu lernen und sich zu entwickeln

Im therapeutischen Spiel nehmen Kinder häufig eine Aufteilung vor, bei der sie in die Rolle einer starken Figur schlüpfen, während abgewertete Ego-States an die Therapeutin delegiert werden. Wird mir als Person eine solche Rolle übertragen oder in Form einer Handpuppe anvertraut, versuche ich, durch Verbalisierung meines Erlebens beim Kind Empathie zu fördern; aus der Beobachterperspektive kann es einen wertschätzenden Umgang mit dem Anteil miterleben. Aus dem Schutz ihrer überlegenen Rolle heraus können sich Kinder anschließend selbst eigenen schwächeren Anteilen zuwenden (Brächter 2010, S. 120 ff.).

Im Sandspiel begegnen sich die verschiedenen Selbstanteile im Sandkasten. In einer geschützten Bühnenhandlung entstehen Szenen, in denen mit neuen Handlungsmöglichkeiten experimentiert werden kann. Figuren, die starke Ego-States repräsentieren, können bedürftige Anteile mit Ressourcen versorgen; kraftvolle Figuren bahnen schwächeren den Weg. Was im Sandkasten inszeniert wird, braucht oft Zeit und Wiederholung in unterschiedlichen Varianten, um sich auf das Alltagshandeln zu übertragen. Es entstehen jedoch Modelle einer inneren Kooperation, die sich auf den Umgang mit eigenen bisher nicht akzeptierten Selbstanteilen günstig auswirken.

Lara, acht Jahre alt, verträumt und noch eher ängstlich, bringt zur Therapie drei Ponyfiguren mit, denen sie unterschiedliche Ich-Zustände zuschreibt. Im Sandspiel entsteht folgende Geschichte:

Es waren einmal drei Ponys. Wenn jemand an sie glaubt, können sie fliegen lernen und sich nachts in Einhörner verwandeln. Eines Tages begegnet das lila Einhorn einem wilden Hund. Die anderen warnen es vor ihm, aber es beginnt, mit ihm zu balgen. Hund und Einhorn werden Freunde und fliegen zusammen durch die Luft.

Anschließend fliegen die Einhörner zum Mond. Sie messen ihre Kräfte an schwerem Mondgestein und entdecken goldene Mondblumen, die das lila Einhorn sofort probieren will. Die anderen warnen, die Blumen könnten giftig sein. Da hören sie das Gebrüll von Mondtigern. Das ängstlichste Pony, das noch kein richtiges Einhorn geworden ist, sucht hinter Mondsteinen Schutz; das lila Einhorn springt dagegen sofort auf die Tiger zu. Mithilfe des weißen Einhorns gelingt es, sie zu vertreiben.

Danach haben die Einhörner Hunger. Es gibt Grasbüschel, wie man sie von der Erde kennt, aber auch jede Menge Mondblumen. Ein Reh kommt vorbei und erzählt ihnen, dass all diese Pflanzen ungiftig sind. Mit viel Appetit werden Mondbeeren verspeist.

Nach dem Essen fliegen die Einhörner weiter zu einem neuen Planeten, um besondere Steine zu suchen. Bei seinen Abenteuern hat das lila Einhorn viel Kraft verbraucht; es benötigt Kraftsteine, um wieder aufzutanken. Während es sich ausruht, setzen die Freunde ihre neu erworbenen Fähigkeiten ein und finden die Steine.

Später erfahre ich, dass Lara nicht gern in die Schule geht; den Alltagskonflikten mit ihren Mitschülerinnen fühlt sie sich noch nicht gewachsen.

Ich lasse sie aufbauen, was sie brauchen würde, um sich morgens mit einem guten Gefühl auf den Schulweg zu machen. In einem Sandkasten gestaltet Lara eine karge »Schulwelt«. In einem zweiten Kasten entsteht eine Welt voller Ressourcen, belebt mit Pflanzen und Tieren.

In diese Welt war ein Engel gefallen. Um ihn herum lebten Affen, Schweine und Wildschweine, ein Panther und ein Küken, das dort vergessen worden war. Seine Eltern waren weggeflogen. Das Küken saß in seiner hohen Eierschale und konnte nicht heraus; ein Elefant rollte mühsam Futter einen Berg hinauf, um es zu versorgen. In einer verwunschenen Ecke gab es Schätze zu entdecken.

Der Engel wird wach; er steht auf und entdeckt die vielen Tiere, ein Esel zeigt ihm das Land. Der Engel findet das Küken, das im Ei sitzt, befreit es und nimmt es auf den Arm: »Von nun an darfst du überall herumlaufen, wohin du willst!« Die Eierschale legt er so hin, dass das Küken selbst hinein- und hinausschlüpfen kann – bevor Lara neue Schritte machen kann, muss zunächst dieser bedürftige Teil versorgt sein.

Der Engel packt Schätze und Nahrung in seine Tasche und geht los. Er begegnet einem Otter, der ein ganzes Jahr lang Winterschlaf gehalten hat. Er hat geträumt, dass es bei einer Rose etwas Wichtiges für den Engel zu entdecken gibt. Dort findet der Engel eine Muschel – und eine Karte mit seinem Weg in die Schule.

Eine Ziege bittet den Engel, mit in die normale Welt zu dürfen, sie ist für die alte Welt zu groß geworden. Auch das Küken möchte mitkommen. Zusammen rutschen sie in die Schulwelt, die Lara im zweiten Sandkasten aufgebaut hat; Schätze purzeln aus der Schultasche. Der Esel – Begleiter des Engels im alten Land – rutscht hinterher. Ein Junge begrüßt den Engel und fordert ihn auf, einen der mitgebrachten Schätze zu berühren, dann werde er zu einem normalen Mädchen. Der Engel tut dies und wird verwandelt. Ziege, Esel und Küken bleiben bei dem Mädchen und begleiten es; mit dem Jungen schließt es Freundschaft.

Viele bedürftige Anteile wurden infolge von Traumatisierungen in ihrer Entwicklung blockiert. Wie ein »Re-Telling« in der narrativen Therapie ermöglicht es ein »Re-Playing« schwieriger Lebensgeschichten, solchen Selbstanteilen Gelegenheit zur Nachreifung zu geben (Brächter 2010, S. 211 ff.). Früher nicht ausgeführte Bewegungsimpulse können nachgeholt werden, wenn sich Figuren gegenseitig aus dem Sand ziehen und sich festen Boden bereiten; in zurückliegende Lebensphasen können neue Perspektiven eingeführt werden. Es entstehen Geschichten von Stärke und Selbstwirksamkeit.

Mirko, acht Jahre alt, stellt in einem Sandbild nach, wie ein Vogel im Flug ein Ei fallen lässt. Er konnte es nicht mehr tragen, es war zu schwer für ihn. Mirko, in seiner Entwicklung verzögert und von aggressiven Ausbrüchen geplagt, findet in diesem Bild einen symbolischen Ausdruck für das, was ihm in unserem letzten Gespräch besonders wichtig gewesen war: Seine Mutter hat ihn nicht aus Mangel an Liebe in ein Heim gegeben, sondern weil sie ihn aufgrund einer psychischen Erkrankung nicht länger selbst versorgen konnte.

Mirkos Sandbildgeschichte geht gut aus: Das Ei landet weich am Ufer eines Sees, das geschlüpfte Küken wird von anderen Tieren freundlich begrüßt und aufgenommen. Die Figur des

Kükens, anschließend für längere Zeit zentrale Figur in Mirkos Sandbildern, genießt ausgiebig die Zuwendung der Umgebung, bevor es erste eigene Schritte macht. Doch plötzlich entfaltet sich ein großes Seerosenblatt, von Mirko sorgfältig aus Papier gebastelt und aufs Wasser gesetzt. Vom Ufer aus sehen die Tiere zu, wie das Küken es wagt, hinaufzuspringen und andere junge Vögel zu treffen. Nachdem es sich mit ihnen angefreundet hat, faltet Mirko dem Küken ein Boot. Als Kapitän steuert es über den See.

Wie um der Mutter zu zeigen, welche Entwicklungsschritte Mirko in seiner jetzigen Umgebung machen konnte, wird das Land des Kükens aus einem Flugzeug fotografiert. Später findet es eine Flaschenpost: »Wir haben dein Land gesehen. Es ist ein schönes Land!«

Wenn sich aus Sandbildern nicht spontan eine Neuerzählung der Vergangenheit entwickelt, kann ein imaginatives Umschreiben schwieriger Lebenssituationen auch durch eine angeleitete Skulpturarbeit unterstützt werden. Das Vorgehen eignet sich besonders bei älteren Kindern und Jugendlichen, die keinen Zugang zu freiem Sandspiel finden oder zu stark in negativen Selbstzuschreibungen verhaftet sind, um neue Perspektiven entwickeln zu können. Gebaut wird im Sand eine Skulptur der erinnerten und der gewünschten Vergangenheit.

Nihal, 17 Jahre alt, stellt nach, wie ihre Kindheit von Spannungen zwischen den Eltern geprägt war. Als Maus hockt sie einsam auf einem leeren Terrain; die Elternfiguren stehen sich an den entgegengesetzten Rändern des Sandkastens feindselig gegenüber. Die Figur der Mutter hält ihre Hand abwehrend vor sich – gefangen von Konflikten in der Paarbeziehung, ist sie für Nihal nicht zu erreichen.

Ich fordere Nihal auf, die Szene so umzugestalten, wie sie es damals gebraucht hätte. Sie stellt beide Eltern gemeinsam hinter die Maus; für die Mutter wählt sie eine freundliche Figur. Vor der Maus entstehen bewegte Linien im Sand: Jetzt kann sie ihrer Wege gehen.

Die Neuskulpturierung der Vergangenheit lässt Nihals Erinnerungen nicht unverändert: Bei ihr entstehen »neue« Momente der Erinnerung an schöne Situationen, die es in den schwierigen

Phasen ihrer Kindheit auch gegeben hat und in denen sie die Eltern in einer fürsorglichen Haltung erleben konnte.

Hilflose Ego-States in traumatischen Situationen mit Ressourcen versorgen, sie an einen sicheren Ort bringen, nach hilfreichen Ego-States suchen und sie einbinden

Sich mit einem fertigen Sandbild zu konfrontieren beschreibt Margaret Lowenfeld so, »als würde man mit einem Stück Realität zusammentreffen, fast, als ob man unerwartet seinem Spiegelbild begegnete« (Lowenfeld 1979, p. 270, zit. nach Mitchell u. Friedman 1997, S. 48). Nicht selten scheinen in Sandbildern traumatische Szenen auf, die bisher aus dem Alltagsbewusstsein ausgeblendet waren. Sandspiel schafft jedoch nicht nur Zugang zu traumatischem Material, sondern bietet auch gute Rahmenbedingungen für eine Traumatherapie.

Margaret Lowenfeld führt die »außerordentliche Kraft« des Sandspiels darauf zurück, dass man mit einem Teil seiner Person noch völlig von einem gerade geschaffenen Sandbild gefangen sein kann, während man es gleichzeitig von außen betrachtet. Interessant ist, dass sie sich in dieser Beschreibung der Wirkfaktoren auf *zwei Teile* bezieht, einen Teil, der mit dem Gebauten emotional intensiv verbunden ist, und einen Teil, der sich dem Sandbild aus einer dissoziierten Position nähern und darüber reflektieren kann (Lowenfeld 1939, pp. 87 f., zit. nach Mitchell u. Friedman 1997, S. 42). Der Zugang zu unbewusstem Erleben und die Möglichkeit, gleichzeitig eine Außenperspektive einzunehmen, erzeugen therapeutisch eine günstige Situation. Das Kind ist früherem Opfererleben nicht erneut hilflos ausgeliefert, sondern kann mithilfe geeigneter Distanzierungsangebote Abstand gewinnen. In der narrativen Variante des Sandspiels kann es Lösungsideen anschließend selbsttätig in Szene setzen.

Narrative Sandspieltherapie eignet sich besonders für eine Traumabearbeitung, weil bei dieser Methode drei Ebenen zusammentreffen:

- das Sandbild als Bühne, auf der traumatisierte Anteile in Erscheinung treten können
- die dissoziierte Beobachterposition des Kindes an der Seite der Therapeutin
- die Möglichkeit, handelnd in das Geschehen einzugreifen.

Sind Figuren in einem Sandbild einer Gefahr ausgesetzt, verfolge ich genau die körperlichen Reaktionen des Kindes. Erschrickt es vor einer Szene oder wiederholen sich starre Spielverläufe, ist es mir besonders wichtig, das Sandspiel sicher zu rahmen. Traumatische Reinszenierungen unterbreche ich durch Fragen danach, was das Kind der bedrohten Figur wünschen würde oder wer zu Hilfe kommen könnte. Spielstopp und Wechsel auf eine Metaebene helfen dabei, sich aus dem Opfererleben zu lösen und nach Handlungsmöglichkeiten zu suchen. Es entsteht eine »innere Beobachterposition« gegenüber den eigenen Anteilen, der in der Ego-State-Therapie große Bedeutung beigemessen wird (Fritzsche u. Hartman 2010, S. 90 ff.). Sie wird ergänzt durch eine kraftvolle Steuerposition, aus der heraus das Kind hilflose Anteile durch eigenes Tun schützen kann.

Lisa, vier Jahre alt, hat kürzlich einen gewalttätigen Übergriff durch einen älteren Jungen aus der Nachbarschaft erlebt. Im Sandspiel vergräbt sie einen Biber, der immer wieder von Raubtieren aufgespürt wird. Ich beende ihr posttraumatisches Spiel durch den Vorschlag, zwischen Biber und Raubtieren eine Grenze zu errichten. Dem Biber wünsche ich, an einem sicheren Ort zur Ruhe kommen zu können.

Lisa nimmt meine Anregungen auf und wählt große Steine, mit denen sie einen Grenzwall gegen die Raubtiere errichtet. Liebevoll baut sie dem Biber einen schönen Ort. Sie gräbt ihm einen See, wo er unter einem Baum im Wasser treiben kann. Anschließend wählt sie weibliche Figuren, die dem Biber ein Bett bereiten und ihn versorgen (Abb. 4).

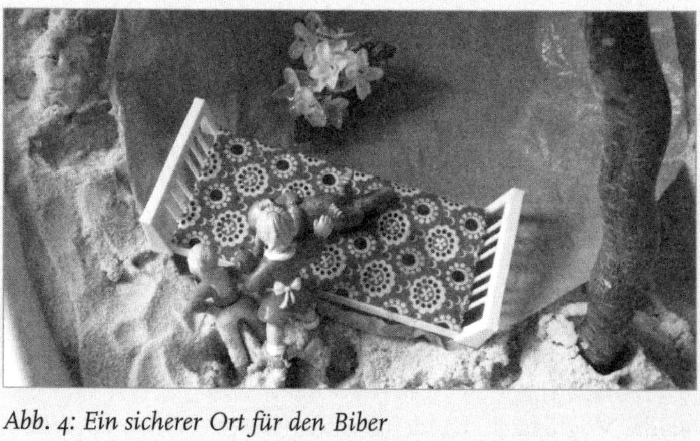

Abb. 4: Ein sicherer Ort für den Biber

In der folgenden Stunde wendet sich Lisa dem traumatisierenden Erlebnis zu: Diesmal wird ein Pinguin von einem Bären attackiert. Der Angriff auf den Pinguin erfolgt blitzschnell; Lisa verharrt reglos vor der Szene. Ich frage sie, wer dem Bären sagen kann, dass er so etwas nicht tun darf. Lisa wählt einen zweiten Pinguin als Vaterfigur, die auf den Bären zugeht und ihn umtritt. Zusammen mit dem Vater bringt sich der Pinguin in einer Ecke des Sandkastens in Sicherheit und sucht Zuflucht bei seiner Familie. Dort steht er starr und bewegungslos, während der Bär noch immer einen zentralen Platz im Sandbild einnimmt. Lisa streut Sand über die Figuren: Schnee bedeckt das Geschehen – eine Metapher, die im Sandspiel häufig verwendet wird, um den eingefrorenen Zustand nach einer Traumatisierung abzubilden. Zeit vergeht. Lisa erzählt, dass es dem Pinguin jetzt wieder gut geht, in der Nähe des Hauses hat er Schätze und Freunde gefunden. Wie ich empfindet sie es aber als ungerecht, dass er beim Haus bleiben muss, während sich der Bär frei bewegen kann. Erneut nimmt Lisa meine Anregung auf, eine Grenze zu errichten. Der Bär wird eingezäunt, der Schnee schmilzt, und Gras kommt zum Vorschein.

In späteren Sandbildern erobern sich Biber und Pinguin ihr Gebiet zurück und sind frei im Gelände unterwegs.

Verständnis für die eigenen Ego-States fördern, für destruktive Ego-States neue Aufgaben entwickeln

Kindertherapie setzt oft zu einer Zeit ein, in der sich destruktive Selbstanteile wie Täterintrojekte noch nicht verfestigt haben. Im günstigen Fall kann ihre Ausbildung beeinflusst oder verhindert werden. Destruktive Ego-States zeigen sich in frühem Alter vor allem bei Jungen, die familiäre Gewalt oder andere überfordernde Situationen erlebt haben und Familienangehörige und/oder sich selbst nicht schützen konnten. Wie oft auch in ihrem Alltagshandeln finden sich in ihrem Sandspiel Impulse, die zunächst rein zerstörerisch wirken. Sandbilder bieten die Möglichkeit, innezuhalten und zugrunde liegende Motive zu erfassen. Scheinbar destruktives Handeln kann in seiner Schutzfunktion erkennbar werden.

In Jörgs Sandbild stehen Kinder und einzelne Elternfiguren in einer Stadt, die anscheinend einem heftigen Angriff ausgesetzt war: Bis an die Häuser heran ist die Gegend mit Felsbrocken übersät; eine Brücke bricht unter ihnen fast zusammen (Abb. 5). Was wie Spuren eines Angriffs wirkt, erklärt Jörg jedoch als Ergebnis verzweifelter Verteidigungsbemühungen: Im letzten Moment konnte die Stadt durch einen Steinwall geschützt werden, bevor ein Sturm sie hinweggefegt hätte.

Jörg, der im Alter von fünf Jahren Gewalt gegen seine Schwester nicht verhindern konnte, schleudert mit voller Wucht Steine in den Sandkasten. Seine Aggressionen kann er auf den Bau einer Grenze richten. Im Gespräch bringt er zum Ausdruck, wie wichtig diese Grenze für die Stadtbewohner ist. Einfühlend lässt sich Bezug auf Jörgs eigene Angst und Hilflosigkeit nehmen, die in Gestalt der Kinder ebenfalls im Sandbild repräsentiert ist. Hieran knüpft sich die Botschaft, dass es nicht Aufgabe von Kindern sein kann, eine Stadt vor Stürmen zu schützen; dafür sind Erwachsene zuständig.

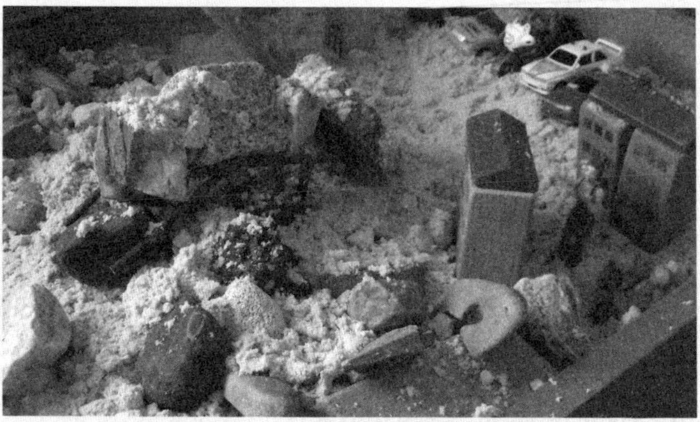

Abb. 5: Schutz vor dem Sturm

Kinder wie Jörg sind oft überassoziiert mit Ich-Zuständen, die sie selbst als »schlecht« und »böse« bewerten. Für sie kann es sehr entlastend sein, nach weiteren Anteilen ihrer Person Ausschau zu halten und sie in einer Skulptur zu verbildlichen. Eingebunden in ein inneres Team, kann ein überagierender Ego-State seine Verteidigungsbemühungen herunterfahren; andere Teile übernehmen die Gefahreneinschätzung. Ein Junge, der sich bisher vor allem mit der Rolle eines »Schlägers« identifiziert hat, kann in einer Skulptur beispielsweise einen Selbstanteil namens »Sozialamt« neben den »Schläger« stellen, weil er auch gern mit anderen teilt. Vom Pferd aus kann ein »Chef« den Überblick behalten und den »Schläger« als schützenden Teil in konstruktiverer Form ins Team einbinden (Brächter 2010, S. 100 f.).

Ein erster Schritt ist bei einem solchen Vorgehen die Externalisierung des Problemanteils, der durch eine passende Figur verkörpert wird.

Denis, sechs Jahre alt, ist über seine explosiven Wutausbrüche sehr verzweifelt: Seine Wut ist so groß, dass er, wie er es selbst ausdrückt, nicht mehr zwischen Wut und Liebe unterscheiden kann. Als Symbol für die Wut wählt er einen Dinosaurier, der seine eigene Figur weit überragt. Sich selbst in Gestalt einer Jungenfigur getrennt vom Dinosaurier aufgestellt zu sehen ist für ihn dennoch eine Erleichterung: Er ist mehr als seine Wut.

Das Verhalten des Dinosauriers bereitet Denis Probleme, weil der Dinosaurier meist sofort zuschlägt und nicht unterscheiden kann, ob das wirklich nötig ist. Dafür hat der Dinosaurier ein zu kleines Gehirn.[3] Denis kann sich jedoch ausmalen, wo sich sein Dino entspannen könnte: an einem sicheren Ort, an dem einmal jemand anderes auf ihn aufpasst und er sich endlich ausruhen kann. Besuchen könnte ihn dort ein Hase: Er ist ungefährlich genug, um sich dem Dinosaurier zu nähern.

In einer Skulptur stehen schließlich Dinosaurier und Hase dicht neben Denis. Er fügt noch einen Engel hinzu: Jetzt ist auch die Liebe wieder zu sehen, die von der Wut verborgen war. Der Dinosaurier kann kleiner werden und verwandelt sich in ein Dinosaurierkind.

Nicht alle Kinder besitzen genügend Abstraktionsfähigkeit und Geduld, um sich eigenen Ich-Zuständen in einer Skulpturarbeit zuwenden zu können; auch beim Bau eines Sandbilds wirken manche von ihnen überfordert und verloren. Um solche Kinder in ihrer Fixierung auf Kampfhandlungen und negative Selbstzuschreibungen zu errei-

3 Denis findet hier in seiner Bildersprache eine verblüffende Entsprechung zum entwicklungsgeschichtlich ältesten Teil des menschlichen Gehirns, der in Notfallsituationen und bei Triggerreizen »anspringt« und kognitiv stärkere Hirnregionen übergeht.

chen, biete ich ihnen aktiv ein gemeinsames (Rollen-)Spiel an. Im Sandspiel orientiere ich mich dabei am strukturierten Vorgehen der *Kinderorientierten Familientherapie* (KOF, Reiners 2006, 2013), bei der sich Kind und Therapeutin mit Stellvertreterfiguren im Sandkasten begegnen.

Tom, fünf Jahre alt, findet in kein länger andauerndes Spiel hinein; ausstaffiert mit Waffen, streift er durch das Therapiezimmer. Ich erfahre, dass er ein Kopfgeldjäger ist, also einer derjenigen, die bei *Star Wars* zu den Bösen gehören. Trotz verschiedener Angebote zur Rollenübernahme und Szenengestaltung entwickelt sich keine Handlung. Ich schlage vor, im Sandkasten gemeinsam zu bauen.

Modellhaft wähle ich für mich eine Jungenfigur, die mit einem Pferd auf einer Seite des Sandkastens lebt. Tom wählt ein Einhorn, zu dem sich später eine Elfe gesellt. Deutlich zeigt sich sein Schutzbedürfnis auch im Sandspiel: Während mein Pferd auf einer Wiese zu grasen beginnt, umgibt er sein Einhorn mit einem festungsartigen Bau aus hohen Klötzen. Sein Gebiet trennt er mit einem Fluss ab, über den allerdings eine Brücke führt.

Vorsichtig nähert sich mein Pferd dem Fluss und schaut hinüber. Es möchte das Einhorn nicht erschrecken und überlegt, ob es sich wohl über einen Besuch freuen würde. Tom öffnet einen schmalen Spalt der Stallwand und lässt sein Einhorn hinausgucken. Behutsam nehmen die beiden Tiere Kontakt auf und freunden sich an. Als sie anschließend gemeinsam durch die Gegend ziehen, legt Tom seinen Waffengurt ab: »Die brauch ich jetzt nicht mehr!«

Am Ende der Spielzeit lädt meine Figur die anderen zum Essen ein. Tom springt auf und holt aus seiner Jackentasche eine *Star-Wars*-Figur herbei, General Grievous, der bei *Star Wars* auch nicht zu den »Guten« gehört. Mit einem Raumschiff lässt er ihn auf meiner Wiese landen. Symbolisch integriert er den bisher dominierenden, auf Kampf fixierten Ego-State in sein neues Spiel. Mit Pferd und Einhorn sitzt General Grievous am Tisch und isst Glitzersuppe, von der Elfe gekocht (Abb. 6).

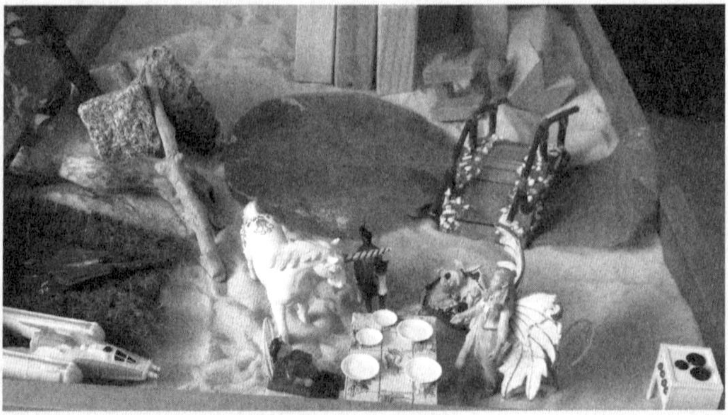

Abb. 6: General Grievous kommt zu Besuch

Teilearbeit mit Handpuppen – Ein Konzept der strategischen und hypnosystemischen Psychotherapie

Siegfried Mrochen und Hiltrud Bierbaum-Luttermann

Vorbemerkung

Wenn Virginia Satir auf einer »Parts' Party«[4] einen der eingeladenen »Teile« einer Person gefragt hat: »How do you feel, Rumpelstilzchen?«, dann ging es ihr darum, Zustände der betreffenden Person, zu denen selbstverständlich auch Gefühle gehören, darzustellen. Wut zum Beispiel wurde als komplexer Zustand behandelt, der sich so in körperlichen, gestischen, verbalen und emotionalen Anteilen ausdrücken ließ (Satir et al. 2000). »How-do-you-know?«-Fragen, also Fragen nach dem WIE (»… können Sie das feststellen?« »… genau merken Sie das?«) auf die Aussage des Klienten: »Es geht mir nicht gut«, haben die Person angeregt, nach innen zu schauen, in sich hineinzugehen, in sich hineinzuspüren, darüber nachzudenken und zu benennen, woran sie eigentlich merken, dass es ihnen so und nicht anders geht. Begriffe wie »problem state«, »state of excellence« oder »resource state« haben sich über die Jahre fest in unserer Wahrnehmung, in unserem Erleben und therapeutischen Handeln verankert.

Bei Erwachsenen mündet ein Teil der Arbeit zunächst in psychoedukative Phasen, in denen auf unterschiedliche Weise die Fähigkeit angeregt wird, das wahrzunehmen, was drinnen in ihrem Körper passiert. Kinder bis zu ca. acht Jahren allerdings prozessieren anders, sind sauer, finden etwas langweilig oder geil, sie sind traurig und versuchen doch zunächst – und manchmal recht ausdauernd –, das, was in ihnen vorgeht, hinter einer Fassade der Coolness oder des Gleichmutes zu verbergen. Über ihre inneren Befindlichkeiten zu reden und sie zu

4 Virginia Satirs »Parts' Party« ist ursprünglich eine Intervention für Gruppen, bei der ein Klient für seine eigenen Persönlichkeitsanteile aus den dort anwesenden Personen einige aussucht und sie mit Namen und Bedeutung belegt (»Meine Wut ist wie Rumpelstilzchen«, »Meine Lust am Lernen ist Goethe« …). Diese so benannten Teile gehen dann in Kontakt miteinander, treffen, streiten, verständigen oder versöhnen sich, während der betroffene Klient zuschaut. Die Arbeit mündet dann in ein Ritual der Annahme aller dieser Teile durch den Klienten.

reflektieren überfordert Kinder häufig und ist in hohem Maße abhängig von ihrem Alter und Entwicklungsstand und von der Qualität der Gefühlskommunikation in ihren Familien. »Einfühlungsvermögen« benennt die Fähigkeit des Therapeuten oder Beraters, sich empathisch in diese inneren Vorgänge des Patienten einzuklinken und mit ihm und für ihn plausible Modelle zu entwickeln. Hier ist der Zugang am besten durch Symbolisierungen, aber auch z. B. durch Bilderbücher, Beispiele aus dem ganz persönlichen Erfahrungshorizont oder durch das Aufgreifen von Sprachmustern und Alltagsmetaphern des Patienten zu erreichen. Bei dieser Arbeit wird der Patient letztlich darin trainiert, situations- und stimmungsbezogen sein Inneres wahrzunehmen, sich zunächst beobachtend in sich hineinzubegeben und dort nach Gemeinsamkeiten und Unterschieden zwischen verschiedenen Zuständen zu suchen.

Methodische und sprachliche Gestaltung der Teilearbeit mit Puppen

Ältere, teils aus der Gestalttherapie, teils psychoanalytisch zubereitete Konzepte psychotherapeutischer Arbeit mit Puppen finden sich in der Einführung von Petzold aus dem Jahre 1983. Für Kinder bis zum fünften, sechsten, manchmal auch bis zum neunten Lebensjahr sind Puppen das Mittel der Wahl. Mit ihnen zu spielen oder dem Spiel anderer zuzuschauen ist entwicklungspsychologisch natürlich und zugleich offenbar abhängig davon, ob es entsprechende Anregungen in den Familien gab. Interessanterweise lassen sich aber auch solche Kinder mit Puppen ansprechen, die schon früh digital-elektronisch gespielt haben. Jungen zwischen acht und zehn Jahren finden es manchmal »uncool«, mit Puppen zu spielen. Gelegentlich trifft das auch auf Mädchen zu. Dann ist es der Fantasie und dem Geschick des Therapeuten überlassen, solche Hemmungen im Sinne des Wortes zu »überspielen« oder – statt mit Handpuppen – mit anderen Figuren, auch Gegenständen oder der Wahrnehmung im eigenen Körper zu arbeiten.

Die Profilierung der Teile nach Aufgaben und Bedeutung

Die Teilearbeit mit Puppen im engeren Sinne beginnt damit, dass sich das Kind – meist nach Aufforderung, manchmal auch durch Eigeninitiative – eine Puppe bzw. ein Stofftier aussucht, das dazu passt, wie es sich in einer bestimmten Situation fühlt oder verhält.[5]

Violett Oaklander (2011, S. 136 f.) hat Fragen an die Puppen gestellt wie:

> »Erzähle uns etwas über dich! Aus welchem Land kommst du? Wie alt bist du? Was tust du gerne? Was isst du am liebsten, und was magst du überhaupt nicht? Was macht dich ärgerlich? Was macht dich traurig?«

Die Erfahrung zeigt, dass Kinder die Fragen nur in wenigen Fällen direkt und verbal beantworten. Sie schweigen, weichen aus, flüstern oder nuscheln. In der Regel wird diese Art der Kommunikation durch Gesten begleitet. Im Grunde werden durch diese Art der Fragen innere Suchprozesse und Perspektivenwechsel eingeleitet; so kann es sinnvoll sein, nicht auf verbal stimmigen und direkten Antworten zu bestehen. Eine dialogische Teilearbeit würde möglicherweise so beginnen: »Such dir ein Stofftier aus, das dazu passt, wie du dich gerade fühlst.« Hat sich das Kind entschieden, kommt es darauf an, diesen Teil mit allen Sinnessystemen zu erfassen. Die Wortwahl dem Entwicklungsstand und dem Sprachverständnis des Kindes anzupassen, ist Sache des Therapeuten.

Eine weiterführende Frage könnte lauten: »Die Puppe, die du dir gerade ausgesucht hast, ist eher nachdenklich und vielleicht sogar traurig. Jetzt bitte ich dich, dir eine auszusuchen, der es genau anders geht.« Auch die zweite Puppe wird als Teil wieder mit allen Sinnen beschrieben. Der Tiger könnte zuständig sein für Mut und Kraft, die Kuh ist zuständig für Ängstlichkeit, Unentschlossenheit und eine gewisse Trägheit.

Die Fragen werden unbedingt *direkt an die Puppe* gestellt; sie richten die Aufmerksamkeit auf die ursprüngliche (positive) Absicht, die Aufgaben und Bedeutungen des entsprechenden Anteils, und erfragen die Umstände, Gelegenheiten und Befindlichkeiten, in deren Zusammenhang die Symptome oder Ressourcen jeweils in Erscheinung tre-

5 Wir bevorzugen nicht zu kleine, auf keinen Fall übermäßig große Puppen und Stofftiere, die über die Hand gestülpt werden können. Kasperpuppen haben wir – bis auf eine Prinzessinnenfigur – im Laufe der Jahre aussortiert, weil die Kinder häufig anfingen, Kasperletheater nachzuspielen, und es schwierig wurde, »therapeutisch« dazwischenzugehen. Gut, aber letztlich eine Geschmacksfrage mag der Ratschlag sein, solche Puppen zu nehmen, die in ihren Interpretationsmöglichkeiten nicht zu sehr festgelegt sind: nicht zu hässlich, nicht zu niedlich, nicht zu gefährlich und nicht zu harmlos, so plastisch eben, dass sie sich in ihrer emotionalen Zuordnung den inneren Vorstellungen der Kinder anpassen.

ten. Der interessierte und wertfreie Umgang mit dem in der Regel als Problem erlebten Teil enthält bereits eine Umdeutung (Reframing), die eine Annäherung erleichtert. Die Puppen repräsentieren das Verhalten und die psychophysiologischen Zustände, die an die »Störungen« (z. B. Wutanfälle) bzw. die »Fähigkeiten« (z. B. Lesen) gebunden sind, und bekommen damit eine Art von Expertenschaft zugewiesen. Die aktive Auseinandersetzung mit dem symbolisierten Teil findet durch den Wechsel von Dissoziation und Assoziation statt, Letzteres durch die Tatsache, dass das Kind der Handpuppe »seine Stimme leiht«, aktiv spielt und sich in den damit verbundenen Zustand hineinversetzt, ihn gleichzeitig aber beobachten und ergründen kann. Dabei ist es die Aufgabe des Therapeuten, sauber die Kommunikationsebenen zu trennen: nämlich die Ebene Therapeut/Puppe, die Ebene Kind/Therapeut und die Ebene Kind/Puppe. So kann es z. B. sein, dass die Handpuppe wesentlich mehr unbewusst verankerte Informationen hat als das Kind selbst, worauf es oft mit echtem Erstaunen reagiert.

Die Eingangsphase könnte mit der Frage an die Puppe oder das Stofftier beginnen: »Du, Drache, weiß ... (Name des Kindes) eigentlich, was deine Aufgabe in seinem Leben als Kind ist?« Oder: »Du, Drache, wie weißt du eigentlich, woran merkst du, dass ... (Name des Kindes) dich braucht, wobei hilfst du ihm/ihr ...? Seit wann bist du bei ihm/ihr auf diese Art und Weise?« Durch solche Fragen angeregt, soll das Kind innerlich auf die Suche gehen, sich selbst klarer werden, wie es zu dem kritisierten, ungeliebten, störenden Verhalten oder den Gefühlen steht, wie es ihm geht, wenn die Puppe, die es für dieses Verhalten ausgesucht hat, »um die Ecke kommt«, und wofür sie möglicherweise gut ist: In welchen Bereichen meines Lebens behindert mich »dieser Teil«, und in welchen nützt er mir oder hat er mir genützt? Und nicht zuletzt, was würde passieren, wenn dieser Teil sich plötzlich zurückziehen würde, was wäre anders, oder was wäre heute eine sinnvolle Aufgabe für ihn?

Etwas anders verläuft die Erarbeitung der Ressourcenteile. Sinnvollerweise werden hierbei Interessen und Vorlieben ausgesucht, die vom Kind als eigene Fähigkeiten akzeptiert werden. Mitunter ist es notwendig, etwas scheinbar Selbstverständliches als ein Ergebnis von Ausdauer, Training, Hingabe und sogar Begabung so auszuarbeiten, dass das Kind es mit einem Gefühl von Kompetenz und Stolz annehmen kann, sodass es im Therapieprozess geeignet ist, eine Balance zum Problemteil herzustellen. Dies kann vertieft werden etwa durch die Frage: »Was brauchst du alles, um so Gitarre zu spielen oder den Sprung mit dem Skateboard zu machen?« Auf diese Weise werden Fertigkeiten zutage gefördert wie Mut, Konzentration, Ehrgeiz, Bei-einer-Sache-bleiben, Gleichgewichtssinn, Zielorientiertheit, Anstrengungsbereitschaft etc., die man im Verlauf der Arbeit auch in anderen Kontexten nutzen kann (Ressourcentransfer).

Die Utilisierung des Problemteils in unterschiedlichen sozialen Kontexten

Hierbei geht es um eine Vertiefung der Aspekte, die den Problemteil in einem anderen Licht erscheinen lassen. Anfangs wurde – eher allgemein – zum Beispiel gefragt: »Wozu ist dein Wutteil gut? Was würde dir fehlen, wenn er plötzlich nicht mehr da wäre?« Jetzt wird dezidiert erörtert, in welchen Situationen und Kontexten dieser Teil respektive dieses Verhalten sinnvoll und notwendig sein kann, für welches Grundbedürfnis des Kindes er der Repräsentant sein könnte (zum Beispiel Bindung und Zugehörigkeit, Kontrolle und Gestalten, Selbstwertsteigerung und Lusterleben) und was er braucht, um sich anders einzubringen. Der Therapeut versucht zu verhindern, dass ein inzwischen ungeliebter Problemteil gänzlich eliminiert wird. Er wird so lange »besprochen«, mit ihm wird so lange verhandelt, bis ein neuer Sinn und eine neue Aufgabe sein Überleben sichern. Dabei ist nicht nur das Ergebnis wichtig, entscheidend ist der kognitive und emotionale Prozess der Verwandlung bzw. der Umdeutung oder Heilung, sodass der Teil am Ende gefragt wird: »Wann, wo und unter welchen Bedingungen kannst du ... (Name des Kindes) unterstützen, sodass er/sie am Ende gut rauskommt?«

Akzeptanz, Versöhnung und Integration

Das abschließende trancegesättigte Ritual der satirschen Parts' Party besteht darin, dass die Teilnehmer, die im Verlauf der Party die Teile repräsentieren, die vom Protagonisten ausgesucht wurden und während der Party mit ihren Besonderheiten und Zuschreibungen immer deutlicher hervortraten, vor die Person, die sie eingeladen hat, hintreten, ihr Erleben und ihre Aufgabe beschreiben und dann darum bitten, angenommen zu werden – die sympathischen wie die unsympathischen.

Bei einem Kind könnte der Ressourcenteil gefragt werden, ob er sich den störenden oder ungeliebten Teil genauer ansehen, mit ihm reden oder mit ihm spielen würde. Beide Teile könnten gebeten werden zu überlegen, was sie für den Patienten oder ein Familienmitglied Nützliches tun könnten. Ist die Idee gesät, dass niemand verbannt wird, sondern jeder Teil – in veränderter Weise – sinnvoll und brauchbar sein kann, kommt es zu der hypnotisch unterstützten Integration. Diese leichte bis mittlere Trance ist dann der »dritte« Zustand, der eine Versöhnung und Kooperation auf der Ebene der Befindlichkeiten begünstigt. Es geht letztlich immer darum, etwas hinzuzugewinnen, neue Räume zu eröffnen, Wahlmöglichkeiten zu erschließen.

Nun kommt es dazu, dass die Puppenteile befragt werden können, unter welchen Bedingungen sie sich (zumindest teilweise) akzeptieren oder sich einander annähern können: »Wenn dir, Teil A, Teil B seine Freundschaft anbietet und deine Hilfe braucht, was würde dir dann durch den Kopf gehen?« Und ebenfalls: »Dem/der … (Name des Kindes) ginge es besser, wenn ihr zusammen – und nicht gegeneinander arbeiten würdet…«

In dieser Phase kann es sein, dass manches Kind durch die Art des Interviews in einen dissoziierten Zustand gerät – eines mehr, ein anderes weniger. Eine derartige prähypnotische Verfassung kann um ein kleines Hypnoseritual ergänzt werden (Mrochen, Holtz u. Trenkle 2007).

Das betreffende Kind wird aufgefordert, die Augen zu schließen und sich einen Lichtbogen vorzustellen, eine Brücke, imaginäre Bahnen, auf denen all das an Ratschlägen, bestimmten Fähigkeiten, guten Wünschen jeweils auf die andere Seite transportiert (gebeamt) werden kann. Der Therapeut bittet den Patienten und die »Teile«, sich vorzustellen, wie »von hier nach da all die Fähigkeiten, die guten Wünsche, die Angebote, sich zu vertragen, die Gefühle, die gute Laune, der Mut transportiert werden, dorthin, wo sie gebraucht werden, damit es (Name des Kindes) bessergeht«.

Durch folgende Erweiterung könnte der Fokus auf den Zustand der Transformation des bisher erlebten Entweder-oder der beiden Teile hin zu dem Prozess des Sowohl-als-auch angeregt und begleitet werden: »… und beobachte einfach mal, was passiert, wenn die Energie (Farbe, Licht) von beiden Seiten auf diese Weise aufeinandertreffen, miteinander in Kontakt kommen, sich vielleicht irgendwie vermischen oder zu etwas Neuem werden.«

Hypnosystemisch betrachtet, werden komplexe geistige und körperliche Befindlichkeiten zunächst einander gegenübergestellt und dann auf der Ebene psychophysiologischer Zustände synthetisiert. Selbstverständlich können die Integration und die Akzeptanz der Teile auch ohne die vertiefte Hypnosesequenz angestrebt werden, etwa durch die Frage: »Was können die beiden … (Teile) zusammen für dich … (Name des Kindes) bewirken?« Hierbei werden das Kind und die beteiligten Stofftiere befragt. Wichtig ist, je nach Absicht, auf die Formulierungen der Fragen zu achten: Frage ich nach Beobachtungen oder *Vorstellungen*, löse ich eher visuell-(auditiv-)kinästhetische Suchprozesse aus, frage ich, was die Teile zusammen *erreichen* könnten, wird eher die kognitive Ebene angesprochen. Gelingt es, die Arbeit mit einem Kind in der beschriebenen Weise durchzuführen, ist das für den Patienten (auch für die Bezugspersonen, wenn sie anwesend sind) mit einer Tranceerfahrung verbunden, in der die gesprochenen Suggestionen erfahrungsgemäß tiefe und nachhaltige Spuren hinterlassen.

Teilearbeit als Selbsthilferessource

Phong, ein vietnamesischer Junge, ist zum Zeitpunkt der Therapie zehn Jahre alt. Seine aggressiven, kraftvollen Anteile werden von einem Tiger symbolisiert, die schwachen, regressiven von einer Kuh. Interessant ist, wie er, fast einem inneren Selbstheilungskonzept folgend, den Tiger für fähig erklärt, ihm beim Diktatschreiben und in Mathematik zur Seite zu stehen. Die Idee, sich selbst etwas geben zu können, hat diesen Jungen, der inzwischen erwachsen ist, lange Zeit begleitet (S. M.).

Teilearbeit als biografische Arbeit

Andi ist, als er in die Behandlung kommt, neun Jahre alt. Die für ihn entscheidende Passage liegt darin, dass er lernt, gefühlsmäßig und erlebnismäßig zwischen »früher« und »heute« zu unterscheiden. Während der ersten Therapiestunde wird er aufgefordert, dafür jeweils eine Puppe auszusuchen. Die Puppe vom *letzten Jahr* repräsentiert seine Verlorenheit, die Konfusion, den Verlust. Er wählt hierzu einen weißen Hasen mit großen, traurigen Augen. Die Puppe von *diesem Jahr* ist ein roter Stier. Er repräsentiert die Kraft, die Wut, das Überleben.

Die Aufforderungen an den Stier, dem Häschen Mitteilung zu machen, dass Andi überlebt hat, ist in diesem Therapiekontakt der wichtigste Vorgang, der ihn, Andi, strukturell, emotional und kognitiv bis ins junge Erwachsenenalter begleitete. Zum Ende der Stunde darf er eine der beiden Puppen mitnehmen. Er entscheidet sich – gegen das »manipulative« Angebot des Therapeuten, den Stier als Überlebensteil mitzunehmen – für den Hasen, den bedürftigen Teil. Wohl auch deswegen, weil er verstanden hat, dass es in ihm einen Teil gibt, der etwas braucht, und mindestens einen, der etwas geben kann (nach Mrochen u. Vogt-Hillmann 1999).

Teilearbeit mit dem Kind einer psychisch gestörten Mutter

Jacob ist zehn Jahre alt. Er lebt mit seiner alleinerziehenden Mutter zusammen und leidet unter ihren extremen Stimmungsschwankungen. Launisch war Jacobs Mutter, so der Junge, schon immer. Doch seit der Vater gegangen sei, sei es viel schlimmer geworden. Wenn sie »aufdrehte«, »verrückt« wurde, schrie, schimpfte und schlug, duckte Jacob sich weg und verzog sich. Manchmal wurde es so schlimm, dass die Nachbarn klopften oder die Polizei holten. Dann war ein paar Tage Ruhe.

Seit sie im Krankenhaus war, bekommt sie Tabletten, die sie allerdings nicht immer einnimmt. Und welches sind die Unterschiede in ihrem Verhalten, wenn sie die Medikamente genommen hat? Das genau ist es, was Jacob »unheimlich« stört. »Dann sieht sie mich so komisch an, hat Tränen in den Augen und versucht, mich zu streicheln. Das nervt!« Ein oder zwei Jahre, bevor der Vater ausgezogen sei, habe sie noch nicht ständig getobt. Sie sei ihm, Jacob, aber auch nicht so »weinerlich in den Hintern gekrochen«.

Wie war sie denn damals? Oft streng, manchmal »so oder so gelaunt«, aber sie sei gerecht gewesen, man habe mit ihr reden können. »Meistens wusste sie, was sie wollte. So war sie in Ordnung.«

Der Therapeut entscheidet sich dafür, zuerst die Irritationen und Empfindungen des Jungen zu sortieren: »Such dir eine Puppe aus, die dazu passt, wie es dir geht, wenn deine Mutter schreit, ungerecht ist, dich geschlagen hat, also wenn sie wahrscheinlich keine Tabletten genommen hat.« Jacob überlegt und fragt nach: »Wenn sie keine Tabletten genommen hat?« Sein Blick wandert über die Stofftiere und bleibt bei einer Schildkröte hängen, deren Kopf tief unter ihrem Panzer steckt (Abb. 7).

In der Logik dieser Intervention beginnt der Therapeut damit, die Schildkröte zu befragen: »Hallo, Schildkröte! Jacob hat dich ziemlich schnell ausgesucht, als ich ihn bat, eine Puppe zu suchen, die dazu passt, wie es ihm geht, wenn seine Mutter schreit und tobt. Wie geht es Jacob dann? Woran merkt er – in sich –, dass du bei ihm bist, dass er dich braucht? Was passiert in seinem Körper, in seinem Kopf, mit seinen Gedanken, in seinem Brustkorb, mit seinem Atem, mit seinem Herzen, seinem Bauch? Du brauchst das jetzt nicht wirklich mit Worten zu sagen. Es reicht schon, wenn du in dich hineinspürst und dir diese Fragen erst mal selbst beantwortest.« Jacob wird durch die Fragen nach den körperlichen Äquivalenten seiner psychischen Befindlichkeiten angeregt, konkret über seine Lage in einem ihm unangenehmen, belastenden Kontext nachzudenken: »Manchmal bleibt mein Herz stehen, wenn sie schreit und wenn sie auf mich einprügelt, dann denke ich, ich muss brechen, und ich nehme mir vor, abzuhauen« (Fortsetzung folgt).

Hier sei noch einmal darauf hingewiesen, den Kindern ausdrücklich zu sagen, dass sie nicht mit Worten antworten müssen, sondern darauf achten sollen, welche Antworten sich in ihrem Kopf bilden. Sinnvoller, als unmittelbar auf eine Frage eine verbale Antwort zu bekommen, könnte es sein, beim Kind einen inneren Findungsprozess auszulösen, der – ohne Scham und Druck – weiterwirkt. Gelegentlich passiert es, dass die Puppe auf der Hand des Kindes durch eine entsprechende Bewegung mit Ja antwortet, während der Kopf des Kindes eine verneinende Bewegung macht.

Jacob ist ein überdurchschnittlicher Schüler (mit abfallender Tendenz), und er ist ein im Verein gefragter Fußballspieler. Der Therapeut fordert den Jungen auf, ein Stofftier auszusuchen, welches diese Ressource repräsentiert. Die Puppe – Jacob wählt nach einer Weile einen Leoparden (Abb. 8) – gibt während des Interviews Auskunft über die Fähigkeiten, Strategien und Techniken eines guten Fußballspielers – und darüber, wie es Jacob geht, wenn er ein Tor geschossen oder vorbereitet hat, wenn er im Team erfolgreich war und zum Sieg beigetragen hat, wenn der Coach sich telefonisch vergewissert, dass er zum Training kommt, und ihm anbietet, ihn selbst zum Training abzuholen. Ein wichtiger Teil dieser Ressource, dieser Erfahrung ist die Bejahung der eigenen Kompetenz als Sportler, der Stolz auf die eigene Leistung und die Freude an der eigenen Position im Mannschaftsgefüge, das Erleben von Zugehörigkeit zu einem sozialen System außerhalb der Familie, das für den Jungen einen hohen Stellenwert hat (S. M.).

In den entwicklungspsychologisch diskutierten Selbstkonzepten werden Ressourcen wie das sportliche Körpererleben als maßgeblich beschrieben (Berk 2005, S. 432 f.). Das Erleben Jacobs als »gebeuteltes« Kind einer psychisch kranken Mutter wird durch das gespeicherte, gezielt hervorgehobene Erleben des erfolgreichen Sportlers relativiert und künftig für kritische Situationen verfügbar gemacht.

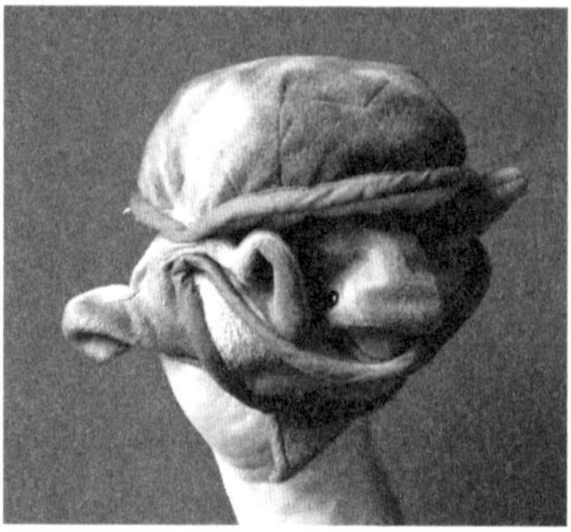

Abb. 7: Schildkröte – Jacobs inneres Erleben, wenn seine Mutter schreit, ungerecht ist, schlägt, keine Tabletten genommen hat

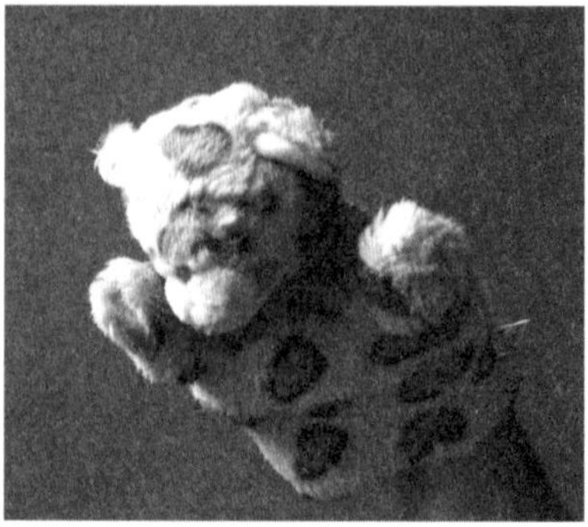

Abb. 8: Leopard – Jacobs Ressourcen als Fußballspieler

Mit der Intervention erfolgt nun so etwas wie eine Integration in Form eines Ressourcentransfers. Jacob wird zunächst direkt angesprochen: »Ich möchte dich bitten«, sagt der Therapeut, »beide Puppen auf deinen Händen so zu halten, dass sie sich anschauen können und auch du sie gut im Blick hast. Du machst dir, zunächst mit offenen Augen, noch einmal klar, was sie jeweils für dich bedeuten, in welchen Situationen sie bei dir sind, dich begleiten. Die Schildkröte hast du ausgesucht, weil sie dazu passt, wenn Mama tobt, schreit und schlägt. Dann kannst du dich, wie die Schildkröte, unter einem Panzer verstecken, verkriechen, kannst abtauchen. Den Leoparden hast du gewählt, weil er dazu passt, dass du ein anerkannter Sportler und Fußballer bist. Etwas, was du von dir selber weißt, worauf du stolz bist und was dir Selbstvertrauen gibt. Nun schließ für einen Moment die Augen, und lass zwischen den beiden Handpuppen ein Energiefeld (einen Lichtbogen, eine Brücke) entstehen, und wundere dich darüber, was zwischen deinen Händen passiert. Vom Leoparden aus beginnen Energie, Überblick, Geschicklichkeit und all das, was einen guten Sportler ausmacht, hinüberzufließen in Richtung der anderen Hand.«

Die Integration wird vervollständigt durch das bereits mehrfach erwähnte hypnotische Ritual: »Möglicherweise bildet sich jetzt zwischen den beiden Puppen, zwischen deinen Händen, etwas Neues, etwas, was neugierig ist auf dich und auf das du neugierig bist. Etwas, das du spüren, sehen und vielleicht auch hören kannst. Und wenn dort etwas entstanden ist, was dir angenehm und hilfreich erscheint, dann möchte ich, dass du dir die Erlaubnis gibst, dieses Neue und Besondere in dich hereinfließen zu lassen. Langsam oder zügig sorgst du dafür, dass diese Kraft sich in deinem Köper verteilt, von den Haarspitzen bis zu den Fußsohlen, in jeder einzelnen Zelle deines Körpers« (S. M.). (Fortsetzung folgt.)

Derselbe Junge – eine andere Perspektive

Denkbar ist ein anderer Einstieg in das Erleben des Jungen, eine Intervention, die neben der vorigen, auch vorher oder nachher, eingeleitet wird: »Jacob, such doch mal ein Stofftier aus, das dazu passt, wenn die Mama schreit, tobt und schlägt.« Er nimmt sofort einen Tyrannosaurus Rex auf die Hand (Abb. 9).

Ergänzend kann angeraten sein, die Aufgabe verbal zu wiederholen und damit zu differenzieren. »Also, eine Puppe, die zum Verhalten deiner Mutter passt, und nicht dazu, wie es dir dabei geht.« Gefragt wird bewusst nicht danach, wie es Jacob geht, was er denkt oder fühlt, sondern was (von außen betrachtet) mit und in seiner Mutter geschieht: »Und jetzt such eins aus, das dazu passt, wie sie ist, wenn sie Tabletten genommen hat.« Nach einer Weile des Überlegens und Abwägens (zwischen Schlange und Häschen) entscheidet er sich für einen kleinen, weißen Hasen (Abb. 10).

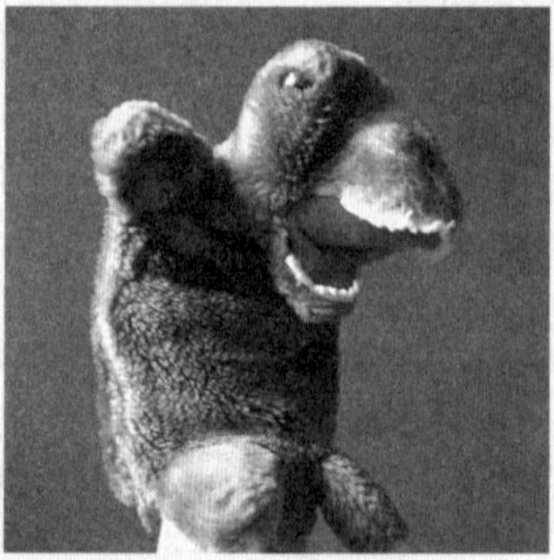

Abb. 9: Tyrannosaurus Rex – das Verhalten der Mutter, wenn sie schreit, tobt und schlägt

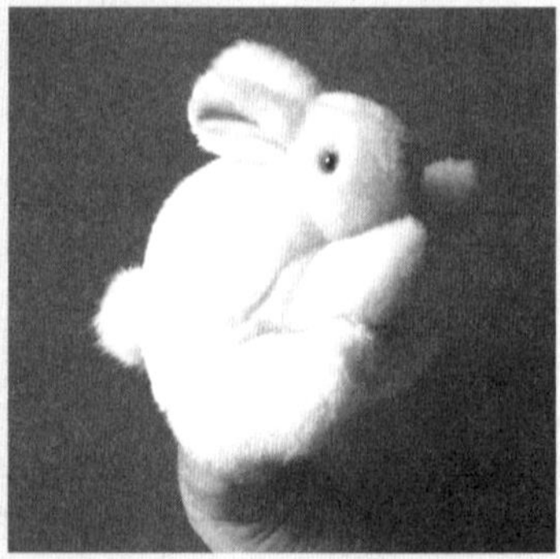

Abb. 10: Hase – das Verhalten der Mutter unter Medikation

In einer Außenperspektive wird Jacob dazu angehalten, sich das vielfach beobachtete und gespeicherte Verhalten der Mutter in Erinnerung zu rufen, zu beschreiben und aus diesem (nach und nach distanzierter werdenden) Blick in ein Beobachtungsschema einzuordnen. Der Therapeut unterstützt den Jungen darin, möglichst genau zu benennen, was er an emotional belastenden Informationen für sich versachlichen kann.

»Dinosaurier, dich hat Jacob ausgesucht, weil du zur Mama passt, wenn sie keine Tabletten genommen hat. Dann tobt sie, schreit und schlägt. Dino, was geht dann im Kopf von Jacobs Mama vor? Welche Gedanken und inneren Bilder hat sie dann im Kopf, könnte sie im Kopf haben?«

Der Therapeut wartet geduldig, beobachtet das Mienenspiel des Jungen und unterstützt seine Denkprozesse, indem er ihm eine Reihe unterschiedlicher, jedoch möglicher Gedanken, Gefühle, innerer Bilder der Mutter anbietet, sodass er Anstoß findet und Material generiert, um nachzudenken, abzuwägen und sich heranzutasten, sich in einem »geschützten« Rahmen in die inneren Prozesse der Mutter einzufühlen. Ist der Zustand »Mutter ohne Medikation« hinreichend geklärt, geht es weiter mit »Mama hat die Medizin genommen«.

»Häschen, dich hat Jacob ausgesucht, weil du zur Mama passt, wenn sie ihre Medizin genommen hat. Dann ist sie so freundlich zu Jacob, dass er es kaum aushält und sie manchmal schleimig findet. Welche Gedanken und inneren Bilder hat seine Mutter dann in ihrem Kopf? Was will sie Jacob zeigen?«

Auch hier gibt der Therapeut Anregungen, Verständnis- und Ausdruckshilfen, die es dem Jungen ermöglichen, die Ich-Zustände der Mutter besser zu differenzieren, sie klarer und weniger persönlich zu bewerten und überdies bei sich (durch entsprechende Unterstützung) ein verändertes Erleben und Verhalten aufzubauen. Ein Kind wie Jacob, das solch »verrückten« Verhaltensweisen ausgesetzt ist, kann lernen, das Benehmen der Mutter zu versachlichen und nicht, wie bisher, als unerklärbare, unbeeinflussbare Verstörung und Entwertung seiner Person abzuspeichern. In ihm kann die Überzeugung reifen, sich nicht länger für das konflikthafte Geschehen (mit)verantwortlich fühlen zu müssen.

Jacob könnte sich eine dritte Puppe (oder ein neues Symbol) aussuchen, die seine Fähigkeit repräsentiert und speichert, innerlich auf Distanz zum Verhalten der Mutter zu gehen (vielleicht von oben daraufzuschauen). Und dies, weil er im vorausgehenden Prozess entdeckt hat, dass das Schreien, Schimpfen und Toben der Mutter in ihrer Vergangenheit verankert ist und nur indirekt mit ihm zu tun hat, ihn aber direkt betrifft. Er wird begreifen, dass es die Tabletten sind, die der Mutter eine von schlechtem Gewissen geleitete Zärtlichkeit ermöglichen, die er als »nervig« und unangenehm erlebt, die ihm aber temporär eine schützende Insel bietet.

Die Erfahrung besagt, dass gerade jüngere Kinder psychisch gestörter Eltern mit therapeutisch initiierten Lernprozessen wie diesen überfordert sein können. Es ist aber einen Versuch wert, neben mitunter notwendigen Jugendhilfemaßnahmen einen solchen Prozess anzustoßen, denn ansonsten werden sich die Verletzungen, Verwirrungen, Schuldgefühle und die Ohnmacht, ihnen nicht entfliehen zu können, als Merkmale eines Opferskripts tief in die Persönlichkeit einbrennen (vgl. Riedel 2008).

Alters- und Reifedifferenzierung von Teilen

Max, acht Jahre alt (der jüngste von drei Jungen), bekommt Wutanfälle in der Schule, gelegentlich auch zu Hause beim Anfertigen der Schularbeiten. Er »schmeißt die Klamotten«, so die Mutter, auf den Boden, zerreißt Hefte und Bücher, tritt, beißt, auch die Lehrerin, schreit und rennt aus der Klasse. Das macht er, wenn er etwas nicht verstanden hat, sich ungerecht behandelt fühlt. Max ist ein niedlicher Kerl. Alle mögen ihn, sogar die Lehrerin, solange er »normal« ist. Er hat die Standarddiagnose ADHS, nimmt aber keine Tabletten mehr, weil »die sowieso nicht helfen«, ihr zweiter Sohn sei ähnlich gewesen und außerdem: »Der Vater war als Kind genauso.« Max hat zudem eine getestete Rechtschreibschwäche bei einer durchschnittlichen Intelligenz.

Nach einem Ressourceninterview (Holtz u. Mrochen 2009, S. 72 f.) weiß der Therapeut, dass Max – ganz diszipliniert – im Verein Handball spielt und dazu, ebenfalls im Verein, schwimmt. Wir arbeiten zunächst am Ressourcenteil. Max entscheidet sich für Handball und sucht sich zuerst als Puppe einen wunderschönen Mistkäfer aus. Die Mutter findet diesen Käfer »ätzend«, also wechselt Max die Puppe und nimmt einen Igel (Abb. 11). (Nach diesem Zwischenruf bekommt die Mutter vom Therapeuten »Redeverbot«.) Dann folgt – länger und präziser – die Beantwortung der Frage: »Was alles kann ein guter Handballer?« Er ist aufmerksam, hat Übersicht, steht zur richtigen Zeit am richtigen Ort, kann schnell laufen und geschickt ausweichen. Er lässt sich so leicht nicht entmutigen, wenn er den Ball verliert – und bleibt fair. Die Mutter macht mit und sagt: »Er kann sicher den Ball fangen.« Als wir 18 »Fähigkeiten« eines guten Handballers beisammenhaben, wird der Igel gefragt, ob er die Sache genauso sehe und den Eigenschaften zustimme.

Dann reden wir über den letzten Donnerstag und darüber, was wieder in der Klasse passiert ist. Max wird von einer Sekunde auf die andere mimisch, körpersprachlich und verbal sehr »einsilbig«. Frage: »Ist es in Ordnung, wenn deine Mama erzählt, was passiert ist?« Der Junge stimmt mit einem Nicken und einem leisen Ja zu. Seine Mutter beginnt laut, deutlich und wohl auch vorwurfsvoll zu erzählen: »Alle Kinder durften in den Computerraum. Max und ein anderes Kind sollten erst die Aufgaben fertigmachen.« »Hast dich ungerecht behandelt gefühlt«, stellt der Therapeut fest. Max wird aufgefordert, eine Handpuppe auszusuchen, die zu seinem Erleben und Verhalten in der Klasse am Donnerstag passt. Er stochert unschlüssig im Puppenhaufen herum. Ich ermunterte ihn, einen Moment die Augen zu schließen und in der Erinnerung in die besagte Situation zurückzugehen. Er tut sich schwer, und es dauert eine Weile, aber nachdem er die Augen wieder aufgemacht hat, nimmt er etwas zögerlich den Hai erst in und dann auf die Hand (Abb. 12).

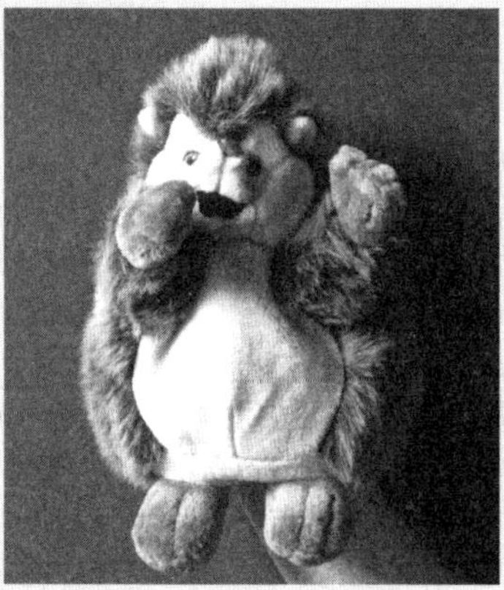

Abb. 11: Igel – Max' Ressourcenanteil »guter Handballer«

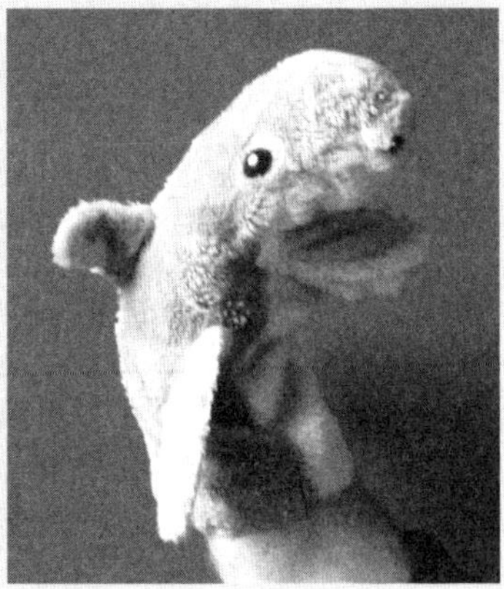

Abb. 12: Hai – Max, wenn er wütend ist und sich ungerecht behandelt fühlt

Die nächsten Minuten verlaufen so, dass der Therapeut den Hai danach befragt, zu welchen Erlebnis- und Verhaltensweisen er im Leben von Max passt. Das läuft immer ganz ähnlich ab: »Wann schaust du, Hai, um die Ecke? Wie geht es Max, wenn du da bist?« Auch direktere Fragen sind möglich: »Wie passt du zu seiner Wut? Oder dazu, wenn er sich ungerecht behandelt fühlt?« Max antwortet meistens dadurch, dass der Hai bejahende, verneinende oder »Ich-weiß-nicht«-Gesten macht und auf einer anderen Ebene ständig nach der Hand des Therapeuten schnappt und daran knabbert. So entstehen zwei Kommunikationsebenen, die die unterschiedlichen Bedürfnisse verdeutlichen.

In der nächsten Phase begegnen sich Hai und Igel. Noch einmal werden ihre Eigenschaften und Aufgaben im Leben von Max erörtert, mehrfach versehen mit der Anmerkung, wie wichtig beide für ihn sind. Und dann kommt die Frage: »Wie alt ist eigentlich der Hai?« Schulterzucken: »Ich weiß nicht.« »Na ja«, beharrt der Therapeut, »wie alt ist jemand, der Wutanfälle kriegt, beißt und tritt, der sich nicht beruhigen lässt?« Nach einer Weile kommt etwas undeutlich: »Drei oder vier?« Der Therapeut: »Also, der Hai ist drei oder vier Jahre alt, und wie alt ist der Igel?« Recht schnell kommt die Antwort: »Neun Jahre!« Der Therapeut ergänzt: »Vielleicht sogar etwas älter – bedenkt man, wie diszipliniert er Handball spielt.«

Nach einem weiteren, eher hypnotisch ausgerichteten Abschnitt wird dem Jungen angeboten, eins der Stofftiere mit nach Hause zu nehmen. Für drei Wochen, mit dem Versprechen, es gut zu behandeln. Max nickt und greift nach dem Hai. Als die ganze Familie die Therapieräume verlassen hat und auf der Straße zum Auto geht, ist gut zu hören und zu sehen, wie Max den Hai hochhält und ruft. »Der ist jetzt fünf.« Und zu Hause im Treppenhaus sagt er, wie der Vater später berichtet: »Der ist jetzt sechs Jahre alt« (S. M.).

Systembezogene Teilearbeit

Schon die beschriebene Form der Teilearbeit muss als systemisch bezeichnet werden, auch wenn sie nur mit einer Person zu tun hat. Die Teile sind Subsysteme, die miteinander streiten, sich verschwören und, wenn es therapeutisch gut läuft, kooperieren und anregen. Freilich kann die Arbeit auch ohne die Anwesenheit einer oder mehrerer Bezugspersonen auf die Familie ausgeweitet werden. Das Kind wird nach einer Rapportphase (Mrochen u. Bierbaum-Luttermann 2000) aufgefordert, sich unter den Puppen Mutter, Vater und Geschwister (manchmal auch Großeltern, Lehrer, Freunde) auszusuchen, sich selbst ebenfalls. »Mit wem fangen wir an?«, wird das Kind gefragt. Es nimmt zuerst die Mutter auf die Hand und dann sich selbst. Der Therapeut gibt vor: »Mama, was ich dir schon lange sagen wollte […]«. Meist hilft er weiter, schlägt vor, regt an: »Ich hab dich lieb. Manchmal bist du so streng. Du schimpfst zu viel.« Das Kind überlegt, bejaht, spricht nach, fügt selbst etwas hinzu.

Es läuft hinaus auf einen Dialog zwischen dem Kind und den »verinnerlichten« Eltern oder Geschwistern, auf einen Prozess der Verdeutlichung kindlicher Bedürfnisse und ein Einüben von Kommunikation in der Familie. Sind die Eltern als Beobachter anwesend, bekommen sie diesen Prozess aus der »Zuschauerposition« mit, der einen Wechsel der Perspektive auf das Kind und auch indirekt auf sie selbst erlaubt. In unseren Therapiesitzungen sind die Eltern in der Regel bzw. häufig anwesend. Wenn dann das Kind dem »Vater« auf seiner Hand sagt: »Ich möchte, dass du wenigstens einmal in der Woche mit mir (irgendetwas) spielst«, wird daraus in jedem Falle eine »über die Bande gespielte« Botschaft an den zuschauenden Vater.

Das interessanteste und letztlich auch wirksamste Setting sieht folgendermaßen aus: Der Therapeut sitzt mit dem Kind am Boden. Vor ihnen »liegt« die Familie in Gestalt der Puppen oder Stofftiere, die das Kind ausgesucht hat. Die Originalfamilie (oder das, was von ihr übrig ist) sitzt auf Stühlen im Halbkreis und schaut zu, was Therapeut und ihr Kind »da unten auf dem Boden« machen.

Annette ist ein intelligentes elfjähriges Mädchen mit lange währenden Selbstwertproblemen und zeitweiligen depressiven Verstimmungen. Sie holt sich ihre Ressourcen, indem sie die Bindungen innerhalb ihrer Familie zu klären versucht, und wählt für jedes Familienmitglied eine Puppe aus, dem sie eine Fähigkeit (oder einen Teil) zuschreibt, die, bezogen auf ihre Problematik, hilfreich sein könnte. Nacheinander nimmt sie dazu die Puppen der Familienmitglieder auf die eine Hand, auf die andere die Puppe für sich selbst. Jedes so symbolisierte Mitglied, von dem sie annimmt, dass es dies kann, lässt über einen Lichtbogen eine Portion Selbstbewusstsein auf sie, Annette, herüberfließen. Von ihrer internalisierten und symbolisierten Mutter akzeptiert sie schließlich die Erlaubnis, sich selbst schön zu finden, und zwar nach der Anregung, etwas von dieser Empfindung an die Mutter zurückzugeben. Der Lichtbogen verändert sich bei diesem Vorgang in ein Feuerwerk. Die leibliche Mutter, die mit einem Kotherapeuten hinter der Scheibe sitzt, weint und ist tief berührt von dem, was sie mit ihrer Tochter erlebt.

Das kleine Hypnoseritual – mit geschlossenen Augen sehr genau zu registrieren, zu sehen und zu fühlen, wie *das, was* da herüberfließt, beschaffen ist, wie es aussieht, welche Farbe es hat und wie es sich anfühlt, wobei auch vor allem der Aspekt wichtig ist, woran Annette merkt, wenn es angekommen ist – komplettiert das ganze Verfahren. Monate später erzählt Annette einer Cousine, die sich selbst als hässlich empfindet, dass sie dieses Problem früher auch einmal gehabt habe (S. M.).

Bei einer weiteren Variante der Familienarbeit lässt man Handpuppen für Teile, ähnlich dem Konzept der Transaktionsanalyse[6], auswählen wie »die genervte kritische Mutter« und »die lustige freundliche Mutter« oder »das wütende Kind« und »das gelassene Kind« und lässt ausprobieren oder durchspielen, was passiert, wenn wer auf wen trifft, und was vielleicht zwischen Kindern und Erwachsenen die günstigste Konstellation ist.

Eine alleinerziehende Mutter mit ihrer zehnjährigen Tochter Noé kam, weil sie sehr heftige Konflikte hatten, die immer eskalierten und manchmal auch handgreiflich endeten. Eingeladen, für die mies gelaunte Mutter und die zickige Tochter jeweils gegenseitig ein Tier auszusuchen, hatten sie bereits viel Spaß, es gab ein Kamel für die Mutter und eine Ziege für das Kind. Dann wurde nach Teilen gesucht, die »Gelassenheit« (Löwin) oder »Noé normalnett« (Hirtenhund) hießen.

Schnell wurde deutlich, wie unterschiedlich die Kommunikation sich gestaltete, je nachdem »wer« von der Mutter auf »wen« beim Kind reagierte. Die Rückmeldung nach einigen Wochen war sehr positiv, die Situationen ließen sich nun schneller und mit Humor auflösen, indem die Teile und nicht die ganze Person in Konflikten angesprochen wurden (H. B.-L.).

Teilearbeit und Familientherapie – »Über die Bande spielen«

Auch hier wird das Kind gebeten, aus einer Anzahl von Handpuppen und Stofftieren sich selber und seine Familie auszu-

6 Die Transaktionsanalyse geht zurück auf Eric Berne, der Anfang der 1960er-Jahre Ich-Zustände in Erweiterung der psychoanalytischen Idee von Ich, Es und Über-Ich beschrieb, und zwar als Kind-Ich, Erwachsenen-Ich und Eltern-Ich. Später kam die Differenzierung von nährenden und kritischen Elternanteilen bzw. ursprünglichem und angepasstem Kind hinzu. Dem Erwachsenen-Ich kommt in etwa die Rolle des »inneren Regulators« zu, die auch in anderen Teilemodellen benannt wird (Berne 1961).

suchen. Mitunter ist es notwendig, nicht anwesende, getrennt lebende oder verstorbene Familienmitglieder in das Spiel mit den Stofftieren einzubeziehen. »Mit wem, möchtest du, soll ich zuerst reden?« Die Handpuppe, die das Kind für Vater oder Mutter auswählt, begrüßt der Therapeut ernsthaft und freundlich. Peripher und unauffällig werden die Originale im Auge behalten. »Sie sind also der Vater von Andreas? Schön, dass Sie gekommen sind. Wie alt sind Sie? Wie groß? Was essen Sie gern? Mögen Sie ihr Kind? Wie ist es Ihnen ergangen, als Sie neun Jahre alt waren? Sind Sie stolz auf Ihren Sohn ...?«

Der Vater und die Familie, die zuschaut, befinden sich nach einer kurzen Zeit (der Anspannung und Unruhe) in einem Zustand, den man gewiss als Trance bezeichnen kann. Alle an die Vaterpuppe auf der Hand des Kindes gerichteten Fragen, Kommentare, Vermutungen und Suggestionen werden »über die Bande« an den Vater »gespielt«. Da die Puppe den Vater repräsentiert, gehen sie an ihn weiter – allerdings respektvoll und mit reduziertem sozialen Druck. »Mischt« sich der Vater ein, kann das in spielerischer Weise aufgenommen oder aber ignoriert werden.

Es geht weiter mit der Frage an die Puppe, die das Kind darstellt: »Was wünschst du dir von deinem Papa? Du kannst es laut aussprechen, aber es reicht vielleicht schon, wenn du ganz fest dran denkst.« Oft ist es sinnvoll, dem Kind ein paar Vorschläge zu machen: »Du könntest dir wünschen, dass dein Vater gelegentlich mit dir spielt.« Und die Vaterpuppe wird gefragt: »Was können Sie Ihrem Kind geben? Welche guten Wünsche, Ideen, wie viel an Zeit, Aufmerksamkeit, Zuwendung wollen Sie rüberschicken, damit Ihr Kind sich gesund und normal entwickelt?«

Die Kommunikation kann durch das schon erwähnte Tranceritual abgeschlossen werden. Das auf dem Boden sitzende Kind, die Puppen und Stofftiere und – wenn es gerade passt – auch die Mitglieder der Familie werden gebeten, sich einen Moment zu konzentrieren, die Augen zu schließen und sich vorzustellen, dass alles, was sie sich gegenseitig an positiver Entwicklung wünschen, ihr Respekt und ihre Liebe über einen Lichtbogen oder ein Energiefeld zu fließen beginnt. Sie sollen aufmerksam die Veränderungen (in sich selber) registrieren, während all das geschieht.

Inhalte und veränderte Zustände unterstützen eine Klärung, Sanierung oder Neukonstruktion der Bindungen und Beziehungen in der Familie. Den Höhepunkt dieser Art von Bindungssuggestion – insbesondere in kritischen Lagen der Familie – bildet das folgende Vorgehen.

> Der Therapeut nimmt die Puppen, die Sohn und Vater repräsentieren, selber auf, wendet sich an den »Vater« auf der einen Hand und sagt: »Du, Vater« [er hebt die Puppe leicht an], »musst wissen, wenn du deinen Sohn verachtest« [er hebt die Sohnpuppe an], »dann verachtest du dich selbst« [beide Stofftiere werden entsprechend bewegt]. »Schlägst du deinen Sohn, dann schlägst du dich selbst. Respektierst du deinen Sohn, dann respektierst du dich selbst. Liebst du deinen Sohn, dann wird das dein Empfinden gegenüber dir selbst verändern.« An einem näher zu bestimmenden Punkt werden alle Anwesenden aufgefordert, mit offenen oder geschlossenen Augen »nach innen« zu gehen, um Kontakt mit ihren Ressourcen aufzunehmen und Lösungsmöglichkeiten zu entwickeln (S. M.)

Die Suggestionen berühren möglichst viele Lösungsmöglichkeiten, die dem Kind und seiner Familie zur Verfügung stehen. Ein wichtiges Ergebnis solcher Phasen ist – neben der Aktivierung der individuellen Bewältigungskräfte des Kindes – sehr häufig ein kollektiver Stimmungsumschwung in Richtung Optimismus, Hoffnung, Veränderung und Durchhalten, eine Art Weichenstellung also. Das Beispiel unterstreicht noch einmal, dass unsere persönliche Umsetzung der Teilearbeit mit Handpuppen, Stofftieren und Symbolen eingebettet ist in einen hypnotischen respektive hypnosystemischen Kontext der Psychotherapie.

»Null-Bock« und schwarze Löcher – Zugang zu verborgenen Teilen gewinnen. Anregungen für die Teilearbeit mit Kindern und Jugendlichen

Hiltrud Bierbaum-Luttermann und Siegfried Mrochen

Aufteilen – Eine uralte Weise der Wahrnehmung und des Sortierens

Selbst dem beiläufigen Beobachter alltäglicher Kommunikation fällt an sich selbst und an anderen auf, dass wir mit unseren Händen reden, wenn es darum geht, Vorteile und Nachteile einer Angelegenheit abzuwägen. Eine ähnliche, meist unbewusste Gestik ist auch bei der körpersprachlichen Begleitung von Konfliktbeschreibungen zu beobachten, wie das Hin-und-her-Wiegen des Kopfes, das Heben und Senken der Schultern oder des ganzen Oberkörpers. Menschen drücken auf diese Weise ihr inneres Erleben von Einerseits-andererseits- oder Sowohl-als-auch-Zuständen aus. Sie unterstreichen mit Gestik und Körperneigung den internalen Prozess von Bewertungen, Entscheidungsprozeduren und inneren Konflikten.

Stammesgeschichtlich ist die Bereitschaft des menschlichen Gehirns, die Welt innen und außen in bestimmte Partien aufzuteilen, vermutlich eng verbunden mit der Entwicklung der äußeren und inneren Wahrnehmung durch die Arbeitsteilung unterschiedlicher Gehirnareale und die Zuordnung ihrer Aufgaben. Gut nachzuvollziehen ist das entwicklungsbezogen begründete Bedürfnis nach Einteilung in »sicher« und »unsicher«, nach Polarisierung in »Freund und Feind«, »gut und böse«, »schwarz und weiß«. Auch die Aufteilung des Organismus in Körper und Geist, Kopf und Bauch etc. als Modell zum Verständnis von Widersprüchlichkeiten und Selbsterleben führt dahin, Aspekte menschlichen Erlebens nach außen zu verlagern, damit aus sicherer Distanz der Grad der Betroffenheit reguliert werden und trotzdem Gefühle mehr oder weniger intensiv erlebt werden können.

Teilekonzepte gehören zu den ältesten Heilungs- und Beratungsansätzen. In schamanischen Ritualen wird der für besessen oder krank gehaltene Teil aus dem physischen oder sozialen Organismus herausgelöst, auf unterschiedliche Weise symbolisiert, gereinigt und versöhnt, um dann wieder zurückgegeben und in das System integriert zu werden, zu dem er ursprünglich gehörte. Die Arbeit mit Teilen ist ein universales Konzept. Dahinter steht die interaktionistische Basiserfahrung der Menschen, sich gegenseitig in Facetten wahrzunehmen: Sie achten auf die Figur, das Aussehen, die Hände, die Augen, die Stimme, die Kleidung und sortieren damit eine Person in ihre Schemata von Misstrauen und Vertrauen, Sympathie und Antipathie ein.

Jede Regung und Erfahrung, jedes Gefühl, jedes Erlebnis und jede Kränkung, jede Selbst- und Fremdbewertung, Missverständnisse und Widersprüche, alles kann als Teil bzw. Zustand angesehen, nach Aufgabe und Sinn eingeordnet werden, um schließlich in Akzeptanz und Integration einzumünden.

Teilekonzepte lassen sich in allen therapeutischen Schulen wiederfinden: Siehe etwa das topische Konzept der Psychoanalyse als Ich, Es und Über-Ich; das Psychodrama arbeitet mit Protagonisten und Antagonisten; die Transaktionsanalyse mit Eltern-, Kindheits- und reifem Ich; die »Parts' Party« in der (satirschen) Familientherapie führt zu einer differenzierten Ausarbeitung von »Teilen« (Satir et al. 2000, S. 195–226); in der Gestaltarbeit ist der Umgang mit und die Herausarbeitung von Teilen ein Basiskonzept; ebenso in der Puppen- und Symbolarbeit der Kindergestalttherapie von Oaklander (2011); und nicht zuletzt in den Conflicting-Parts-Konzepten von Dilts (Dilts, Hallboom u. Smith 2006); sowie in Bereichen der modernen Verhaltenstherapie, die mit der Aktualisierung von Schemata (Young, Klosko u. Weishaar 2008) und Bedürfnissen und den entsprechenden emotionalen Zuständen arbeitet.

Der Teil, der sich in kritischen Situationen am vehementesten meldet, der sich die meiste Macht zuschreibt oder der am meisten »gefüttert« wird, wie in der indianischen Geschichte vom Kampf der beiden »inneren Wölfe (einem weißen und einem dunklen)« beschrieben, setzt sich in den problematischen Situationen durch, übernimmt das Steuer und bestimmt das Handeln und Erleben.

Oft erscheint es sinnvoll, unterschiedliche Erfahrungen zu trennen, die sich in der Erinnerung rein zufällig vermischt haben und nicht zusammengehören. Manchmal ist es nötig, Geschehnisse dicht nebeneinanderzustellen, die es schon lange verdienen, wieder zusammengeführt zu werden.

Kognitiv mündet die Teilearbeit mit Puppen, mit Ton, mit Stühlen oder mit anderen, auch imaginierten Symbolen über den Vorgang der

Externalisierung in einen Perspektivenwechsel ein; der Perspektivenwechsel begünstigt, erkenntnistheoretisch und neuropsychologisch betrachtet, die Problemlösung. Diese Externalisierung ist eine Form der Dissoziation und beinhaltet dabei die Perspektive eines inneren Beobachters, der Teile unterscheiden, benennen und miteinander in Kontakt bringen, regulieren oder beeinflussen, stärken und positionieren kann (Mrochen u. Vogt-Hillmann 1999).

Psychotherapeutische Teilearbeit bei Kindern und Jugendlichen

In der Regel sprechen Kinder und Jugendliche sehr gut auf die Idee an, dass sie aus mehr als einem Aspekt bestehen. Nicht immer aber sind sie bereit, sich der Auseinandersetzung mit unangenehmen, abgelehnten und mehr oder weniger erfolgreich »weggepackten« oder vergessenen Persönlichkeitsfragmenten zu stellen. Dieses »Nichtwissen« oder »Nichtkönnen« weist oftmals auf Bedürfniskonflikte, das heißt widerstreitende Teile in einer Person hin, die sich gegenseitig ausbooten oder blockieren. Dies kann ein bewusster oder unbewusster Konflikt sein, der sich zwischen Loyalitäten und Wachstumsfreude, Lust und Kontrolle, Selbstwertschutz und Selbstwertschöpfung, Autonomie und Zugehörigkeit abspielt. Verhalten sich die Teile als Vertreter der Bedürfnisse nach dem K.-o.- oder Entweder-oder-Prinzip, fühlt sich das betroffene Kind meist seinen Gefühlen oder autonomen Verhaltensmustern gegenüber ausgeliefert und »fremdgesteuert«. Kurz gesagt, das Kind oder der Jugendliche versteht sich selbst nicht.

Manchmal benötigt man zur Identifikation, Kontaktaufnahme und Integration abgespaltener Anteile einige Ausdauer. Teile können sich mitunter sehr diffus als Nebel, dunkle Löcher, schwarze Farbe, maskierte herrische Wesen, furchterregende böse Monster, die einen überwältigen, oder auch gänzlich versteckte, zurückgezogene oder verkapselte Ressourcen, innere Kinder und Bedürfnisse präsentieren, zu denen es schwer ist, überhaupt Kontakt aufzunehmen. Dann bekommt die Arbeit zunächst einen ganz anderen Schwerpunkt.

Verborgene Teile aufspüren

Es gibt gerade bei Kindern mit solchen inneren Anteilen oftmals Äußerungen wie »Weiß ich nicht«, »Egal«, »Fällt mir nichts ein«, die keinesfalls zur Aufgabe der therapeutischen Grundidee einer Teilearbeit führen müssen. Es ist zum Beispiel gut möglich, das Kind oder den Jugendlichen aufzufordern, für genau dieses »Egal« oder »Null Bock« oder »Weiß nicht« eine Farbe (vorzugsweise Wachskreiden) auszusuchen, die dazu passt, und auf ein Blatt dieses »Weiß nicht« malen, skizzieren zu lassen oder genau dafür einen Gegenstand oder ein Symbol zu finden.

Pit kam mit acht Jahren in die Behandlung wegen einer Knallphobie, die sein soziales Leben und auch das der Familie zunehmend einzuschränken begann. Er hatte sich, da ihm sein Handicap äußerst peinlich war, damit eingerichtet, alles, worauf er verzichtete, was er eigentlich gerne tat, mit »egal« und »uninteressant« zu bezeichnen. Durch die Aufforderung, sein »Egal« zu zeichnen, kam eine dicke Schutzmauer zutage, in der ein Zirkus sicher eingeschlossen war, in dem »passierte«, was Pit »eigentlich mag«. Nach dem Verhandeln mit den unterschiedlichen Teilen (hier den Repräsentanten von Selbstschutz vs. Spaß und Zugehörigkeit) öffnete er die Schutztore ein wenig, und wir konnten mit der Arbeit »Krach angemessen zu bewältigen« beginnen (H. B.-L).

Ebenfalls mit den Farben und der Aufforderung beginnend, einfach mal »die Hand spontan zum Beispiel den ›Null-Bock‹ oder das ›schwarze Loch im Bauch‹ malen zu lassen, arbeitet die Zoom-Technik. Dabei wird aus dem gemalten Bild ein Ausschnitt herausgelöst, den das Kind aussucht oder den der Therapeut hervorhebt, und dieser Ausschnitt wird auf einem neuen Blatt vergrößert dargestellt. Dieser Vorgang kann mehrmalig wiederholt werden, wodurch eine Art Trancevertiefung entsteht, ein Sichvertiefen in einen Aspekt und seine Hintergründe, Zusammensetzung und Bedeutung. Oft werden auf diese Weise diagnostisch wichtige Hinweise und Prozesse erkennbar und verständlicher, auch für das betroffene Kind.

Ole (neun Jahre alt) findet alles öde und blöd, macht in der Schule nicht mehr mit und will eigentlich tot sein. Er malt erst zögerlich, dann mit wachsender Freude ein ganzes Blatt intensiv und in mehreren Schichten schwarz an. Etwas hämisch und zufrieden sagt er, dies sei sein Null-Bock (Abb. 13).

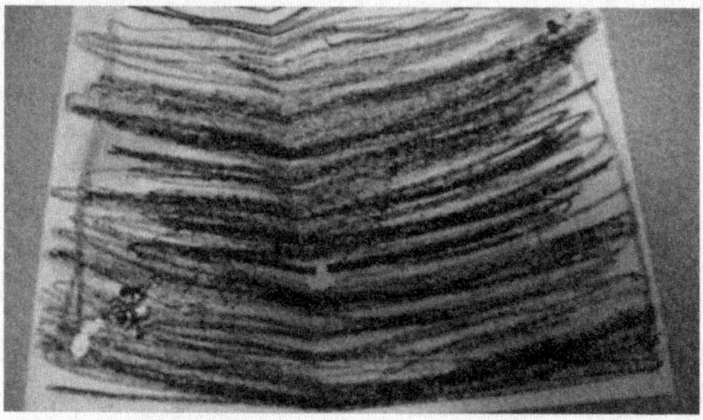

Abb. 13: Der Null-Bock

Ich entdecke eine kleine Kritzelfigur oder farbliche Auffälligkeit im Bild und fordere ihn auf, diesen Ausschnitt zu vergrößern. Es taucht ein verletztes und verfolgtes Tier auf, das wiederum vergrößert wird, und ein »böser Gott« wird sichtbar, der Opfer verlangt und Schätze verteilt (Abb. 14). Ole verlässt dann die Malebene, weil man »das nicht malen kann, wie das ist«, und baut eine Festung aus Klötzen mit vielen Schätzen, in der der Null-Bock herrscht ... Es war noch ein längerer Weg, den Zugang zu dieser Burg zu bekommen, durch den dann eine Missbrauchsgeschichte ans »Tageslicht« kam (H. B.-L.).

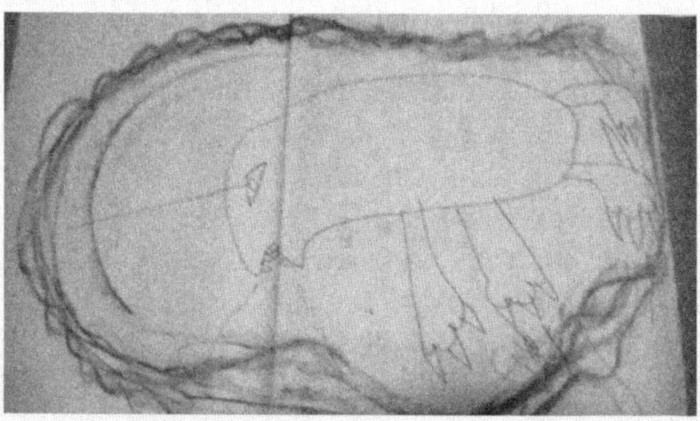

Abb. 14: Das verletzte Tier

Utilisieren von Körperhaltungen und Bewegungsmustern

Darüber hinaus kann man auf der Suche nach stummen Teilen, wenn man geschult ist in der Beobachtung von minimalen Bewegungen oder Körperhaltungen und Körperausdruck, ein Schulterzucken, ein Fußkicken oder asymmetrische Körperhaltungen aufgreifen, nach den »Urhebern« und Botschaftern dieser Bewegung oder Haltung fragen und mit ihnen dann in Kontakt treten, sie verstehen, mit ihnen gegebenenfalls verhandeln.

Miriam ist fast 18 Jahre alt und hat seit einiger Zeit depressive Verstimmungen, die sie erschrecken in ihrer Heftigkeit. Im Grunde sei sie völlig erschöpft durch Abiturstress, Sport und andere Aktivitäten. Sie sagt, sie wolle sich für das nächste Jahr (es ist kurz vor Jahreswechsel) vornehmen, öfter mal Nein zu sagen, wobei sie die rechte Körperhälfte, vor allem das Bein, weit streckt und anspannt, während die linke Seite eher locker und zuversichtlich wirkt. Auf meine Frage, was denn ihr Bein da mache, das sei interessant, oder die Schulter, reagiert sie verblüfft und überrascht. Ich frage weiter, was denn das vielleicht für unterschiedliche Haltungen zu diesem Thema in ihr sein könnten, und sie kann sehr präzise die Stimme der rechten und der linken Körperhälfte wahrnehmen und benennen. Es folgt eine würdigende Verhandlungs- und Integrationssequenz, die sie immer wieder überrascht, weil sie dies noch nie so wahrgenommen und geäußert habe ... Die Körperhaltung verändert sich in diesem Verlauf deutlich in Richtung Balance und Symmetrie (H. B.-L.).

Etwas jüngere Kinder sprechen sehr gut auf die Idee vom inneren »Klub« an, die aus einem wunderbaren Bilderbuch von Helme Heine (2000a) stammt, das die Vorstellung vermittelt, dass jedes Kind zur Geburt drei Freunde bekomme, die es das Leben lang begleiten: Professor Kopf, Rosi Herz (im ersten Stock links) und Dick Bauch (im Keller). Dieses für Kinder (und auch ältere Menschen) plausible Modell erlaubt es z. B., unterschiedliches Wissen oder unterschiedliche Meinungen in sich zu haben, und impliziert wiederum das metakognitive Modell der Regulation.[7]

7 Das metakognitive Modell, das in den 1990er-Jahren in der Verhaltenstherapie entwickelt wurde, bezieht sich auf eine innere beobachtende Instanz gegenüber Bereichen des eigenen Erlebens, die selbstwahrnehmend und dadurch regulierend wirkt.

Unlängst kam Lenny, ein achtjähriger Junge, zu mir, der aus unerfindlichen Gründen plötzlich jeden Morgen schwere Schmerzen im Bauch hatte und auf keinen Fall in die Schule wollte. Er aß nicht mehr, weinte schrecklich, die Eltern waren verzweifelt. Er selbst fand das auch sehr komisch, weil ja alles in Ordnung sei. Er habe keine Angst, es laufe gut mit Freunden. Alle waren ratlos. Ich bat ihn, für seinen Kopf, seinen Bauch und sein Herz Tiere (Handpuppen) auszusuchen, was er gerne tat. Dann unterhielt ich mich mit den Tieren und fragte schließlich Herrn Kopf, da er sich am besten dort oben auskenne bei Lenny, wo er eigentlich alles Wissen aufbewahre. »In Schubladen«, war die Antwort, und Herr Kopf ergänzte gleich darauf, da sei ja auch noch diese Sorgenschublade Nr. 41, die mache ihm nachts so viel Arbeit. Vorsichtig öffneten wir (imaginativ) die Schublade und ordneten die Sorgen nach Größe und Gewicht. Und dann hatten wir sie: die Peinlichkeitssorge. Hier konnten Bauch und Herz auch einiges dazu sagen, nämlich dass Mathe so schrecklich sei, Lenny sich Sorgen mache, ob er behindert sei, dass er Angst vor den Kommentaren der anderen habe – und es ging Lenny schon ein ganzes Stück besser. Es wurde dann eine Dyskalkulie bei ihm festgestellt, und er bekam eine Lerntherapie, die ihn sehr entlastete (nach Bierbaum-Luttermann 2011).

Stumme und getarnte Teile

Es gibt auch Teile, die nicht reden, sondern sich anders äußern, oder andere, die sich erst einmal gerne suchen lassen. Wenn Scham und Kränkungen oder Loyalitätskonflikte zum Beispiel in Trennungssituationen im Spiel sind, ist es oft ein längerer Weg, in einen kooperativen Kontakt zu kommen. Die Palette der Möglichkeiten reicht hier von Verabredungen mit Zeichensprache oder Beschreiben und bisweilen nachdenklichem Reden mit der Puppe, z. B. darüber, was man beim Kind wahrnimmt, auch wenn sie nicht antwortet, bis hin zu komplexen Interventionen, bei denen etwa mit den »inneren Wächtern« verhandelt wird, die den Kontakt verhindern oder Ressourcenteile streng beschützen. Barbara Frick-Baer (2009) hat in ihrem Buch *Aufrichten in Würde* das Bild kreiert, dass die Scham die Wächterin der Intimität, des innersten Kreises, der höchstpersönlichen Integrität ist. Oft ist durch dieses Reframing ein wesentlich konstruktiverer Zugang zu diesen in der Regel als Schwäche und Insuffizienz erlebten Gefühlen möglich.

Ist ein Kind oder Jugendlicher sehr verschlossen, kann man mit der Metapher vom verschlossenen Herzen arbeiten. Helme Heine (2000b) hat hierzu ein eindrucksvolles Bild in seinem Buch *Der Boxer und die Prinzessin* gezeichnet (Abb. 15).

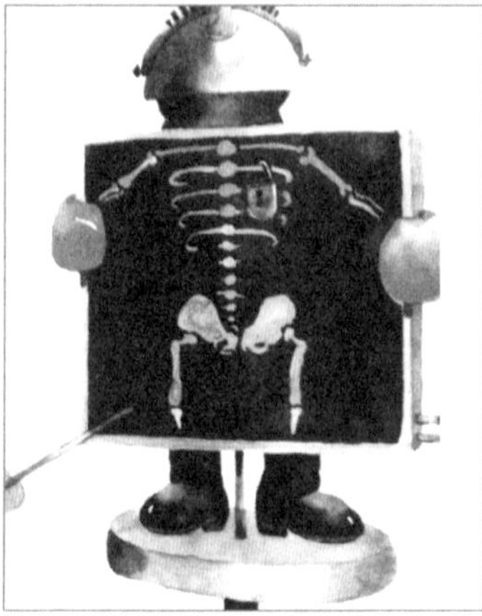

Abb. 15: Das verschlossene Herz (Heine 2000b)[8]

Beim Kind (oder auch bei anderen Anwesenden) kann man einen Suchprozess anregen mit der Frage, wie denn *sein* Herz aussieht, ob und wann es auch vielleicht verschlossen ist, sich verschlossen hat, wo vielleicht der Schlüssel ist, wer ihn möglicherweise hat und welcher Teil tief drinnen im Herzen sehr geschützt und verborgen bleibt. Dann wird im nächsten Schritt versucht, zu diesem verschlossenen, gut behüteten Teil Kontakt aufzunehmen. Dies geschieht mit respektvoller Annäherung, mit Fragen danach, ob es in Ordnung sei, zu reden oder einfach da zu sein; immer wieder sollte man dem Kind oder Jugendlichen Zeit lassen, in sich hineinzuspüren, und mehr den Prozess begleiten als auf Antworten drängen. Es kann sein, dass der Teil dann bereit ist, zum Beispiel durch eine geschlossene Tür oder mittels Zeichnen von Bildern oder Comicsequenzen zu kommunizieren. Voraussetzung ist dabei, dass Freiwilligkeit besteht und die Kontrolle über den Prozess beim Kind bleibt.

8 Aus: Helme Heine, Der Boxer und die Prinzessin. © Beltz & Gelberg, Weinheim/Basel. Ehemals erschienen im Middelhauve Verlag.

Merlin ist ein zwölfjähriger Junge, der vor einiger Zeit von seiner Mutter zum Vater gezogen ist, da die Mutter wegen einer Suchtproblematik die Erziehung nicht mehr leisten konnte. Er kotet immer mal wieder tagsüber ein, ist ansonsten ein höflicher, beliebter und kluger Junge, der nicht auffällt. Er selbst kann sich dieses »Malheur« nicht erklären, das ihn schon seit seinem achten Lebensjahr begleitet.

Ich gab ihm die Aufgabe, zu zeichnen, wie denn – wenn es das gäbe – eine Tür aussehen würde, die zu ihm führt, zu seinem höchstpersönlichen inneren Bereich. Er malte eine hochgradig gesicherte Eisentür mit Selbstschussanlage, einer Falltür, als Fußabtreter getarnt, Fingerabdruckcode, Beobachtungskameras und Tresorverschluss. Es wurde schnell deutlich, dass niemand da hineinkäme. Ich fragte ihn, was hinter der Tür sei, ob da jemand sei, der merke, dass außen jemand steht und nach ihm schaue oder sich für ihn interessiere, schließlich müsse da ja etwas sehr Wertvolles und Schützenswertes sein, wenn es so stark gesichert werde. Merlin nickte und sagte, es gebe jemanden hinter der Tür. Ich fragte, ob es in Ordnung sei, wenn ich einfach neben der Tür verweilte und durch die Tür mit diesem Teil in Kontakt ginge. Nach einiger Zeit nickte Merlin und sagte, ich könne ja was sagen, aber das Wesen hinter der Tür werde nicht unbedingt antworten. So verbrachten wir einige Sitzungen, und es baute sich ein zaghafter Kontakt auf, in dessen Verlauf dieser Teil hinter der Tür über seine Verletzungen sprechen und seinen Zorn äußern und Bedürfnisse formulieren konnte. Er erklärte sich auch verantwortlich für die »Scheiße in der Hose«, und wir fanden heraus, an wen sie »geschickt« werden müsste. Die Symptomatik ging deutlich zurück in dieser Therapiephase. Merlin wurde aufmüpfiger und artikulierte deutlich seine Bedürfnisse (H. B.-L.).

Der geschützte oder verborgene Teil wird zudem als Ressource aufgebaut – als eine versteckte Kraft oder ein unversehrtes, autonomes, kindliches Ich, das sich entwickeln kann und leben will.

Janina, ein neunjähriges Mädchen, war als kleines Kind stark vernachlässigt und verwahrlost aufgefunden worden, war oft eingesperrt und alleine gewesen. Sie malte und bastelte eine Tür, hinter der ein Kind, das sie Marie nannte, verborgen war (Abb. 16). Dieses Kind öffnete und schloss die Tür, knallte sie zu und wechselte ständig Tonfall und Stimmung, war manchmal nett und bedürftig, dann wieder garstig, gehässig und abweisend. Die kontinuierliche Anwesenheit und Präsenz der Therapeutin, die öfter »laut« über diese Marie »nachdachte« (»... ich frage mich, was die kleine Marie grade erlebt hat, wie es kommt, dass sie mal so und mal so ist, was in ihr passiert, wenn die Stimme so anders wird ...«) und ihre Sorgen und ihr Mitgefühl ausdrückte (»... ich mache mir Gedanken um die kleine Marie, ob es ihr gut geht, ob sie alleine ist und hat, was sie braucht, was jedes Kind braucht und bekommen sollte, ob sie in Sicherheit ist ... manche Kinder erleben Sachen, die nicht gerecht sind, die nicht in Ordnung sind, was sie nicht verdient haben, man müsste sich aufrichtig bei ihnen entschuldigen ...«), führte zu einem tragfähigen Kontakt zu dem Teil hinter der Tür, und schließlich begann Janina selbst, sich um dieses Kind zu kümmern.

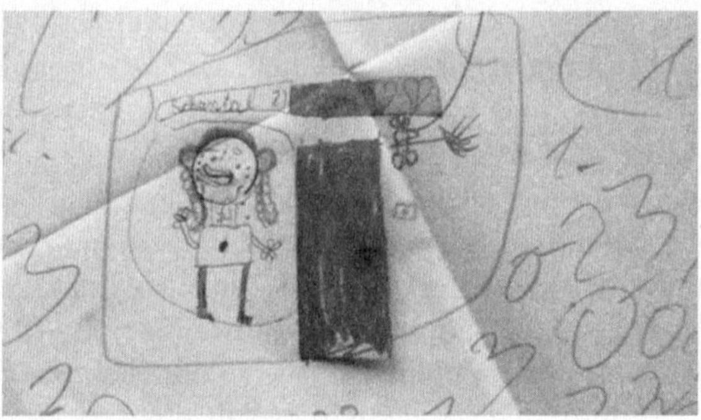

Abb. 16: Hinter der Tür

Ebenfalls schwierig kann es sich mit Teilen verhalten, die ursprünglich als »Retter in der Not« angetreten sind, als einzig erlebte Möglichkeit, die Integrität der Person zu erhalten oder Kontrollerleben zu vermitteln, bis hin zu Täterintrojekten, wie sie in der Traumabehandlung beschrieben werden (Peichl 2007). Oftmals verselbstständigen sie sich, werden dann zu diktatorischen Bestimmern und ungnädigen Herrschern, die u. U. Selbstschädigungen, Zwänge, Verweigerung und Rückzug fordern. Letztlich gilt es, sie wieder »ins Boot« zu holen, ihre ursprüngliche Absicht zu würdigen und mit ihnen zu verhandeln.

Manchmal hilft das Angebot der Idee, »ihnen nichts anzutun« oder dass diese Teile unerfüllte, ausgestoßene und sehr verletzte kindliche Wünsche und Bedürfnisse sind, die sich schließlich verwandelt haben und jetzt nach dem »Darth-Vader«- oder »Voldemort«-Prinzip funktionieren. Beide (Darth Vader und Voldemort) sind in Film und Literatur Vertreter einer bösen, diktatorischen Macht und letztlich verbitterte Ausgestoßene.

Besondere Techniken für ältere Kinder und Jugendliche

Während die oben aufgeführten Techniken sich für Kinder und Jugendliche gleichermaßen anwenden lassen, ist die Arbeit mit abstrakteren oder symbolischen imaginativen Teilen eher für Jugendliche und Heranwachsende geeignet.

Der »innere Bus«

Eine vielschichtige hypnotherapeutische Intervention ist die Vorstellung eines »inneren Busses«, die auch bei Erwachsenen nutzbar ist.

Der Patient wird aufgefordert, sich vorzustellen, dass er eine Art Bus sei, ein Behältnis oder Containment, in dem alle Teile seiner Person, die ihn ausmachen, die er kennt, mitfahren. Sodann kann man auf unterschiedlichste Weise dieses Bild nutzen, z. B. um herauszufinden, wie denn die Stimmung innen ist, wie es mit der Tankfüllung aussieht, welche Landschaft gerade zu durchfahren ist, wer die Richtung bestimmt und wer denn in den als problematisch erlebten Situationen gerade am Steuer sitzt. Oftmals sind dies eher kindliche, jüngere, ängstliche oder draufgängerische Teile, während die anderen sich offenbar zurückgezogen haben, schweigen oder zusehen. Es kann auch sein, dass ein neuer Teil »einsteigen« muss, der die Dynamik verändert, aber meistens sind genug Ressourcen dafür vorhanden, die Sitzordnung zieldienlich zu verändern. Auch hier wie eigentlich bei jeder Arbeit mit Teilen gibt es die Position des Beobachters, der diesen Prozess anregt und begleitet. Wesentlich ist die Idee, für den nicht für diesen Kontext geeigneten Teil am Steuer einen Platz zu finden, an dem er sich gut fühlt, gebraucht wird, sicher und geborgen oder entlastet ist.

Wenn der Husten zum Pfeil wird – Arbeit mit einem Störungssymbol

Hierbei wird der Patient aufgefordert, sich das erlebte – zum Beispiel körperliche – Symptom als einen Teil von sich vorzustellen, einen Gegenstand, eine Figur oder Farbe und Form.

Niko, ein 13-jähriger, eigentlich eher angepasster und altkluger Junge, kam wegen eines psychogenen Hustens und Räusperns in die Behandlung, die so störend waren, dass er des Unterrichts verwiesen wurde und viel Ärger auf sich zog. Der Therapeut forderte ihn nach der Rapportphase, in der deutlich geworden war, dass der Jugendliche vom Vater, der die Familie verlassen hatte, wenig Beachtung bekam, auf, sich diesen Husten vorzustellen: »... wenn der etwas wäre ... wie fühlt der sich an?« Der Junge sagt, wie ein Pfeil, spitz, worauf eine hypnotische Sequenz folgt, in der der Therapeut diesen Teil würdigt und die Idee anbietet, was denn der Pfeil vielleicht transportiere, in welche Richtung er fliege, welche Botschaft er habe und für wen. Die Trance lässt den Jungen nachdenklich und ruhig zurück, der Husten ließ deutlich nach, und der Junge begann, direkter seinen Ärger oder seine Enttäuschung zu äußern (S. M.).

Das Problem in die Hand nehmen

Diese Form der Intervention kann auch als Arbeit mit den Händen des Patienten erfolgen. Hierbei wird das Symbol in eine der beiden Hände des Patienten imaginiert, indem der Therapeut ihn mit einladenden, offenen Formulierungen auffordert, die Hände zu öffnen und zu schauen, in welche der beiden Hände das Symptom wohl eher passen könne. Ein probater Satz an ein älteres Kind oder einen Jugendlichen lautet: »Bisher hatte dein Problem dich in der Hand ... jetzt hast du dein Problem in die Hand genommen.«

Auch kann ein anderer hilfreicher Teil, der zum Beispiel mit einem Ziel verbunden ist, in die andere Hand imaginiert werden, sodass dann beide Teile gleichzeitig erlebt und wahrgenommen werden können. Dabei ist darauf zu achten, dem Patienten zu folgen, offen zu sein für seine Vorstellungen, Bilder aufzugreifen und Angebote zu machen, die den Prozess in Gang halten. Da der Patient die Hände immer dabeihat, ist diese Tranceerfahrung leicht zu ankern und als Selbstheilungs- und -hilfestrategie anzuwenden.

Exemplarisch wird dies im Folgenden bei der Arbeit mit schwierigen Jugendlichen dargestellt.

Wir vermeiden in Settings, zu denen Jugendliche geschickt werden, die sich dann verweigern, eher die Vis-à-vis-Position, nutzen allenfalls einen flachen »therapeutischen Winkel«, der einen zu intensiven Blickkontakt verhindert. Dabei ist es sinnvoll, diskret Sitzhaltung, Körperrhythmus und Bewegungen der Jugendlichen zu spiegeln (Mrochen u. Bierbaum-Luttermann 2000). Die Rapportbemühungen bestehen darüber hinaus aus vor allem im Als-ob-Modus: »Wenn wir während dieses Gespräches oder Kontaktes irgendetwas erreichen, lernen, verstehen könnten, was wäre das? Wenn bei unserem Kontakt, so in den nächsten 50 Minuten, etwas herauskommen würde, was könnte das sein – zu Hause, in der Schule, bei dir selbst …?« Usw.

Herausarbeiten eines Problemteils mit hyperrealistischem Zukunftsbezug

Nach Benennen und Herausarbeiten eines allgemeinen bzw. exemplarischen Problemteils folgt das Ausmalen dieser Entwicklungsrichtung bis zum »bitteren« Ende«, wenn dieser Teil sich durchsetzt – alles in einem sachlichen, unaufgeregten Ton: »Deine Freunde, Eltern … kommen dich dann im Knast besuchen. Was werden Sie dir mitbringen? Wie wird es dir dann gehen? Ich habe gehört, im Knast kann man auch den Hauptschulabschluss machen …«

Zuordnen einer Handfläche und Finden einer Metapher für den Problemteil

Die Anregung hierzu beginnt mit der wirkungsvollen Frage: »Wenn du diesen Teil (›die Scheiße‹, den Stress) in eine Hand legen würdest, in welche würdest du ihn legen?« Der Jugendliche überlegt; der Therapeut wendet seine Handflächen nach oben, oft zögerlich folgen die Klienten – manchmal ist es gut, nachzuhelfen, die richtige Position ihrer Hände und Handflächen zu »unterstützen«. Sodann wird der Patient aufgefordert, eine Metapher, ein Bild, ein Symbol für den Problemteil zu finden und diese Metapher »dort« (zu der Hand zeigen, leicht berühren) hineinzulegen.

Zuordnen einer Handfläche und Finden einer Metapher für einen Hoffnungs- bzw. Ressourcenteil

Der Therapeut erfragt dann während dieser Arbeit eine Art positives Gegenteil, eingeleitet durch etwa die Formulierung: »Ich frag dich jetzt etwas, was dir vielleicht seltsam vorkommt, aber ich bin sicher, dass irgendetwas (Suchprozess auslösen) in dir verstehen wird, warum ich das frage: Gibt es irgendwo in dir, vielleicht hier in deinem Hinterkopf oder in deinem Brustkorb, ganz klein und geheim, nur für dich die Idee oder den Wunsch: ›Ich möchte gern ein (von meinen Lehrern, Mitschülern ... usw.) respektierter, durchschnittlich erfolgreicher Schüler, ein respektiertes Mädchen/ein respektierter Junge sein, ein normaler und seelisch intakter Jugendlicher?‹ Gibt es diesen Wunsch, diese Idee als den winzigen Rest einer alten Fantasie, die dir irgendwann abhandengekommen ist und mit der du wieder Kontakt aufnehmen möchtest, irgendwie?«

Sodann folgt beim Patienten ein innerer Suchprozess, oft ein innerer Kampf, und der Therapeut wiederholt seine Worte, langsamer, dunkler, leiser, hypnotischer – und wartet auf ein ideomotorisches Signal: ein Nicken, ein Durchatmen, ein Schlucken –, und redet weiter: »Falls es einen winzigen Rest, den Zipfel einer Idee von dem gibt, was ich gerade gefragt habe, und du für dich verstanden hast, was gemeint sein könnte, dann finde eine Metapher, ein Symbol, und leg es in die andere Hand.«

Offene, suggestive Gestaltung der beiden Teile durch den Klienten

Der Jugendliche wird aufgefordert, »eventuell« die Augen zu schließen: »... aber nur, wenn du dich wohlfühlst dabei, mit geschlossenen Augen kann man konzentrierter nach innen schauen ...«, und sich nacheinander den gewählten Metaphern zu nähern, in sie hineinzugehen und sie »von innen« zu verändern: »Denn es sind *deine* Teile und *deine* Symbole ... und es ist *deine* Sache, sie zu verändern. Du kannst sie verkleinern, vergrößern, farblich verändern, Töne hinzufügen. Nachher werde ich dich fragen, was du verändert hast oder was sich verändert hat mit deinen Teilen und was in dir, in deinem Körper, mit deinen Empfindungen geschieht, wenn du beginnst, deine Angelegenheiten in deine Hände zu nehmen.«

Lichtbogen, Brücke, Energiefeld – Integration der Teile und Veränderungsprozesse in »vertieften« Zuständen

Beide »Teile« sind nacheinander einzeln bearbeitet worden; und zwar ganz pragmatisch entlang den Submodalitäten: Material, Konsistenz, Gewicht, hohl oder ausgefüllt, Temperatur, Farben usw.: Nun liegen sie dort in den Handflächen, die Handflächen liegen auf den Oberschenkeln, oder sie sind leicht »levitiert«. Mit klassischen Hypnosemitteln wird die Trance vertieft und der Klient aufgefordert, einen Lichtbogen, eine spezielle Brücke oder ein Energiefeld zwischen den Händen, den Teilen zu konstruieren und einen Austausch zwischen den Händen, zwischen den Symbolen zu forcieren und genau darauf zu achten, was da fließt, was genau sich verändert in den oder mit den Metaphern und was im Körper geschieht, im Kopf, in den Schultern, im Brustkorb, im Bauch usw.: »Und falls durch das Hin-und-her-Fließen irgendetwas passiert, was sinnvoll, angenehm, positiv usw. ist, dann nimm das bitte in dich hinein, und lass zu, dass es dort zu wirken beginnt ... dass es sich ausbreitet von den Haarspitzen bis zu den Fußsohlen.«

Manchmal ist es sinnvoll, hinterher nochmals auf die Teile zu schauen, die in den Händen liegen und sich möglicherweise verändert haben (Mrochen u. Vogt 2007).

Skalierungen, Karten, Masken als Modifikation der Teilearbeit

Die Anzahl der Möglichkeiten, mit Teilen in dieser Weise zu arbeiten, ist letztlich unerschöpflich und auch dem Ideenreichtum des Therapeuten und des Patienten überlassen. Verdeckte Teile können durch Masken, die jeweils eine hinter der anderen liegen,[9] durch Spielkarten mit unterschiedlichen Qualitäten und »Aufladungen« oder einfache Skalierungen repräsentiert werden. Dazu fragt man beispielsweise das Kind oder den Jugendlichen nach der Einstufung des Wunsches (z. B. normal zu essen) auf einer Skala von 1 bis 10. Sagt das Kind »5«, kann man sagen: »Halbe-halbe also«, und die Pro-Hälfte und die Kontra-Hälfte, die skeptisch ist oder andere Bedürfnisse verfolgt, als Teile etablieren und mit ihnen arbeiten.

> Lasse, ein fast 13-jähriger Junge, isst nur ausgewählte Dinge, seit er auf der Welt ist. Er ist sehr schlank und leicht mangelernährt, gibt aber an, sich so wohlzufühlen und eigentlich nichts ändern

9 Die Idee ist ursprünglich von Manfred Vogt-Hillmann veröffentlicht worden (1999). Das Kind wird aufgefordert, sich vorzustellen, sein z. B. »Wutgesicht« sei eine Maske, hinter der ein anderes Gesicht oder eine andere Maske sei, die soll das Kind auch aufmalen. Ich (B.-L.) führe dies als Teilearbeit gerne weiter und lasse so viele Masken oder andere Darstellungen ausführen, bis wir beim ursprünglichen Kind angelangt sind. Die Begründung lautet, dass kein Kind traurig oder wütend geboren wird, sondern neugierig, offen und guter Dinge auf diese Welt kommt. Dieses ursprüngliche Kind wird dann als Ressource aufgespürt und bekommt einen sicheren Platz, von dem aus es Einfluss nehmen und beobachten kann.

zu wollen. Nach der Skalierung gefragt sagt er, sein Wunsch sei bei 5. »5 ist mehr als gar nichts oder egal«, bemerke ich, und er nickt: »Hm.« »Wer spricht für die 5, was heißt das?« Ich fordere ihn auf, wenn es in Ordnung für ihn sei, eine Handpuppe für diese 5 auszusuchen. Er nimmt einen exotischen, großen Vogel, der dann sagt, dass Lasse eigentlich ein bisschen dicker und »so mit einem Bauch, eigentlich sogar eher noch mit echten Muskeln, so wie Sylvester Stallone« sein möchte ... Der Teil für die andere Seite der Skala ist ein Waschbär, der einfach nichts anderes akzeptiert, strenge Regeln formuliert, die weit über das Essen hinausgehen, und der ein großer Sicherheitsfanatiker ist. Ich erzähle eine kurze Geschichte vom Waschbär, der so gerne einmal Würfelzucker essen möchte, aber nie dazu kommt, weil er, wenn er mal ein Stückchen Zucker findet, erst einmal zum Fluss gehen und den Zucker waschen muss und waschen muss ... (dabei zerrinnt der Zucker in den Pfoten). Dann spreche ich direkt zu diesem Teil und erkläre ihm, ich fände, dass Lasse alt genug ist zu entscheiden, wie viel er erleben, riskieren, ausprobieren will. Lasse hört aufmerksam zu und entscheidet sich kurz darauf, in den nächsten Wochen bis zu 20 neue Dinge ausprobieren zu wollen (H. B.-L.).

Exemplarisch sollen noch abschließend zwei weitere Methoden vorgestellt werden: die Arbeit mit einem einfachen Blatt Papier, angeregt durch die Impact-Techniken von Danie Beaulieu (2005), und eine hervorragende, allerdings durchaus komplexere Arbeit mit »Footprintings« nach Susan Dowell (2012).

Ein Blatt Papier als »Ornament« des Selbst

Bei der ersten Intervention wird dem Patienten ein einfaches, weißes Blatt Papier gezeigt, und er wird angeregt, sich vorzustellen, dies repräsentiere ihn mit all seinen Teilen, Talenten, Möglichkeiten, Gefühlen, eben sein ganzes »Ich«, und dann dieses Papier zu falten, so oft und so klein, wie er sich fühlt, wenn er in den problematischen Zustand (Angst, Depression, Zorn ...) gerät. Meist wird das ein sehr kleines Stück. Dann wird dem Patienten verdeutlicht, dass dies der Teil ist, der entscheidet, der in die Welt blickt, durch den er, der Patient also, nur noch in die Welt sieht, filtert, bewertet, und selbst wenn das Papier nur auf die Hälfte gefaltet wurde, wird doch klar, wie eingeschränkt und »undemokratisch« dann solche Entscheidungen und Bewertungen sind. Der nun folgende Prozess besteht darin, das Blatt wieder aufzufalten, mit der Frage verbunden, was es brauchen würde, von hier (zusammengefaltetes Papier) den ersten Schritt nach da (einmal wiederaufgeklapptes Papier) zu tun. In die nun aufgeklappte Fläche kann man eine hilfreiche Ressource, Handlung imaginieren, zeichnen oder hineinschreiben. Es entsteht unter Umständen ein Blatt mit vielen durch die Knicke entstandenen Feldern, die mit Ressourcen oder Gefühlen gefüllt sind, welche den »ganzen« Menschen ausmachen. Der Patient kann dieses Blatt in die Hosentasche stecken, mitnehmen und bei Bedarf nutzen, einmal, um zu skalieren, wie »klein Sie sich gerade zusammenfalten«, und um sich gleichzeitig an seine Möglichkeiten und den Prozess des Sich-wieder-Auffaltens zu erinnern. Es wird deutlich durch diese Art der Symbolisierung, dass die Ressourcen, Kompetenzen und das gesamte Erleben nicht »weg«, sondern sozusagen nur weggefaltet sind, d. h., dass der Patient mehr ist als das, was er gerade erlebt und denkt.

Die Arbeit mit Footprintings

Die Arbeit mit den Footprintings (nach Susan Dowell 2012)[10] nutzt unterschiedlich farbige, aus Neopren® gefertigte paarweise Fußabdrücke, die vom Patienten stellvertretend für ein Gefühl oder einen Zustand auf den Boden gelegt werden, sodass am Ende unterschiedliche Zustände markiert und in ihrer Dynamik zueinander verändert werden.[11]

So hat z. B. ein an Bulimie erkranktes 17-jähriges Mädchen die Farbe Orange ausgewählt für den Drang, »etwas in mich hineinzustopfen«. Dann erfolgt die Aufforderung, sich auf diese Fußabdrücke zu stellen, intensiv wahrzunehmen, was dort zu hören, zu fühlen ist, welche Gedanken oder Körperhaltungen sich einstellen, und so lange die Position oder Lage zu verändern, bis sie »passen« zu diesem Zustand. Nun folgt z. B. die Frage: »Welcher Teil in dir hört diesem Teil, dieser Stimme zu, folgt

10 Diese Methode wurde von Dowell auf der ISH-Tagung (Congress of Hypnosis of the International Society of Hypnosis) am 18.10.2012 in Bremen vorgestellt und bisher nicht in der deutschsprachigen Literatur veröffentlicht.

11 Empfehlenswert sind dafür die von Susan Dowell hergestellten Footprintings, die man über das Internet beziehen kann. Man kann diese Abdrücke, die letztlich wie Bodenanker funktionieren, aber auch selbst oder gemeinsam mit dem Klienten herstellen.

ihr?« Die Jugendliche sucht ein graues Paar aus, probiert länger verschiedene Positionen aus und sagt dann: »Komisch, die Grauen liegen direkt davor, nein, halb darauf ...«. Wieder wird durch das Einnehmen der Position der Zustand etabliert, eventuell nach Herkunft, Alter und Stimmung befragt. Es folgt die Benennung weiterer Teile, z. B. auch eines Teiles, der frei sein will davon, der ist hier lila und liegt weit weg hinten rechts im Raum (Abb. 17).

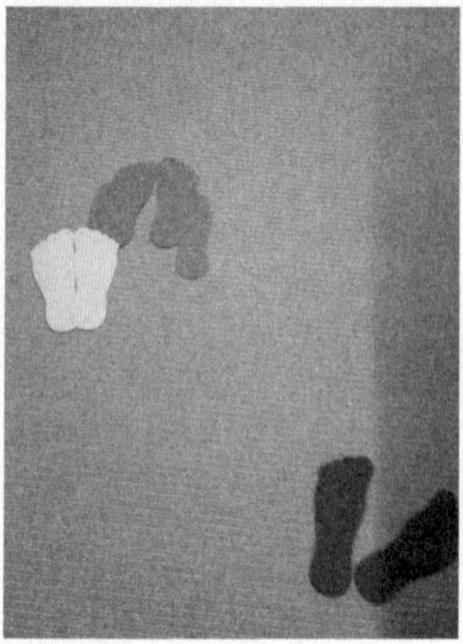

Abb. 17: Footprintings zu Beginn ...

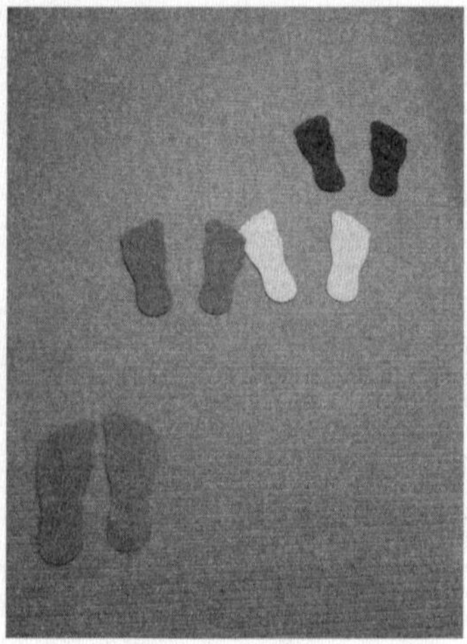

Abb. 18: ... und am Ende der Arbeit

Dann wird die Patientin aufgefordert, die Position im Ist-Zustand einzunehmen und hineinzuspüren und wahrzunehmen, was sie dort hält und was sie an den Positionen ändern könnte, um sich komfortabler zu fühlen, anders, besser vielleicht ...

Die Patientin probiert unterschiedliche Veränderungen, bis sie schließlich alle Fußpaare anders positioniert, das Lila vor sich, das Grau neben sich und das Orange hinten links, während sie selbst auf gelben Abdrücken steht, die, wie sie sagt, ihr »eigentliches Ich« repräsentieren (Abb. 18). Dieser Zustand wird dann als Ressource geankert, durch eine innere Symbolisierung vertieft und mit einer entspannt stabilen Körperhaltung verbunden. Die Jugendliche macht mit dem Handy ein Foto von dem letzten Bild der Fußabdrücke, damit sie sich immer daran erinnern könne (H. B.-L.).

Auch hier wird der Wechsel von Assoziation (in die Zustände hineingehen) und Dissoziation (wieder hinaustreten und sich von dort aus betrachten und neu organisieren) genutzt und die Position des regulierenden reifen Teiles (Ich) gestärkt. Diesen Anteil – nenne man ihn den »inneren Beobachter«, die metakognitive Position, den »Boss« oder eben das »Selbst« – aufzuspüren, zu nähren, zu ermutigen und zu stärken ist in der Regel wesentliche Voraussetzung für die Möglichkeit der Selbstorganisation, für die innere Balance und Persönlichkeitsentfaltung.

Die Erforschung von Ego-States mithilfe kreativ-expressiver Kunsttherapie – Eine Studie über den Fall einer Heranwachsenden

Elzette Fritz[12]

In diesem Kapitel präsentiere ich die Fallstudie einer Jugendlichen. Dabei möchte ich veranschaulichen, wie durch kreativ-expressive Kunsttherapie Zugang zu verschiedenen Ich-Zuständen gefunden wurde. Anfangs geschah dies mithilfe von Zeichnungen, später wurde die Sandspieltherapie dafür genutzt, Funktionen und Stärken der Ego-States zu untersuchen und zu symbolisieren. Letzteres ermöglichte es der Klientin, die Ego-States differenzierter darzustellen und die Beziehungen zwischen ihnen neu zu definieren. Als sie die Stärken ihrer Ego-States erkannt hatte, konnten sich innere Konflikte auflösen. Die kreativ-expressive Arbeit gab ihr Gelegenheit, spielerisch eigene Lösungen für diese Konflikte zu finden. Im vorliegenden Kapitel werden folgende Fragen beantwortet:

- Was ist kreativ-expressive Kunsttherapie?
- Wie kann man kreativ-expressive Kunsttherapie nutzen, um Ego-States zu identifizieren und zu untersuchen?
- Wie können Zeichnungen zur Erkundung von Ego-States beitragen?
- Wie können Ego-States im Sandspiel erforscht werden?
- Welche Vorteile haben kreativ-expressive Techniken bei der Erkundung von Ich-Zuständen?

Die Arbeit mit Jugendlichen

Als ich als Psychologin mit Jugendlichen konfrontiert wurde, die auf ihrer Suche nach Identität von Hormonen überwältigt wurden, konträre Emotionen durchlebten und darum kämpften, in einer für sie äußerst verwirrenden Welt ihren Platz zu finden, fragte ich mich, wie ich diesen Klienten helfen könnte, ihr Erleben auch jenseits verbaler

12 Übersetzung: Theo Kierdorf

Kommunikation auszudrücken. In der südafrikanischen Landschaft mit ihren elf offiziellen Sprachen und mit kulturellen Praktiken, die es Menschen verwehren, mit einem Psychologen über persönliche Probleme zu sprechen, sind außersprachliche therapeutische Interventionen unverzichtbar. Die Frage war, wie ich einen sicheren Raum schaffen könnte, in dem Heranwachsende ihre verwirrenden Erlebnisse mitteilen könnten, ohne sich verbaler Sprache zu bedienen. Als ich an meine eigene Jugend dachte, erinnerte ich mich, wie ich die Freiheit bei den Bewegungsimprovisationen in der Ballettklasse genossen hatte und wie sich mein Körper beim Tanzen mit inneren Konflikten auseinanderzusetzen vermocht hatte – ebenso wie beim Zeichnen und beim freien Schreiben. In dieser Lebensphase hatte ich bereits selbst erlebt, dass

> »Kunst und Kreativität […] die Medikamente der Seele (sind) – das, was die Seele nutzt, um für sich selbst zu sorgen, ihre Krankheiten zu heilen und ihre Vitalität wiederherzustellen« (McNiff 2004, p. XIII).

Kreativ-expressive Kunsttherapien

Menschen können sich auf unzählige Arten künstlerisch ausdrücken. Imaginativer und kreativer Ausdruck sind eine Gabe, über die jedes Kind von Geburt an verfügt, und ein Mittel der Externalisierung, wenn Worte nicht ausreichen. Da jeder künstlerische Ausdruck eine Erzählung kommuniziert, die das gegenwärtige Erleben wie auch Möglichkeiten der Veränderung und Transformation spiegelt, ist es bei der Nutzung künstlerischer Mittel in der Therapie wichtig, die grundlegende Positivität im Kunstgegenstand und im künstlerischen Tun anzuerkennen. Viele Therapeuten machen die Wahl der therapeutischen Mittel von den spezifischen Schwierigkeiten bestimmter Klienten abhängig, statt zu reflektieren, ob die gewählte Therapie den persönlichen Eigenarten der Klienten gerecht wird (Lev-Wiesel a. Doron 2004) und ob die gewählten Ausdrucksmittel ihnen entsprechen. Statt sich auf Ausdrucksformen der Pathologie zu fixieren, sollten Therapeuten nach der ästhetischen Qualität und positiven Energie suchen, die in der Kunst zum Ausdruck gelangen (McNiff 2004). Klienten sollten daher unter verschiedenen künstlerisch-therapeutischen Medien wählen können, zwischen verschiedenen Arten von Farben, Ton, Bewegung und Tanz, Musizieren und Singen, Sandspiel und Puppenspiel. All diese Mittel eignen sich für dramatischen Ausdruck und erschließen unterschiedliche Ausdrucksfähigkeiten, was insbesondere für Jugendliche wichtig ist, die sich von innerem und äußerem Chaos überwältigt fühlen.

Wenn man sich künstlerischen Aktivitäten widmet, ist die Aufmerksamkeit auf den Prozess fokussiert, Zeit und Ort treten in den Hintergrund. Nach Mills und Crowley (zit. nach Bliss 1994, S. 259) stellt sich »durch den Prozess des Zeichnens auf natürliche Weise Dissoziation ein«. Das Zeichnen ermöglicht es, ein Problem zu objektivieren und eine andere Sicht darauf zu gewinnen. Künstlerische Aktivitäten fördern somit das Tranceerleben und verbessern dadurch den Zugang zum Unbewussten. Nach C. G. Jung bezeichnet »aktive Imagination« einen Prozess, bei dem vergrabene und oft unbewusste Bilder an die Oberfläche treten und dann vom Bewusstsein genutzt werden können, was durch Tanz, Singen, Schreiben, Bildhauern, Malen und andere künstlerische Aktivitäten unterstützt werden kann (Newham 2006). Unbewusste Prozesse können generativ und autonom vonstattengehen; dabei wird das Prinzip genutzt, dass alles, was der Klient tut, es ihm ermöglichen wird, sich zu verändern, sofern es gelingt, neue Einsichten zutage zu fördern. Durch kreative Aktivität kann »unbewusstes Material, das vorher der Untersuchung nicht zugänglich war« (Buchalter 2004, p. 26), zum Ausdruck gelangen. Deshalb ermöglicht kreative Kunst es nach McNiff (2004), sich Bilder, Metaphern und Symbole für Erlebnisse und Gefühle zu erschließen, zu denen sich durch bloßes Reden nicht ohne Weiteres Kontakt herstellen lässt.

Die Erforschung von Ego-States mithilfe kreativ-expressiver Kunsttherapie

Die therapeutische Arbeit mit Teilen (oder Ego-States) besteht darin, die jeweiligen Teile des Unbewussten zu identifizieren, den Zugang zu ihnen zu erschließen und mit ihnen direkt zu kommunizieren, um einem Klienten zu helfen, ein gewünschtes Ziel zu erreichen (Hunter 2006). Dabei wird angenommen, dass jeder dieser Anteile eine spezifische Funktion hat, in der Innenwelt des Klienten eine bestimmte Rolle spielt und deshalb seinen eigenen Wert und seine Bedeutung hat. Ego-State-Therapie ist das geeignete Mittel, wenn ein Klient innere Konflikte erlebt und bemerkt, dass ein innerer Anteil ein anderes Ziel anstrebt als ein anderer. In solchen Fällen geht es darum, einen klientzentrierten (im Gegensatz zum therapeutenzentrierten) Dialog zwischen den verschiedenen Anteilen zu initiieren, und es ist unverzichtbar, dass nicht der Therapeut, sondern der Klient selbst die verschiedenen Anteile seiner inneren Selbstfamilie identifiziert.

Die Nutzung künstlerischer Mittel schlägt eine Brücke zwischen Unbewusstem und Bewusstsein und eröffnet einen Dialog zwischen den Ego-States. Der Fall Alice veranschaulicht, wie es dieser Klientin gelang, ihren inneren Konflikt mithilfe von Zeichnungen auszudrükken. Dies ermöglichte es, anschließend verschiedene Ich-Zustände im Sandspiel zu erkunden, zwischen ihnen einen Dialog zu initiieren und schließlich einen zur Integration führenden Wandel herbeizuführen.

Vorstellung von Alice

Als Alice[13] zu mir kam, war sie 14 Jahre alt und in der siebten Klasse, ihrem letzten Jahr der Grundschule. Kurz zuvor war bei ihr die Scheuermann-Krankheit diagnostiziert worden, eine Störung der Skelettentwicklung, die in der Pubertät auftritt und die normale Wölbung des Oberrückens verändert. Aufgrund dieser Entwicklungsstörung musste sie ganztägig eine Art Korsett tragen, das jeden Monat angepasst wurde. Außerdem musste sie jede Woche zu einer physiotherapeutischen Behandlung. Zu allem Überfluss trug sie eine Zahnspange. Sie war das jüngste von drei Kindern, und die Beziehungen zwischen den Familienmitgliedern waren gut. Alice' Eltern waren Freiberufler, und die Familie lebte in einer »besseren« Wohngegend. Die Klientin war sehr sensibel, und ihre schulischen Leistungen lagen in ihrer Klasse an der Spitze. Sie besuchte eine private Mädchenschule und fühlte sich anders als ihre Mitschülerinnen, und das war auch schon so gewesen, als sie noch kein Korsett und keine Zahnspange getragen hatte. Sie hatte einige engere Freundinnen, aber innerhalb dieser Gruppe gab es offenbar massive Konflikte. Bevor ihr Arzt ihr ein Korsett verordnet hatte, hatte sie Freude an Gesellschaftstänzen gehabt und außerdem gerne geschrieben und gezeichnet. Auf die Frage, worin nach ihrer Auffassung das Problem bestehe, antwortete sie: »Ich werde nie irgendjemandem gefallen können.« Außerdem erklärte sie: »Ich weiß nicht mehr, wer ich bin«, und berichtete von einer inneren Stimme, die ihr ständig sage: »Du bist dumm«, »Es ist deine Schuld« und »Du

13 Der Name und einige Detailinformationen wurden geändert, damit die Anonymität gewahrt ist.

hast dein Urteilsvermögen verloren«. Sie berichtete auch, sie werde weniger gut mit Stress fertig als früher und neige zu Angstattacken. Wegen dieser Reaktionen war sie noch dazu auf sich selbst wütend.

Bei meiner Arbeit mit Alice rekapitulierte ich den Prozess, der für kreativ-expressive Kunsttherapie wichtig ist (Atkins a. Williams 2007), indem ich einige Hintergrundinformationen einholte und wir die Ziele bestimmten, die Alice in der Therapie erreichen wollte. Sie wünschte sich, jemand könne ihr ermöglichen zu glauben, dass es okay sei, Alice zu sein – wobei sie es für unverzichtbar hielt, dass jeder Teil von ihr davon überzeugt würde. Aufgrund dieser Äußerung ging ich von der Existenz verschiedener Ich-Zustände aus und bat sie, das Gesagte irgendwie darzustellen – in Form einer Zeichnung, einer Collage, eines Textes oder wie auch immer sie es ausdrücken wolle.

Zur nächsten Sitzung brachte Alice einige Zeichnungen mit. Ich verstand dies als Hinweis, dass sie sich an unserer gemeinsamen Arbeit aktiv beteiligen wollte und Vertrauen gefasst hatte. Weil sie bereit war, ihre Ängste zu offenbaren und zu erforschen, wurde die Beziehung zwischen uns zum Garanten von Vertrauen, und mir fiel die Aufgabe zu, authentische Präsenz zu zeigen, ihre Zeichnungen mit aufrichtigem Interesse anzuschauen und ihr mit Respekt und Empathie zuzuhören. Sie erläuterte mir ihre Zeichnungen und beschrieb die erste (Abb. 19) als Kopf eines Mädchens, dessen Augen nach innen schauten, was andeuten sollte, dass die Abgebildete reflektierte und in sich hineinschaute.

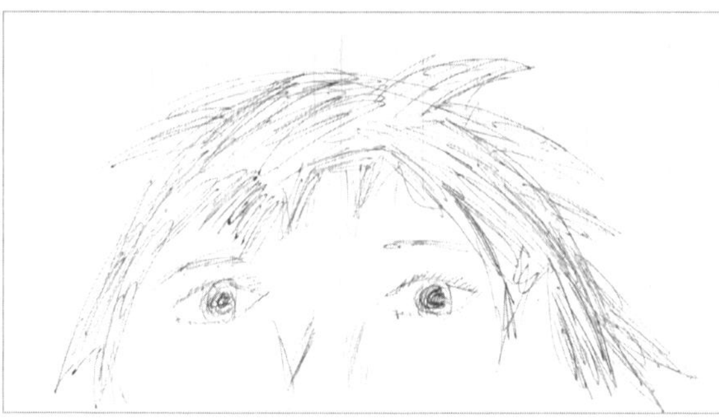

Abb. 19

Die zweite Zeichnung war eine »Nahaufnahme« eines der beiden Augen. Im Fokus stand die Mitte des Auges, in dem sich die Silhouette eines Kopfes und einer Schulter spiegelte. Dies war laut Alice der entscheidende Punkt der Zeichnung und Grundlage ihres nächsten Bildes. Alice sagte, diese Zeichnung sei sehr subtil, weil man das Abgebildete leicht übersehen könne. Später sagte sie: »Es gibt im Leben mehr als das, was sichtbar ist.«

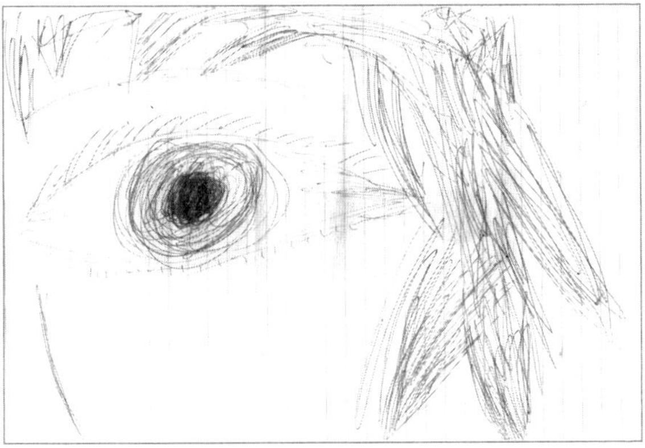

Abb. 20

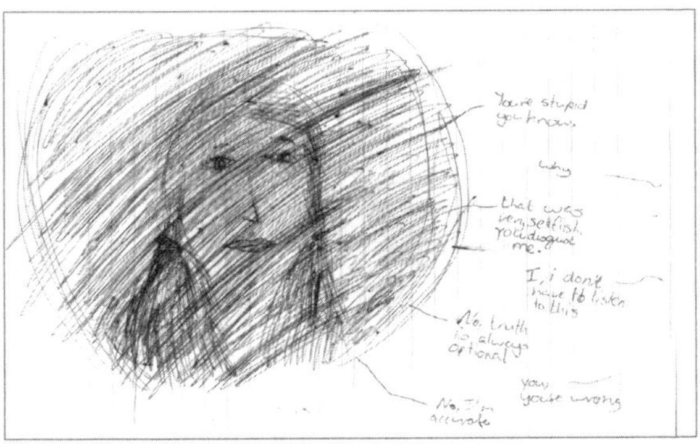

Abb. 21

Auf dem dritten Bild (Abb. 21) waren Silhouette und Schulter nähergezoomt, und auf diesem Bild war außerdem folgender Dialog zu lesen:

> Stimme 1: Du bist dumm, und das weißt du.
> Stimme 2: Warum?
> Stimme 1: Das war sehr egoistisch von dir. Du ekelst mich an.
> Stimme 2: Das brauche ich mir nicht anzuhören.
> Stimme 1: Nein, die Wahrheit steht für dich immer zur Disposition.

Stimme 2: Du hast unrecht.
Stimme 1: Nein, was ich sage, stimmt.

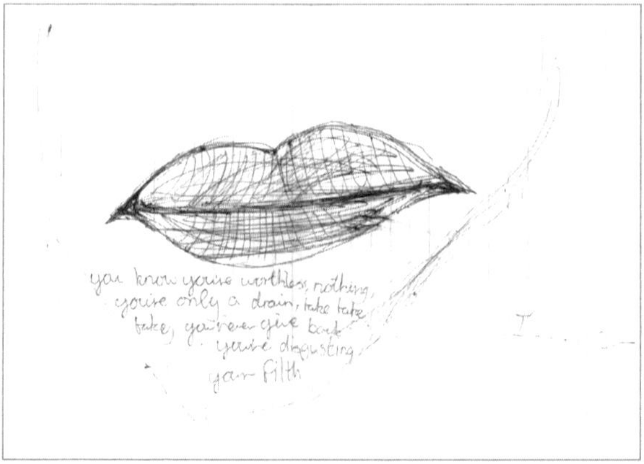

Abb. 22

Ihre vierte Zeichnung war eine »Nahaufnahme« eines Kinns und eines Mundes, und aus dem Mund kamen folgende Worte: »Du weißt, dass du nichts wert bist, gar nichts; du bist wie ein Gully: Du nimmst, nimmst und nimmst. Und du gibst nie etwas zurück. Das ist ekelhaft, und du bist dreckig.« Alice erklärte, ihr Gehirn wisse, dass das nicht wahr sei, aber ihr Herz bezweifle die Ansicht des Gehirns – was auf einen Konflikt zwischen Kopf und Herz hindeutete.

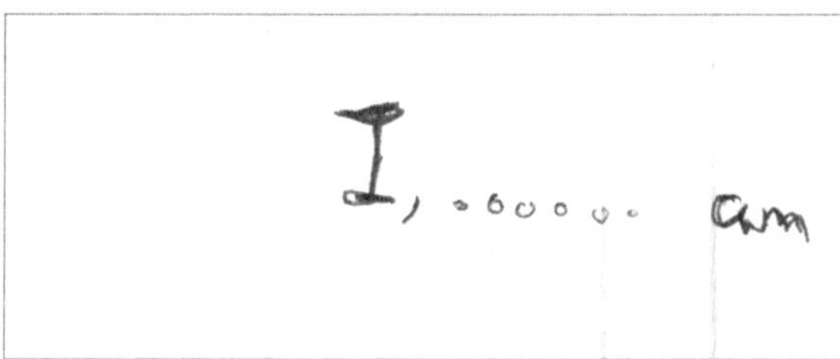

Abb. 23

Auf ihrer fünften Zeichnung standen die Worte »Ich, ... bin«, gefolgt von Schweigen. Alice erklärte, an diesem Punkt habe sie keine Energie mehr und gebe es auf, sich auf den Streit einzulassen, sondern versuche stattdessen, sich davon zu überzeugen, dass sie »gut« sei. Darauf folgte die sechste Zeichnung, die Traurigkeit darstellen sollte.

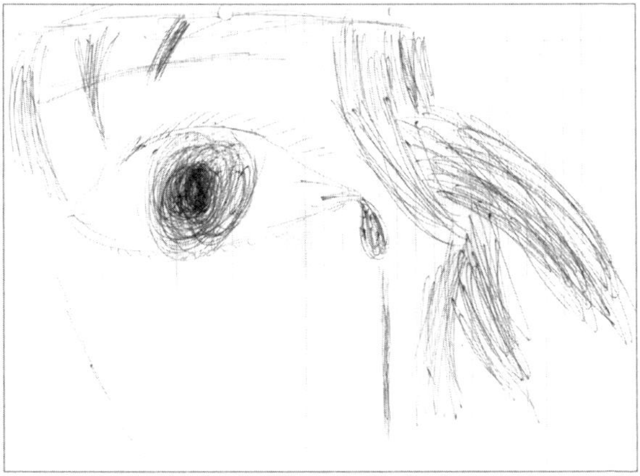

Abb. 24

Ihre letzte Zeichnung (Abb. 25) kehrte zum Mund zurück und enthielt das Wort »Gut«, und sie erklärte, dies sei die Stimme, die ihr Aufgeben, ihre Kapitulation vor der Kritik, gutheiße.

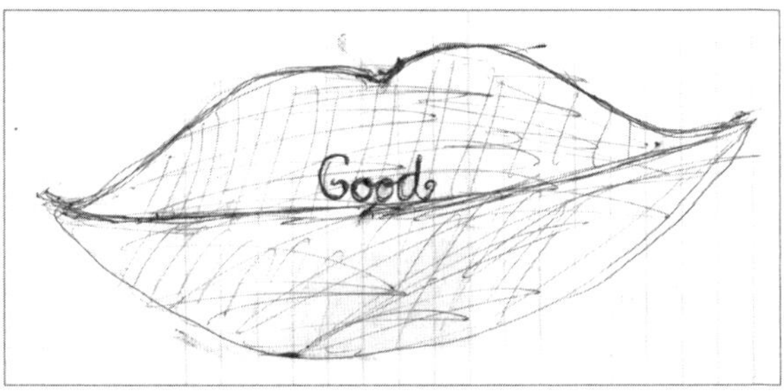

Abb. 25

Den Zeichnungen entnahm ich, dass Alice einen inneren Konflikt erlebte, und fragte mich, inwieweit an der Verbannung der Kritik jemand anders beteiligt war. Während einer gründlicheren Auseinandersetzung mit ihren Zeichnungen erklärte Alice, sie habe im vergangenen Jahr bei sich selbst eine Veränderung bemerkt. Dieses Jahr war für sie sehr schwierig gewesen, und sie habe in dieser Zeit oft sehr emotional reagiert. Ihre Schwierigkeiten hingen besonders mit einer bestimmten Freundin zusammen, die versuchte hatte, Alice zu dominieren und herabzusetzen. In unserem Gespräch erwähnte die Klientin auch, dass es ihr schwerfalle, ständig bescheiden zu sein und an diejenigen zu denken, die weniger glücklich als sie seien. Sie wolle manchmal einfach über ihre Erfolge sprechen und ihre Freude an Reisen nach Übersee ausdrücken. Als die Sitzung sich dem Ende näherte, bat ich Alice, bis zur nächsten Sitzung über die Stimmen nachzudenken, die in ihren Zeichnungen zum Ausdruck kämen.

In der nächsten Sitzung wählte Alice Bilder aus Zeitungen aus, die sie zu einer Collage verarbeitete. Collagen kann man aus fast jedem Material herstellen, indem man es zerschneidet und zerreißt und anschließend auf eine festere Papierunterlage klebt (Buchalter 2004). Collagen aus Zeitschriften können zum Ausdruck von Gedanken und Gefühlen genutzt werden; dies ist eine Form des Ausdrucks, die oft als relativ wenig bedrohlich empfunden wird. Während Alice an der Collage arbeitete, konnte ich einen Eindruck von ihrem psychischen und körperlichen Zustand gewinnen. Sie suchte die Bilder, die ihr etwas sagten, schnell aus und stellte sie auf eine sehr strukturierte und sogar symmetrische Weise zusammen; dies ließ eine Inflexibilität erkennen, die ihr durch das Rückenkorsett beeinträchtigtes Freiheitsgefühl und das Gefühl der Behinderung durch Regeln, die ihr Leben bestimmten, spiegelte. Die Arbeit an der Collage ermöglichte es Alice, verschiedene eigene Anteile zu identifizieren und ihren Namen, ihr Alter und ihre Rolle in ihrem Leben zu beschreiben:

- Die Rebellin (zwölf Jahre alt): Alice sah diesen Anteil als für ihre emotionalen Ausbrüche verantwortlich an. Sie erklärte, er sei humorvoll und aggressiv und helfe ihr, sich als die wohlzufühlen, die sie sei. Die Rebellin könne sehr ausfällig werden, wenn sie glaube, es liege eine Ungerechtigkeit vor. Sie lache aber auch gerne über Dinge und sei kontaktfreudig, gebe allerdings manchmal schnell auf.
- Die Träumerin (alterslos): Von diesem Anteil berichtete Alice, er ermuntere sie, wenn sie sich niedergeschlagen fühle. Er sehne sich nach einer idealen, konfliktfreien Welt, in der es weder Krankheiten noch Ungerechtigkeiten gebe. In ihm befinde sich ihre innere Kraft.
- Der Gremlin (14 Jahre alt): Von diesem Anteil sagte Alice, er kritisiere sie ständig und flüstere ihr verletzende Dinge zu, damit sie sich mit sich selbst unwohl und anderen unterlegen fühle. Indem der Gremlin andere herabsetze, verschaffe er sich Macht.

Durch die Auseinandersetzung mit diesen Anteilen gelang es Alice, eine Verbindung zwischen dem *Gremlin* und einer Freundin herzustellen, die sie oft verbal tyrannisiert hatte. Ich schloss, dass dieser Anteil ein Introjekt dieser Freundin sei, also ein Anteil, den Alice verinnerlicht hatte. Bei der Auseinandersetzung mit der *Rebellin* sah Alice eine Verbindung zu ihrer aktuellen Entwicklungsstufe. Seit Beginn der Adoleszenz hatte sie immer wieder Regeln und Vorschriften infrage gestellt – so beispielsweise das System religiöser Überzeugungen, die für das Christentum typisch sind, außerdem hatte sie sich seither ihren Lehrern und Eltern gegenüber kritisch gezeigt. Die *Träumerin* sah sie als alterslos an, da sie ihr Kern, ihre innere Energie sei. Alice erklärte, der Dialog auf ihren Zeichnungen finde zwischen der *Rebellin* und dem *Gremlin* statt. Da sich Alice' Beziehungen zu ihren Freundinnen seit Beginn der Adoleszenz verändert hatten, erschien dies plausibel. Weil uns jedoch das Bedürfnis der Klientin nach Stärke und Integration mehr interessierte, vertieften wir uns nicht intensiver in ihr dissoziatives Erleben. Ich forderte sie vielmehr auf, den Anteil zu benennen, der wisse, wie sich das Problem, das sie erlebe, auflösen lasse. Sie nannte daraufhin die *Träumerin*. Ich schlug ihr vor, sich während der bevorstehenden Ferien mit der *Träumerin* zu befassen. Sie kam diesem Vorschlag gerne nach.

In den Schulferien verbrachte Alice viel Zeit mit Schreiben, Zeichnen und Malen. Auf meine Bitte, einige ihrer kreativen Produkte mit in unsere Sitzung zu bringen, ging sie nicht ein. Lieber wollte sie sich damit befassen, wo sie selbst momentan stand. Deshalb schlug ich ihr in unserer nächsten Sitzung vor, eine Szene im Sandkasten aufzubauen, die mir Aufschluss über ihr gegenwärtiges Erleben geben könnte.

Die Erkundung von Ego-States mithilfe des Sandkastens

Sandspieltherapie[14] basiert auf der Symbolik und den Archetypen C. G. Jungs, und ihre Anwendung setzt eine eingehende Kenntnis ihres theoretischen Rahmens voraus.

Findet Sandspiel im Rahmen einer kreativ-expressiven Kunsttherapie statt und werden dabei Symbole und Figuren verwendet, können sich Klienten mithilfe dieser Mittel nonverbal ausdrücken und

14 Die Autorin bezieht sich mit dieser Aussage auf die klassische Anwendung der Sandspieltherapie nach Dora Kalff (1996) (Anm. der Herausgeberin). Zum methodischen Vorgehen vgl. auch die Beiträge von Brächter in diesem Band.

anschließend über den Prozess reflektieren (Rubin 2010). Die Möglichkeiten, im Sand Geschichten zu entwickeln, sind unbegrenzt, und wie diese Arbeit in eine kreativ-expressive Kunsttherapie einbezogen wird, hängt vom Therapieanlass ab. Durch die Arbeit im Sand kann der Therapeut an der Welt des Klienten teilhaben, da sie es ermöglicht, innere Erlebnisse zu externalisieren.

Alice wurde gebeten, im Sand eine Szene zu ihrem augenblicklichen Erleben aufzubauen; dabei sollte sie die in der vorigen Sitzung identifizierten inneren Anteile einbeziehen. Ich führte ihr vor, wie sie im Sand Berge, Flüsse oder Tunnel entstehen lassen konnte, und stellte ihr die verschiedenen Symbole vor.

Während Alice Symbole auswählte, erklärte sie, sie fühle sich wesentlich besser. Ihr Engagement beim Zeichnen, Malen und Schreiben während der Ferien habe ihr offenbar geholfen, und sie höre die kritisierende innere Stimme nun seltener. Sie wählte vier Objekte aus – einen Drachen, eine Bibel, eine Eule und ein Haus – und positionierte sie im Sand. Dabei erklärte sie, es falle ihr nun leichter, sich als Ganzes und ihre unterschiedlichen Anteile zu akzeptieren. Es interessiere sie mehr, sich als ein Ganzes zu sehen, als ihre verschiedenen Anteile zu erforschen. Daraufhin bat ich sie, mir die gewählten Symbole zu erläutern. Zunächst ging sie auf den Drachen ein. Sie sagte, sie liebe Drachen, weil ihre Kraft und Schönheit sie fasziniere. Zur Bibel erklärte sie, sie sehe sich zwar als Christin, sei aber mit der Bibel und damit, wie Gott darin dargestellt werde, nicht einverstanden. Gott werde als jemand dargestellt, der ständig beobachte, als jemand, der nur darauf warte, dass ein Mensch zur Sünde verführt werde und dann einen Fehler mache. Sie hingegen verstehe Gott als jemanden, der Menschen unterstütze und bereit sei, Menschen zu geleiten, wenn sie ihn darum bäten. Gott sei bereit zu vergeben; er sei eine Macht, die Menschen dazu inspiriere, wunderschöne Musik zu schreiben und sich kreativen Aktivitäten zu widmen, und verkörpere Liebe. Die weiße Eule sei für sie ein Symbol der Weisheit. Warum sie das Haus ausgewählt hatte, war ihr selbst nicht klar, doch das ungewöhnliche Äußere des Hauses habe ihre Aufmerksamkeit gefesselt. Es wirke ein wenig wie ein Märchenschloss. Alice war fasziniert von Dingen, die »nicht sind, was man von ihnen erwartet, von Dingen, die nicht Klischees entsprechen«.

Anschließend fragte ich sie, was die von ihr gewählten Symbole miteinander verbinde. Sie antwortete: »Sie sind alle anders« – womit sie meinte, sie verstehe ihren Sinn anders, als er normalerweise gedeutet werde. Auf die Frage hin, was dies über sie selbst aussage, antwortete sie, sie sehe das Leben generell anders als ihre Freundinnen, und ihre Ansichten widersprächen oft dem allgemeinen Verständnis. Deshalb habe sie sich in der Vergangenheit minderwertig gefühlt, und dadurch seien ihre inneren Konflikte entstanden. Sie gelangte zu der Einsicht, dass sie sich nicht durch Selbstzweifel zu quälen brauche, wenn sie an etwas glaube. Auf die Frage, wie dies mit den Anteilen der *Rebellin*, des *Gremlins* und der *Träumerin* zusammenhänge, bezog sie ihre Erkenntnisse aus dem Sandspiel auf die Träumerin und die Rebellin. Diese Anteile verfügten über viel Einsicht und innere Überzeugungskraft.

Die kreative Arbeit mit dem Sandkasten zeigte, dass Alice bereit war, unter die Oberfläche der Dinge zu schauen. Dies unterschied sie von ihren Altersgenossinnen und bewirkte, dass sie sich häufig sehr allein fühlte. Andererseits zeigte diese Eigenschaft, dass sie eine sehr starke Persönlichkeit und einen kritischen Geist hatte. Schließlich bat ich Alice, ein Symbol für diese Qualität zu wählen. Sie wählte eine Fledermaus, ein Tier, das unwissende Menschen als Symbol für das Böse verstehen und mit dem sie Angst verbinden. Alice hingegen hielt Fledermäuse für faszinierende Geschöpfe mit sehr feinen sensorischen Fähigkeiten.

Beeindruckend an dieser Sitzung war, wie Alice aufgrund ihrer Selbstwahrnehmung als »anders« innere Konflikte und Zweifel erlebt hatte, und zwar nicht nur körperlich, sondern auch in Bezug auf ihr kritisches Denken. Durch ihre kreative Arbeit im Sandkasten gelangte sie zu folgender Einsicht: »... dass mich gemeine Menschen für merkwürdig halten, ist jetzt für mich okay. Ich habe mich bisher ständig davor gefürchtet, von anderen Menschen als schlecht oder böse angesehen zu werden – als jemand, der anderen übel mitspielt. Deshalb bin ich paranoid geworden und habe geduldet, dass einige auf mir herumgetrampelt sind. Das war so, als ich an allem gezweifelt habe.« Ihr wurde klar, dass es Überkompensation gewesen war, alle Schuld auf sich zu nehmen und alles, was schiefging, sich selbst zur Last zu legen. Indem sie sich in der Therapie auf die Debatte zwischen ihren Anteilen einließ und ihre Kreativität zum Ausdruck brachte, gelang es ihr, ihre bisherige falsche Selbstwahrnehmung zu korrigieren.

Die Symbolarbeit ermöglichte es Alice, den *Gremlin* als Teil von jemandem anders zu identifizieren. Der *Gremlin* brauchte es, auf anderen herumzutrampeln, konnte sich nur gut fühlen, wenn andere sich schlecht fühlten, und sich nur akzeptiert fühlen, wenn jemand anders sich nicht akzeptiert fühlte. Im weiteren Verlauf der Arbeit fand Alice heraus, dass der Drache ihr Symbol für die *Rebellin* und die Eule ihr Symbol für die *Träumerin* war. Schließlich identifizierte sie die Fledermaus als Symbol für ihre Person als Ganzes – etwas, womit sie sich sehr wohlfühlte und wodurch sich ihr anfangs geäußertes Bedürfnis erfüllte, sich mit sich selbst, so wie sie war, völlig wohlzufühlen. Am Schluss dieser Sitzung erklärte Alice, sie habe das Gefühl, erreicht zu haben, was sie hatte erreichen wollen; deshalb vereinbarten wir keine weiteren Sitzungen. Allerdings hielt sie während der nächsten Jahre Kontakt zu mir, indem sie mir gelegentlich E-Mails schickte, um mich auf dem Laufenden zu halten, wie es ihr ging. Hin und wieder trafen wir uns auch zu einigen Sitzungen, in denen sie ihre Beziehungen zu anderen erkundete. Allerdings hatte sie erkannt, dass kreatives Schreiben, Zeichnen und Malen für sie die besten Möglichkeiten waren, sich auszudrücken und sich »in Form« zu halten.

Die Nutzung kreativ-expressiver Künste zur Erforschung von Ego-States

Der Prozess, an dem sich meine Arbeit mit Alice orientierte, besteht aus folgenden Schritten (Eaton, Doherty a. Widrick 2007): Zunächst stellten wir fest, weshalb sie sich für eine Therapie entschieden hatte und was sie damit erreichen wollte. Anschließend betätigte sich Alice künstlerisch, indem sie ihr Dissoziationsempfinden und ihren inneren Konflikt durch Bleistiftzeichnungen ausdrückte. Im Rahmen der Therapie entwickelte sie eine Geschichte zu den Bildern, wobei sie einen Dialog zwischen den verschiedenen Bildern erkannte und aufgrund dessen ihren erlebten Konflikt benannte. Im Anschluss daran untersuchten wir mithilfe der Symbole im Sand die Verbindung zwischen dem Dialog, ihren destruktiven Beziehungen zu Freundinnen sowie ihrer einzigartigen Persönlichkeit und ihrem Gefühl, anders zu sein – sowohl äußerlich wegen Korsett und Zahnspange als auch innerlich wegen ihres kritischen Geistes. In diesem Prozess befassten wir uns auch mit ihrem Gefühl, sich ihren Freundinnen entfremdet zu haben, und mit ihrer Tendenz, sich überkritisch zu sehen und zu verachten.

Der kreative Ausdruck ermöglichte es Alice, ihre Annahmen über sich selbst zu hinterfragen, ihre stereotypen Wahrnehmungen zu verändern und neue Einsichten über sich und andere zuzulassen.

Der Therapieprozess war an Alice' Bedürfnisse angepasst worden; ihre Stärken und Bewältigungsmöglichkeiten waren genutzt worden, statt dass wir uns auf ihr Dissoziationsempfinden fixiert hätten. Wir haben uns in der Therapie auf ihre inneren Kräfte konzentriert, um sie zu stärken.

Die Vorteile kreativ-expressiver künstlerischer Techniken bei der Erkundung von Ego-States

Durch die Einladung zu einem kreativen Prozess, der ihre Interessen und bevorzugten Ausdrucksweisen berücksichtigte, gelang es in kurzer Zeit, *Rapport* zu Alice aufzubauen. Sie erhielt die Möglichkeit, sich und ihr Erleben ihres inneren Konflikts auf eine Weise darzustellen, die ihrem Ausdrucksweg entsprach. Ich trug ihrem Interesse an künstlerischen und kreativen Aktivitäten Rechnung, und sie war bereit, sich in einer anderen »Sprache« auszudrücken. Aufgrund ihrer gut entwickelten sprachlichen Fähigkeiten neigte Alice zum Rationalisieren. Dies hätte leicht bewirken können, dass wir wochenlang über ihren inneren Konflikt und ihre Dissoziation geredet hätten. Doch durch die Nutzung von Kunst als Ausdrucksmedium erhielt Alice die Möglichkeit, ihr Problem mithilfe *frei gewählter* nonverbaler Ausdrucksmöglichkeiten zu erforschen. Durch Einbeziehung künstlerischer Aktivitäten, die dem bevorzugten kreativen Ausdruck von Klienten entsprechen, werden ihnen vertraute *Ressourcen utilisiert*, was zusätzliche Dialogmöglichkeiten bietet. Während Alice ihre Zeichnungen erläuterte und sich der Sandkastenarbeit widmete, konnte ich sie und ihren kreativen Ausdruck beobachten. Statt mich auf Ausdrucksformen von Pathologie zu fixieren, zollte ich der Positivität Anerkennung, die in ihren künstlerischen Produkten sichtbar wurde, und bemühte mich, die ästhetische Qualität und die in die Kunst investierte Energie zu würdigen (McNiff 2004). Weiterhin achtete ich darauf, ihre Zeichnungen und ihre symbolische Sandspielarbeit nicht zu analysieren, sondern mich von ihrem Verständnis der Zeichnungen und des kreativen Kunstprozesses leiten zu lassen.

Ich habe es sorgsam vermieden, Vorgänge zu deuten, die man als *Widerstand* hätte wahrnehmen können, weil ich davon ausgehe, dass Menschen solche Masken erst fallen lassen können, wenn sie selbst dazu bereit sind (Rogers 2006); damit habe ich Alice' Bereitschaft zur Veränderung respektiert. Ich folgte ihrem Tempo und nutzte ihre Zeichnungen und Symbole, um widersprüchliche Emotionen oder Anteile zu entdecken. Dadurch habe ich die von mir als Therapeutin initiierte Veränderung auf ein Minimum beschränkt und der Klientin Kontrolle ermöglicht – etwas, das vor allem Jugendliche sehr schätzen.

Kreativ-expressive Kunsttherapie fungiert als

> »sicherer Behälter, als gesichertes Gefäß für die Auseinandersetzung mit existenziellen Themen, mit Pathos und mit Geheimnisvollem« (Knill 2006, p. 45; Übers.: Theo Kierdorf),

was über das, was Worte vermögen, hinausreicht. Durch die Arbeit mit Zeichnungen, im Sand, durch Bewegung oder andere Ausdrucksmittel wird der Klient in einen Prozess *fokussierter Aufmerksamkeit* geleitet, der typisch für eine Trance ist. Traditionell wird der Kontakt zu Ego-States durch eine formale Induktion hergestellt (Da Silva a. Fritz 2012), was für Klienten mit einem starken Bedürfnis, die Kontrolle zu behalten, problematisch ist. Nutzt man Kunst, um die Aufmerksamkeit nach innen zu richten, gibt dies Klienten mehr Kontrolle und erhöht ihre Bereitschaft, sich mit inneren Konflikten und dem Dissoziationserleben auseinanderzusetzen.

Alice erschloss ihre innere Stärke durch ihre Arbeit im Sandkasten, bei der sie Symbole für unterschiedliche Ich-Zustände fand und das Symbol einer Eule für Weisheit und innere Kraft wählte. Ihre innere Stärke half anschließend, den bestehenden Konflikt zwischen verschiedenen Ego-States aufzulösen. Die Möglichkeit, durch kreativen Ausdruck Veränderungen zu erreichen, ermöglicht Klienten die Erfahrung von Empowerment, die sie brauchen, um sich mit Dissoziation auseinanderzusetzen.

Zum Abschluss

In dieser Falldarstellung habe ich gezeigt, wie kreativ-expressive Kunsttherapie zur Erkundung von Ich-Zuständen einer Jugendlichen genutzt wurde. Die Nutzung künstlerischer Mittel unterliegt keiner Einschränkung und erschließt Klienten wie Therapeuten ungeahnte Möglichkeiten. Künstlerischer Ausdruck, der dem tiefsten Inneren entspringt, initiiert einen Prozess der Selbstentdeckung und ermöglicht eine Transformation des Erlebens und grundlegenden Wandel. Gefühle und Konflikte, die tief im Inneren verborgen waren, können dabei einen äußeren Ausdruck finden, was den Umgang mit ihnen erleichtert. Künstlerischer Ausdruck kann kraftvolle Botschaften übermitteln,

> »wenn wir uns die Zeit nehmen, solche Botschaften zu hören. Diese Gefühle sprachlich auszudrücken oder mitzuteilen kommt dem Prozess der Selbsterkenntnis und der Selbstanalyse zugute« (Rogers 2006, p. 115; Übers.: Theo Kierdorf).

Somit kann dieser Ansatz eine Brücke vom Unbewussten zum Bewusstsein und von der Dissoziation zur Integration schaffen. Durch kreativ-expressive Kunst können Klienten zu ihren Sinnen in Kontakt treten, wie Alice es so treffend gesagt hat: »Durch das Zeichnen kann ich einen Teil dessen erfassen, was ich bei einem Erlebnis empfinde.« Ich habe die Erfahrung gemacht, dass die Erschließung der kreativen Energie jugendlicher Klienten bei der Arbeit an inneren Konflikten und an Dissoziation stärkend wirkt und in kürzerer Zeit eine fokussierte Arbeit ermöglicht, als traditionelle Psychotherapie es erlaubt.

Kunstvoll und spielend leicht – Teilearbeit mit Figuren und szenischen Möglichkeiten

Peter Allemann

Das Psychodrama (vgl. z. B. Aichinger 2010, 2012) mit seinem Reichtum an therapeutischen Interventionsmöglichkeiten hat mich und meine Arbeit mit Kindern, Jugendlichen und Familien wesentlich geprägt.

Psychodramatisches Arbeiten haucht unseren Persönlichkeitsteilen Leben ein. Persönlichkeitsteile werden so zu Figuren, die sich auf einer äußeren Bühne in einem szenischen Raum begegnen, oft miteinander im Streit liegen oder sich gar nicht kennen und sich dann neu aufeinander beziehen und gemeinsam Lösungsideen entwickeln können.

In der Hypnotherapie und in der Ausbildung und Vermittlung von hypnosystemischen Konzepten lernte ich, die Aufmerksamkeit auf die innere Bühne zu lenken, auf das Geschehen der inneren Bühne zu achten und mich davon leiten und inspirieren zu lassen.

Die folgenden Beispiele erzählen von Kindern, Jugendlichen und Familien, mit denen ich einmal auf der äußeren Bühne, ein andermal auf der inneren Bühne gesucht und geforscht habe, immer mit dem Ziel, die eigenen Persönlichkeitsteile wahrzunehmen und mit ihnen einen wertschätzenden Umgang zu finden.

Lars

Als Lars zu mir kam, war er zehn Jahre alt. Seine Familie lebte recht isoliert. An den Wochenenden wurden die Großeltern besucht, andere Unternehmungen fanden selten statt. In der Schule hatte Lars kaum Kontakt, er wurde von seinen Schulkameraden eher gemieden.

Ich erzählte Lars, dass ich oft in der ersten Sitzung mit den Kindern Fährmann spiele: »Die Kinder spielen jeweils Leute, die ein neues Land entdecken möchten, z. B. das Mut-Land oder das Schlaf-Land oder das Freundschafts-Land. Ich als Fährmann bringe dann die Entdecker über den Fluss, der dazwischen liegt.«

Mit Tüchern und Seilen gestaltete ich einen Fluss, schlüpfte in die Rolle des Fährmanns und wartete auf meinen neuen Passagier.

Lars kam zögernd. Am Ufer sitzend, erzählte er mir, dass er Kinder suche, die mit ihm spielen. Er wolle nicht in ein neues Land. Er wolle da leben, wo er herkomme, jedoch mit Kindern, die mit ihm spielen.

Ich lobte seine Idee: »Oft ist es doch so, dass die Leute immer wieder etwas Neues suchen. Es freut mich, dass du dorthin, wo du herkommst, gerne wieder zurückgehen willst. Wir können auch eine Tagesexpedition ins Freundschafts-Land planen und dabei interessante Beobachtungen machen. Vielleicht nimmst du dann einige Ideen mit, die dir helfen können, in deinem Herkunftsland andere Kinder zum Spielen zu finden und mit ihnen Spaß zu haben.«

Die Idee einer Tagesexpedition gefiel Lars.

Noch in dieser Sitzung, mit aktiver Beteiligung seiner Eltern und seines jüngeren Bruders, entwarfen wir eine Karte des Freundschafts-Landes mit wichtigen Elementen: dem Adlerfelsen mit dem Fernrohr, einem guten Beobachtungsposten; der Zirkuswiese, auf der sich Zauberer, Künstler und Musikanten treffen; der gemütlichen Hängematte, wohin man sich zurückziehen kann; der Ideensäule; dem Beutel mit Steinen und Glaskugeln zum Spielen; der Quelle mit dem Mutwasser; usw.

Neue Selbstbilder und neue Persönlichkeitsteile entstehen durch bildhafte Vorstellung der Lösungen und Lösungsschritte. Die neuen Bilder, Szenen ermöglichen dem Unbewussten, Anregung zu bekommen, brachliegendes Wissen und Ressourcen zu entdecken und dem Bewussten zur Verfügung zu stellen.

Laden wir ein Kind dazu ein, seine zu entwickelnden Teile in einer gespielten Szene zu entdecken, erweitert es nicht nur seine inneren Vorstellungen, sondern übt im So-tun-als-ob neue Handlungsmuster und Rollen ein.

Der szenische Raum, auch wenn er nur rudimentär gestaltet ist, wird zu einem solchen »Möglichkeitsraum«, in dem das Kind neue Teile entdecken kann.

Mit Lars und seiner Familie spielten wir Zirkus. In den Einzelsitzungen übte ich mit Lars Zauberkunststücke ein. Wir trainierten einen für ihn wichtigen Persönlichkeitsteil: sich zu zeigen. Die Familie bekam die Aufgabe, das soziale Netz zu erweitern und Nachbarskinder zu einem kleinen Zirkusfest einzuladen.

Simona, erster Teil

Simona war 15 Jahre alt, als sie zusammen mit ihrer Mutter zu mir in meine Praxis kam. Sie zitterte am ganzen Körper und begann gleich zu weinen, als ich sie nach ihrem Befinden fragte. Sie empfinde nur Angst, Angst, Angst. Angst vor der Zukunft, Angst, erwachsen zu werden.

Die Mutter hatte mir bereits am Telefon erzählt, dass Simona jeden Abend stundenlang im Bett weine. Bei der Vorstellung, mit ihren Kolleginnen (Klassenkameradinnen) auf Klassenausflug zu gehen und eine Woche lang von zu Hause weg zu sein, werde sie von panischen Ängsten gepackt. Alle paar Tage bemerke Simona Symptome einer schweren Krankheit, obwohl verschiedene medizinische Untersuchungen dies jeweils nicht bestätigen konnten.

Auf ihre Ängste angesprochen, sagte Simona: »Ich sehe nur eine graue Wand vor mir, wenn ich daran denke, dass die Schulzeit zu Ende geht und ich einen Beruf wählen muss.« Ihre Ängste waren zu jener Zeit so groß, dass sie den Zugang zu ihren Ressourcen und Fähigkeiten verloren hatte.

Ich holte meine Moderationstafel, legte ein graues Tuch darüber und bat Simona, sich vor die Wand hinzustellen und ihren Blick auf die »graue Wand« zu richten.

»Ist es so, wie du es erlebst?«, fragte ich sie. Sie stimmte zu. Sie fühlte sich verstanden. Die räumlich-szenische Konkretisierung ihrer Empfindungsbeschreibung gab Simona die Möglichkeit, in ihr eigenes Bild »der grauen Wand« einzutreten, sich bestätigt zu fühlen in dem, was sie fühlte.

In meiner psychotherapeutischen Arbeit achte ich auf solche Äußerungen, Schlüsselwörter oder Schlüsselsätze. Ich inszeniere solche Sprachbilder wie oben oder lasse die Kinder und Jugendlichen sie sich in Trance vorstellen. Eine Szenerie kann verändert werden, oder man kann in diesem konkreten Stück Welt neue Verhaltensweisen ausprobieren.

»Was ist hinter der Wand?«, fragte ich Simona. »Die Welt der Erwachsenen«, antwortete sie. Pause. »Ich weiß: Ich muss dorthin. Doch ich kann nicht. Die Wand verstellt mir den Weg.«

Weinend erzählte sie, dass sie auch nicht hinüber*wolle*. Sie bleibe lieber in der Welt der Kinder und Jugendlichen.

Die Szenerie wurde erweitert. Die Wand trennte nun die Welt der Erwachsenen von der Welt der Kinder und Jugendlichen.

Simona stand an dieser Grenze und sah (im wörtlichen Sinn!) keine Möglichkeit, den Übergang von der Kindheit über die Gegenwart als Jugendliche in die Zukunft als Erwachsene zu finden.

Ich bat die Mutter, sich auf die andere Seite der grauen Wand, also in den Raum der Erwachsenen, zu begeben.

Als ich ihr ein paar Fragen stellte und Simona die Stimme ihrer Mutter hinter der Wand hörte, ohne sie jedoch zu sehen, musste sie schmunzeln.

Dann beklagte sie sich, dass ihre (alleinerziehende) Mutter viel zu viel arbeite und für sie oft nicht erreichbar sei.

Nun bat ich die Mutter, zusammen mit Simona in den Kindheitsraum zurückzugehen. Simonas Stimme und ihr ganzer Ausdruck wurden entspannter und lebendiger, als sie mit ihrer Mutter wieder in ihrer Kindheit war. Sie erzählte von ihren Freundinnen, von der Party am vergangenen Wochenende. Sie berichtete vom Dorf, in dem sie lebten, als sie noch als Familie zusammen waren, von ihrem Hund, den Großeltern und der sechsjährigen Simona, die sie damals war, umgeben von Wärme und Geborgenheit.

Am Schluss dieser Sitzung schlug ich Simona vor, ein Buch zu gestalten, für jedes Lebensjahr eine Seite, beginnend mit ihrer Geburt. Ich regte sie an, Menschen aus ihrer Familie oder ehemalige Nachbarskinder zu interviewen, diese Berichte zu den eigenen Erinnerungen ins Buch zu schreiben und passende Fotos dazuzukleben.

Wir entwarfen noch den Buchumschlag: Das »Simona-Buch« war geboren.

Es machte Simona Spaß, den Vater, die Mutter, die Großmutter, den Unterstufenlehrer, die Jugendleiterin zu interviewen und sich mit allen wieder zu vernetzen. Ihr inneres Bild wurde wieder vollständig. So meinte sie eines Tages: »Meine Eltern sind zwar geschieden. Wir sind auch weggezogen, an einen neuen Ort. Aber im ›Simona-Buch‹ ist alles wieder da. Das, was war – und das, was ist.«

Simona, zweiter Teil

Einige Sitzungen später klagte sie, dass es immer noch Tage gebe, an denen sie eine richtige »Heulsuse« sei. Es gebe dann nur noch sie und die »Heulsuse«.

Mit Tüchern und einem Stuhl gestalteten wir in Lebensgröße die »Heulsuse« und schufen so die Gelegenheit, diesem personifizierten Teil auf der äußeren Bühne zu begegnen. Auf meine Aufforderung, sich in Bezug auf die »Heulsuse« einen Platz zu suchen, kroch Simona unter ein Tuch und erlebte, wie sehr die »Heulsuse« sie an solchen

Heultagen umfasste. Sie wollte etwas ändern, wusste jedoch noch nicht, was.

In solchen Augenblicken ist die Änderungsmotivation hoch. Die gespielte Szene lässt einen spüren, dass man etwas anders will. Ich nutze diesen Augenblick jeweils mit erweiternden Vorschlägen. Hier verglich ich ihre beklagten Stimmungen mit einer Hausbesetzung: »Die ›Heulsuse‹ besetzt an bestimmten Tagen dein Haus und führt sich so auf, als ob sie da das Sagen hat.« Ich sprach ihre innere Regisseurin/Hausbesitzerin an und schlug ihr vor, weitere Gäste einzuladen.

Als Erstes kam »die Coole« dazu. Die durfte auf keiner Party fehlen. Simona schlüpfte in diesen Teil und stellte sich vor: »Das Leben ist wunderbar. Es hat gar keinen Sinn, sich Sorgen zu machen. Es kommt so oder so, wie es kommen muss. Wichtig ist, das Leben zu genießen.« Sie lud dann die »Heulsuse« ein, auch mitzumachen oder wenigstens zur coolen Musik zu tanzen. So meinte Simona in der Rolle der »Coolen«: »Es tut dir sicher gut, etwas Ablenkung zu haben.«

Wir sammelten Ideen, was Simona tun könnte, damit die »Coole« sich zeigen konnte: mit ihrer älteren Schwester ins Kino gehen, für sich ein Schaumbad nehmen, coole Musik hören, TV schauen usw. Simona war aber noch nicht ganz zufrieden. Sie wollte unbedingt »die Kritische« noch einladen.

Die »Kritische« erzählte, dass Simona vor einigen Tagen erst durch die »Heulsuse« gemerkt hatte, dass sie mit ihren Schularbeiten überfordert sei. Die »Coole« hätte da vielleicht nur gesagt: »Macht doch nichts, wenn du die Schularbeiten nicht dabei hast!«

Erst dank der »Kritischen« habe Simona gemerkt, dass sie ihre Freundin um Hilfe bitten könnte.

Die »Kritische« bekam nun die Aufgabe, in schwierigen Momenten der »Heulsuse« und der »Coolen« kritische Fragen zu stellen, um so als Simona jeweils herauszufinden, was im Moment für sie gut war.

Simona hatte ein neues Team gebildet. Immer wieder riefen wir die drei auf die Bühne.

Die »Heulsuse« heulte und gab Hinweise, wenn sie überfordert war, die »Coole« brachte Farben und Leichtigkeit ins Geschehen, die »Kritische« sorgte dafür, dass Simona die »Coole« und auch die »Heulsuse« als unterschiedliche, jedoch sie unterstützende Persönlichkeitsteile wahrnehmen und wertschätzen konnte. Simona als Regisseurin entwickelte Schritt für Schritt ihre Kompetenzen. Mit geschickter

Hand führte sie ihr inneres Team und wurde mutig, die so gefundenen Ideen auch auf der äußeren Bühne, in ihrem Alltag, auszuprobieren.

Finn

Zur ersten Sitzung kam der achtjährige Finn in Begleitung seiner Familie: Mutter, Vater, siebenjährige Schwester. Es war bei ihm ADHS diagnostiziert worden, und er sollte psychotherapeutische und medikamentöse Unterstützung bekommen.

Die Eltern erzählten, dass bei einem Rundgespräch mit den Lehrern beklagt worden war, dass Finn ohne ersichtlichen Grund während des Unterrichts aufstehe und im Klassenzimmer herumgehe. Während des Unterrichts sei er unkonzentriert, seine Blicke würden das Weite durch das Fenster suchen statt das Nahe auf der Wandtafel.

Als ich in dieser ersten Sitzung die ratlosen Eltern und die beiden braven Kinder vor mir hatte, kam es mir vor, als säßen vier Schulkinder in meiner Praxis, geknickt von Misserfolgen und Tadel.

Deshalb schlug ich vor, miteinander »Schule« zu spielen.

Es gebe nämlich eine Schule, die für sie erfunden worden sei. Eine Schule, in der man plötzlich Zusammenhänge verstehen und Aufgaben lösen könne, obwohl man sie bis kurz vor der Schulhaustüre nicht verstanden hatte.

Mit ein paar Handgriffen richteten wir ein Schulzimmer ein.

Ich schlüpfte in die Rolle des Lehrers und begrüßte meine Schüler herzlich: Finn, Sara, Papa und Mama.

Dann bat ich meine »Schüler und Schülerinnen«, mit Buntstiften folgenden Satz zu schreiben: »Bravo! Super, was du kannst!«

Nun sammelten wir für jeden »Schüler« alles, was den »Mitschülern« dazu einfiel.

Zum Papa: Auto reparieren, die beste Pizza der Welt backen, Geld verdienen.

Zur Mama: trösten, gut zeichnen, schnell rennen.

Zu Finn: spielen und basteln, fröhlich sein.

Zu Sara: anderen Geschenke machen, Schachteln bunt bekleben.

Dank dieser »ersten Lektion« erlebte jedes Familienmitglied: Wir vier haben auch Fähigkeiten, die sich sehen und zeigen lassen.

Dann lud ich Finn zu folgender Reise in die Zukunft ein: »Stelle dir vor, wie sich in einem halben Jahr ein Buchfink vor dem Schulzimmer auf die Fensterbank setzt und im Zimmer einen Jungen entdeckt, der einen gelben Pullover und Jeans trägt [Finn war jetzt so gekleidet]. Aufmerksam und zugleich vergnügt sitzt dieser Junge da und löst eine Matheaufgabe nach der anderen.« Dann bat ich Finn, das Bild zu zeichnen, das der Buchfink sehen konnte.

Die Eltern und die Schwester regte ich an, etwas zu malen, was sie Finn schenken möchten, damit er so klar und aufmerksam wie in diesem Zukunftsbild auf der Schulbank sitzen kann.

Finn zeichnete sich in der Schulklasse, aufmerksam nach vorne zur Tafel blickend, auf der geschrieben stand: »Bravo! Gut gemacht!«

Sara zeichnete einen Adler, Mama ein Haus mit verschiedenfarbigen Fensterläden, Papa einen Berg mit einer Serpentine. Finn stellt sein Werk als Erstes vor. Er habe »Bravo! Gut gemacht!« auf die Tafel geschrieben, weil er immer so große Freude habe, wenn ihm etwas gelinge und die Lehrerin ihn lobe.

Ich gab Finn nun folgende Hausaufgabe: »Erzähle jeden Abend jemandem aus der Familie von drei Erfahrungen, zu denen ›Das habe ich gut gemacht‹ passt. Für jede Erzählung darfst du dann eine Nuss in ein Gefäß legen. Sobald das Gefäß voll ist, lädt die Familie zu einem kleinen Fest ein.« Selbstverständlich wollte seine Schwester mitmachen, und die Eltern waren bereit, zwei Gefäße aufzustellen und genügend Nüsse zu kaufen.

Sara stellte nun ihre Zeichnung vor: »Der Adler fliegt hoch oben und kann alles sehen. Wenn er eine Maus oder ein anderes Kleintier sieht, lässt er sich plötzlich fallen und packt seine Beute.« Sie wünschte Finn, dass er so zielsicher wie der Adler aufpassen könne.

Den Adler schnitt Finn aus und klebte ihn auf sein Etui. Dadurch wurde der Adler ein äußerer Helfer, der ein Mitglied seines inneren Teams stärkte: »Ich kann aufmerksam sein wie ein Adler.«

Der Vater wünschte Finn mit seiner Zeichnung Ausdauer, die Ausdauer, die man braucht, um oben auf dem Berg anzukommen. Nach kurzem Gespräch ergänzte Finn diese Zeichnung mit ein paar Raststätten: Es darf auch Pausen zum Auftanken geben. Das Bild des Vaters wollte Finn dort aufhängen, wo er jeweils Schulaufgaben erledigt.

Die bunten Fensterläden hatte die Mutter so gezeichnet und eingeschnitten, dass man sie öffnen und schließen konnte. Sie ordnete verschiedene Fähigkeiten von Finn den verschiedenen Fenstern zu. Das mit den roten Fensterläden versehene Fenster war für seine Neugier für alles, was mit der Natur zu tun hatte, oder hinter dem blauen Fensterladen verbarg sich seine Fähigkeit, ruhig zuzuhören usw. Sie wünschte Finn, dass er immer nur einen Fensterladen aufs Mal öffnen würde.

Daraus entstand ein nächster Vorschlag: Finn wird jeden Tag einen farbigen Fensterladen öffnen. Mit der Mutter bespricht er dann, in welcher Situation er diese Fähigkeit brauchen und einsetzen will. Zum Beispiel: »Ich öffne heute den blauen Fensterladen. Ich kann heute während der Deutschlektion gut zuhören.«

Zufrieden und reich beschenkt ging die Familie wieder zurück in ihren Alltag. Auch noch einige Monate später verhielt sich Finn in der Schule überraschend konzentriert und ruhig.

Lena

Lena war neun Jahre alt, als sie mit ihrer Schulklasse in die Berge zum Skifahren fuhr. So war es jedenfalls geplant. Nach zwei Tagen mussten die Eltern sie nach Hause holen. Was war geschehen? Lena, die auch zu Hause in ihrem Essverhalten sehr wählerisch war, aß im Skiurlaub praktisch nur Brot oder Nudeln. Die Köchin versuchte mit Druck und Zwang, Lena zum Essen zu bringen. Lena war stärker im Verweigern und musste nach Hause. Und von dem Tag an ging sie nie mehr auf Klassenausflüge mit, unabhängig davon, ob die einen Tag oder mehrere Tage dauerten. Sie weigerte sich auch, bei Freundinnen oder Verwandten zu übernachten.

Als Lena mit ihren Eltern und ihrem 14-jährigen Bruder zu mir in die Praxis kam, war sie zwölf Jahre alt. Die Eltern waren entschieden der Meinung, dass Lena nun lernen müsse, auswärts zu übernachten. Lena war nicht grundsätzlich dagegen. Ihre Hauptsorge war, wieder gezwungen zu werden, Dinge essen zu müssen, die sie nicht mochte.

Zuerst deutete ich Lenas »Verweigerung«: »Lena schützt sich vor Übergriffen, indem sie zu Hause bleibt und auf neue soziale und kulinarische Erfahrungen verzichtet. Sie schützt sich und ihre Integrität.«

Nach dieser wertschätzenden Umdeutung zeichnete ich auf einen Flipchartbogen ein Fabrikgebäude und wandte mich Lena zu:

»Viele Industriebetriebe haben eine Forschungsabteilung, in der nach neuen Produkten geforscht wird. Hier wird auch geprüft, ob und wie bestehende Produkte verbessert werden können. Oft stelle ich mir vor, dass Menschen wie du und ich auch so etwas wie eine Forschungsabteilung in sich tragen: Wir sind neugierig, probieren etwas aus, wir wägen ab, ob etwas zu uns passt, entdecken, was uns schmeckt, was wir gerne tun oder eben nicht. Viele noch unbekannte Dinge lernen wir erst schätzen, wenn wir uns Zeit nehmen, sie kennenzulernen und sie so zu verändern, dass sie zu uns passen.

Deine Forschungsabteilung ist seit einiger Zeit geschlossen. So kommt es, dass du keine neuen Produkte mehr prüfst und nichts Neues kennenlernst, das dir schmeckt, vielleicht sogar überraschend gut. Ich schlage dir vor, statt nur zu sagen, ›Das schmeckt!‹ oder ›Das schmeckt nicht!‹, deine Forschungsabteilung wieder zu eröffnen und auf neue Entdeckungen gespannt zu sein.«

Man kann sich vorstellen, dass die Idee, ihre Ja-Nein-Strategie aufzuweichen, bei Lena nicht sofort auf große Zustimmung stieß.

Neugierig zu sein, etwas auszuprobieren, das musste sie wieder lernen. Mithilfe der Familie und des Versprechens aller Beteiligten, sie zu nichts zu zwingen, beschlossen wir folgendes Projekt: »Lenas Forschungsabteilung«. Ich ließ die Familie einige Formen auf Karten zeichnen: Wellen, Sterne, Kreise usw. Dann malten sie Farbkarten: rote, blaue, grüne, grün-blaue und andere.

Die Mutter wurde zur Forschungsassistentin gewählt mit folgender Aufgabe: »Dreimal in der Woche zieht Lena je eine Farbkarte und eine Formenkarte. Gemeinsam wird dann gerätselt, was an Essbarem oder Trinkbarem zu der gewählten Form und gleichzeitig zur gewählten Farbe passen könnte.«

Als Erstes zog Lena die rote Karte und einen Stern. Die Familie suchte nun etwas, das zu beiden Kriterien passte, und wurde fündig: rote Paprika (von oben gesehen, haben Paprika oft ein sternförmiges Aussehen).

Das erste Menü für die Forschungsabteilung wurde in Auftrag gegeben: rote Paprika (in der Schweiz: Peperoni) mit Fleischfüllung.

Es war spürbar: Spaß und Neugier waren bei allen Beteiligten geweckt worden, mit guter Beteiligung von skeptischen Anteilen. Lena, die Chefin der Forschungsabteilung, musste diese neuen Produkte natürlich bewerten: Die Note 6 oder 7 bekamen die Produkte, zu denen sie sagen konnte: »Schmeckt. Wow! So was Gutes!« Die Note 1 oder 2 bekamen die Produkte, die ihr nicht schmeckten oder die sie als ungenießbar empfand. Mit 3, 4 oder 5 wurden die Produkte bewertet, die man zur Not essen kann.

Wir beschlossen, das Projekt während 15 Wochen durchzuführen und rechneten aus, dass Lena in dieser Zeit 45 neue Produkte durch ihre Forschungsabteilung prüfen konnte.

In Wirklichkeit wurden dann über 140 Getränke und Speisen getestet. Lena fand solche, die ihr richtig gut schmeckten. Andere waren keine eigentliche Entdeckung, wie z. B. die Aprikosenmarmelade, die ihrer geliebten Erdbeermarmelade sehr ähnlich war.

Ihr Bruder schlüpfte oft in die Rolle des Vorkosters. Er sagte dann voraus, wie hoch oder wie tief Lena die Neuigkeit bewerten werde. Er trug in seiner Art dazu bei, dass Neugier und spielerische Freude in der Familie Dauergäste wurden.

Lena war wieder im Kontakt mit ihrem Persönlichkeitsteil »Neues wagen, neugierig sein«, und ihre Familie gab ihr den sicheren Rahmen dazu.

Lena kam weiterhin alle 14 Tage zu Einzelsitzungen.

Mit Tierfiguren nahmen wir das erweiterte Thema »Neues wagen, neugierig sein« auf. Es hieß jetzt: »Mutig auf andere Menschen zugehen und mit ihnen in die Welt hinausgehen«.

Für sich wählte sie das Pferd und meinte: »Das Pferd passt zu mir, weil es immer wieder gerne nach Hause in seinen Stall kommt und am liebsten mit anderen Pferden zusammen ist.«

Für den Teil »Ich sage nein!« wählte sie einen Hund, der als Wachhund angestellt war.

Für den entdeckenden Teil wählte sie das Fohlen und kommentierte: »Ich habe das Fohlen gewählt, weil es gerne einmal die Welt entdecken will. Es ist jedoch erst geboren und will jetzt noch bei der Mutter bleiben.«

Ich regte die Mutter und Lena an, dem Fohlen die Welt zu zeigen, mit ihm die Welt zu entdecken. So planten Mutter und Tochter kleine Ausflüge in die Stadt und entdeckten Futterplätze, Wiesen und Felder zum Laufen und Springen in Form von Cafés und Kleiderboutiquen.

Den Wachhund brauchte sie nicht mehr so unbedingt. Es war ihr wichtig zu wissen, dass sie Nein sagen durfte und dass ihre Familie ihr Nein respektierte.

Stolz und erleichtert rief mich die Mutter eines Tages an und erzählte, dass Lena ohne Problem mit ihrer Schulklasse an einer Expedition teilgenommen hatte. Das Fohlen reifte zu einem Jungpferd heran.

Tims Mutter

Die Schulpsychologin empfahl Frau B., der alleinerziehenden Mutter von Tim, eine Erziehungsberatung, da sie mit ihrem neunjährigen Jungen immer wieder heftige Auseinandersetzungen hatte.

Frau B. berichtete, dass die Lehrerin Tim als frech und aufmüpfig erlebe. Er beschäftige sich mit tausend Dingen gleichzeitig und müsse immer das letzte Wort haben.

Ich hörte ihr aufmerksam zu und bat sie dann, aus meiner Sammlung ein Tier zu wählen, das zu ihren Gefühlen in schwierigen Situationen mit Tim passen könnte.

Sie wählte ein Krokodil und meinte: »Ich bin dauernd im Kampf mit ihm. Ich muss viel häufiger die Zähne zeigen, als mir lieb ist. Dazu kommen die Klagen der Schule, was mich bissig (ärgerlich) stimmt.«

Darauf schlug ich vor, ein Tier zu wählen, das zu dem passt, wie sie sich lieber fühlen würde. Sie wählte einen Delfin und sagte: »Tim kann auch so anhänglich sein. Das ist jeweils sehr schön für mich. Ich fühle mich dann wie ein Delfin im Wasser, friedlich, gesellig, verspielt.«

Für Tim selber wählte sie einen Tintenfisch und kommentierte: »Das passt genau zu Tim. Er macht unzählige Dinge gleichzeitig, ist dauernd in Bewegung und will seine eigenen Wege gehen.«

Ich schlug ihr vor, eine kleine Forschungsreise in die Tiefen des Meeres zu unternehmen und in einem Tauchgang zu erkunden, wie Tintenfische leben.

Zusammen gestalteten wir nun eine Unterwasserlandschaft. Ein blaues Tuch für das Meer war schnell zur Stelle. Dann eine Höhle (symbolisiert durch eine Wurzel), in der sich der Tintenfisch geborgen fühlt und in die er sich zurückziehen kann. Rundherum viel Lebensraum mit spannenden Anregungen und Herausforderungen (symbolisiert durch ein Kaleidoskop) und Nahrungsquellen (symbolisiert durch Blumen). Die Fähigkeit des Tintenfischs, ruhig zu verweilen und konzentriert auf Beute zu warten, ist durch das Schneckenhaus symbolisiert (Abb. 26).

Ich bat die Mutter, ihre Augen zu schließen und sich diese Unterwasserwelt vorzustellen, diese Lebenswelt des Tintenfischs, mit seiner Höhle, dem Futter, den spannenden Herausforderungen rundherum. Sich weiter vorzustellen, wie der Tintenfisch in die Höhle schwimmt, dann zum Futter, oder ruhig dasitzt oder schwebt, vielleicht ganz konzentriert auf Beute wartend, wie er auf andere Meerestiere stößt und spannende Situationen erlebt.

Anschließend an diese kurze Trancereise übertrugen wir die Metapher in den Alltag.

Zu Tim als Tintenfisch meinte die Mutter: »Ich möchte Tim in seiner Ganzheit sehen und ihm häufiger zeigen, dass ich mich an seinen vielfältigen Seiten freue. Ich möchte ihm jedoch auch zeigen, wenn ich mich überfordert fühle, wenn alle seine Arme gleichzeitig um sich greifen. Hier möchte ich mit ihm einen neuen Weg suchen.«

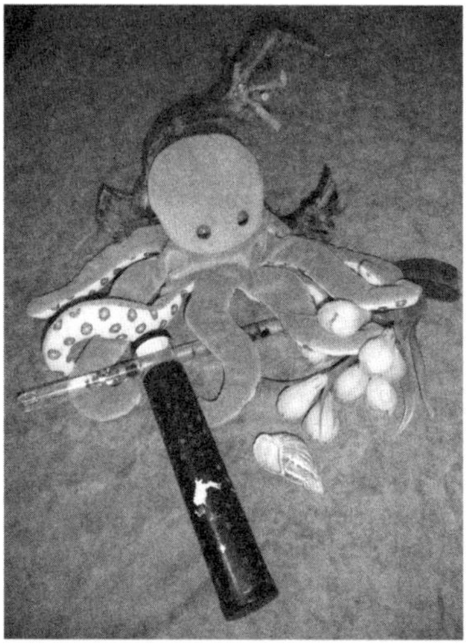

Abb. 26: Der Tintenfisch in seinem Lebensraum

Zur Nahrung: »Tim bekommt sicher genug zu essen und zu trinken. Die Essenszeiten sind aber unregelmäßig und oft mit Hektik verbunden. Ich möchte regelmäßige Essenszeiten einführen und mir Zeit für die gemeinsamen Mahlzeiten nehmen.«

Zum Lebensraum: »Tim braucht genügend Bewegung. Er liebt es sehr, wenn wir am Abend, wenn auch nur kurz, noch etwas Rad fahren gehen.«

Zu Ruhe und Konzentration: »Ich möchte mit ihm seinen Arbeitsplatz so gestalten, dass er sich bei seinen Schulaufgaben konzentrieren kann. Vielleicht ist es auch besser, wenn sich Tim nach der Schule zuerst für eine halbe Stunde in sein Zimmer, in seine Höhle zurückziehen kann. Hier kann er sich entspannen und spielen, bevor er die Schulaufgaben anpacken muss.«

Am Schluss dieser Sitzung sagte sie strahlend »Ich habe noch nie so positiv über meinen Sohn nachgedacht.« Sie kam noch zweimal, um die in den Alltag umgesetzten Ergebnisse ihrer Forschungsarbeit »artgerechte Haltung von Tintenfischen« zu überprüfen und auch noch zu erweitern.

Teil 2: Teilearbeit und Ego-State-Therapie in verschiedenen Anwendungsfeldern

Ego-State-Geschichten, Ressourcen-States und Kraftwesen – Möglichkeiten der Teilearbeit bei Angst

Charlotte Wirl

Therapeutische Geschichten begleiten Menschen, seit sich die Sprache als Kommunikationsform entwickelt hat. Erwachsene erzählen Kindern Geschichten, Therapeuten erzählen ihren Klienten Metaphern, Kinder erzählen sich untereinander Fantasiegeschichten. Geschichten sind Teil der menschlichen Kultur und werden auf einer analogen Ebene verstanden. Der Erzählende entwirft ein Bild, und als Bild kommt es beim Zuhörenden an. Sowohl der Erzähler als auch der Zuhörer gehen in eine Trance, sodass sich eine gemeinsame Trance etabliert. Das Erfinden und Erzählen von individuellen Geschichten geht über das Erzählen von übernommenen Märchen weit hinaus. Seit Jahrtausenden werden Kindern, wenn sie Angst haben, Geschichten erzählt mit dem Ziel, sie so auf eine andere (emotionale) Ebene zu bringen, indem sie über die Identifikation mit den Figuren der Erzählung Zugang zu ihren stabilisierenden Kräften erlangen.

In diesem Artikel werden verschiedene Geschichten und weitere Ansätze, wie Kinder und Jugendliche mit Angst umgehen können, erläutert. Die Geschichten sind in ihrer Art unterschiedlich und werden sowohl in Bezug auf den Aufbau als auch bezüglich der eingestreuten Suggestionen erläutert. Im Abschnitt »Symptomdarstellung und Veränderung der Submodalitäten« und im Entwurf eines Kraftwesens kommen klassische Elemente der Gestalttherapie und der Teilearbeit zum Tragen.

Elemente und States in Geschichten

In jeder Geschichte gibt es wie in den Märchen »klassische« Elemente, die im Folgenden nur kurz zum besseren Verständnis der Geschichten skizziert werden sollen.

Der Protagonist, die Protagonistin – er/sie bildet die Identifikationsfigur für die Zuhörer oder die Leser. In den klassischen Märchen stehen sie zumeist in Verbindung mit schwierigen Lebensumständen, Mängeln, Nöten oder Handicaps (körperlichen oder emotionalen, wie zum Beispiel aufgrund von Verlust einer sie liebenden oder beschützenden Person). In individuellen Geschichten werden Verknüpfungen mit den realen Lebensumständen der Person, der die Geschichte erzählt werden soll, geschaffen. Der Protagonist, die Protagonistin einer Geschichte ist die zentrale Figur, die sich im Verlauf der Geschichte weiterentwickelt. Sie reift an ihren Aufgaben, indem sie sie löst beziehungsweise bewältigt. Diese Figur nimmt etwas Positives aus dieser Reise mit, auf jeden Fall eine Entwicklung und Reifung, manchmal auch eine »Läuterung«, zumeist jedoch ein durch die Bewältigung von Schwierigkeiten gestärktes Selbstbewusstsein und Sicherheit (Wirl 1999). Im Sinne des Konzeptes der Ego-State-Therapie kann der Protagonist in einer Geschichte als der Teil angesehen werden, der am entwicklungsfähigsten ist und am ehesten der Gesamtpersönlichkeit entspricht.

Dem Protagonisten werden die *Antagonisten* gegenübergestellt. Die Antagonisten können als Repräsentanten für die zahlreichen Hindernisse des Lebens gesehen werden. Im Sinne der Ego-State-Therapie können sie auch stellvertretend für belastende Emotionen oder negative Glaubenssysteme stehen, für einen Anteil, den man als negativ empfindet und am liebsten »abspalten« würde (oder abgespalten hat). Deshalb meldet sich dieser Teil – wie die Antagonisten in den Märchen – immer wieder und sorgt für neue Probleme, bis man sich mit ihm auseinandersetzt. Zumeist geht es in den Märchen – nach dem Erkennen des Antagonisten und der Auseinandersetzung mit ihm – um die Überwindung dieser Hindernisse, eine Veränderung der Antagonisten ist nur in Ausnahmefällen möglich. Der Ansatz der Ego-State-Therapie beziehungsweise der Teilearbeit geht darüber hinaus, hier geht es um »Verständnis« für diese Teile, die Wertschätzung ihrer Bedeutung und die daraus resultierende Veränderung. Dieser Aspekt der Ego-State-Therapie (Verständnis und Wertschätzung für die Bedeutung von Angst, Bündnis und neue Aufgabe) wird besonders in der Geschichte vom Angstmonster Kakasi deutlich aufgezeigt.

Das dritte entscheidende Element in Geschichten sind die *Helfer und Helferinnen*. Sie werden dem Protagonisten, der Protagonistin zur Seite gestellt. Im Sinne der ericksonschen Hypnotherapie können sie als Personifizierung der persönlichen Ressourcen, Fähigkeiten und Eigenschaften des Protagonisten beziehungsweise der Person, der die Geschichte erzählt wird, gesehen werden. Sie stellen die positiven Glaubenssysteme einer Person dar – also hilfreiche Anteile, die als stärkend erlebt werden. Wenn wir an manche Helfer und Helferinnen denken – wie zum Beispiel Feen, Heilerinnen, spirituelle Wesen –, dann könnte man sie auch im Sinne der Ego-State-Therapie als *central core* (zentrale Ego-States) betrachten.

Details über den Handlungsverlauf in Geschichten (Mills a. Crowley 1986), den Weg, der beschritten wird (Wirl 1993, 1999) und die Ähnlichkeiten beziehungsweise Parallelen der Sprache in Märchen, Geschichten und in der Hypnose (Wirl 1999) gehen über den Rahmen dieses Artikels hinaus.

Die im Folgenden erläuterte Geschichte zeigt, wie mit dem Thema »Angst« umgegangen werden kann. Die zweite Geschichte ist eine in Trance erzählte, ressourcenorientierte Geschichte, die weiter gefasst ist und auch bei anderen Themenstellungen erzählt werden kann. Zwar ist beiden Geschichten der Aufbau mit den oben genannten zentralen Figuren gemeinsam, jedoch sind die Geschichten in ihrer Art unterschiedlich, sowohl in der Sprache als auch im Stil.

Beim Erzählen von Geschichten befinden sich sowohl der Zuhörende als auch die Erzählerin in einer Trance (geteilten Trance), da der Zuhörende sich in seine Welt der Fantasie begibt, somit der Fokus der Aufmerksamkeit nach innen gerichtet ist und die Erzählende ihre Aufmerksamkeit auf das Gegenüber, den Zuhörenden, richtet.

Die Geschichte vom Monster Kakasi

Die folgende Geschichte wurde von der Autorin anlässlich eines Vortrages für einen onkologisch-pädiatrischen Kongress geschrieben. Es ging unter anderem darum, Kindern die Angst vor notwendigen medizinischen Eingriffen zu nehmen beziehungsweise den Umgang mit kleineren Eingriffen zu erleichtern. Die Geschichte vom Angstmonster Kakasi unterliegt den klassischen Kriterien der Ego-State-Therapie bzw. der Teilearbeit. In diesem Fall ist das Angstmonster der personifizierte Antagonist; es ist ein kleiner Junge, der als Helferanteil auftritt. Dies ist bewusst gewählt: Auch in den Märchen sind es oft kleine Kinder, die durch ihren naiven und lebensbejahenden bzw. vertrauensvollen Zugang zum Leben und den Herausforderungen des Lebens Lösungen finden. Auch M. H. Erickson schätzte das Kind in uns als ganz besondere Quelle für Ressourcen und als Entwicklungspotenzial. In dieser Geschichte wird der Angstteil durch die Fragen des Kindes »interviewt«, der tiefere Sinn der Angst wird erläutert und das

Angstmonster neuen Aufgaben zugeführt, es »verändert« sich. Das Kind ist Helfer und Beobachter zugleich – beide, der scheinbare Antagonist und der Helfer (das Kind), sind zugleich auch Protagonisten der Geschichte, beide Teile sind gleichberechtigt, wobei aber vor allem die Entwicklung und Veränderung des scheinbaren Antagonisten im Vordergrund steht und somit er der versteckte Hauptprotagonist der Geschichte ist.

Es gab einmal das Monster Kakasi. Es war ein schreckliches Monster, denn es war ein Angstmonster. Riesengroß und schwarz. Eigentlich wusste kaum jemand, wie es genau aussah, denn jeder sah es ein bisschen anders, jedem erschien es in einer etwas anderen Form. Aber alle fürchteten sich vor diesem dunklen, schwarzen Monster. Sie hatten Angst, dass das Angstmonster kommen würde. Sie zitterten schon bei dem Gedanken an das Monster. Kakasi war einer der Namen des Angstmonsters, es hatte verschiedene Namen, unterschiedliche Menschen gaben ihm unterschiedliche Namen.

Wenn Kakasi jemanden sah, dem es Angst machen konnte, blähte es sich ganz groß auf, manchmal schien es geradezu aufzuschreien, oder es erschreckte auf andere Art und Weise – bis, ja, bis eines Tages ein kleiner Zwergenjunge auftauchte. Kakasi blähte sich wieder gewaltig auf, doch noch nicht zu seiner ganzen Größe. Zuerst einmal. Denn es war ja auch nur ein kleiner Junge, mit dem er es da zu tun hatte, dachte er.

»Hallo«, sagte der kleine Zwergenjunge. »Ich bin Quadri, weil ich der vierte Bub meiner Familie bin, und das ›i‹ am Ende meines Namens bedeutet, dass ich der Kleinste bin. Wie heißt du?«

»Was?«, sagte Kakasi verdutzt, der noch nie erlebt hatte, dass jemand mit ihm redete, statt wegzulaufen.

»Ich bin Quadri, weil ich als vierter Bub in meiner Familie geboren bin, und mit ›i‹, weil ich der Kleinste bin«, wiederholte Quadri. »Und du?«

»Kakasi«, sagte das Monster laut, »Kakasi, der Schreckliche.«

»Und warum das ›i‹?«, fragte Quadri neugierig und ohne Scheu.

»Das ›i‹«, brüllte Kakasi äußerst verärgert, weil Quadri so wenig Respekt vor ihm zeigte, »geht dich gar nichts an. Ich bin der Schreckliche«.

»Warum«, fragte Quadri weiter, »wirst du der Schreckliche genannt?«

Das verärgerte Kakasi noch mehr. »Weil ich eben schrecklich bin!«, brüllte das Monster. »Ich bin das Angstmonster, siehst du das denn nicht? Viele Menschen kennen mich, für jeden habe ich eine andere Gestalt, aber sie wissen alle, was Angst ist. Und für manche bin ich besonders groß.« Und mit diesen Worten blähte sich das Monster weiter auf.

»Ach so«, sagte Quadri.

»Was heißt da, ›Ach so‹?!«, brüllte Kakasi nun richtig wütend und schon nahe am Platzen.

»›Ach so‹«, sagte Quadri, »heißt, dass ich verstehe, dass du ein Angstmonster bist. Wie alt bist du denn?«, fragte Quadri weiter.

»Wie alt?«, antwortete Kakasi verdutzt, dem noch nie, seit er sich erinnern konnte, solche Fragen gestellt worden waren. »Das weiß ich nicht genau«, musste er dann zugeben.

»Seit wann gibt es dich denn?«, probierte Quadri es andersherum.

Darauf wusste Kakasi eine Antwort. »Oh«, sagte er voller Stolz, »mich gibt es schon immer, seit es Menschen gibt.«

»Warum?«, fragte Quadri.

»Ja«, sagte Kakasi stolz, »weil die Menschen Angst brauchen. Sie brauchen sie, um eine Gefahr zu erkennen, um vor ihr weglaufen zu können oder sich zu verstecken oder sich zu wehren. Stell dir vor, da kommt so ein Säbelzahntiger auf einen Menschen zu, und der Mensch läuft nicht weg, weil er vergessen hat, Angst zu haben. Das wäre doch eine feine Sache für den Säbelzahntiger, aber nicht für den Menschen.«

»Kann man denn dich, die Angst bei Gefahr, vergessen?«, staunte Quadri.

»Nein, natürlich nicht«, antwortet Kakasi voller Stolz. »Ich komme ganz von selbst, blitzschnell geht das, das ist ja ganz wichtig. Wenn sie lange nachdenken müssten, wären die Menschen viel zu langsam, da wäre der Säbelzahntiger viel schneller.«

»Verstehe«, meinte Quadri. »Dann bist du doch eigentlich sehr wichtig.« Und nach kurzem Nachdenken fügte er hinzu: »Und heute, wo es doch keine Säbelzahntiger mehr gibt, wozu bist du heute noch wichtig?«

»Ach ja«, und das war das erste Mal, dass Kakasi etwas traurig klang, »heute ist das viel komplizierter. Die Gefahren, vor denen ich schützen sollte, gibt es nur mehr selten. Dafür gibt es aber ganz andere Gefahren! Zum Beispiel wenn man über eine Straße geht und Autos kommen angeschossen, da sollte man schon vorsichtig sein, aber ein Angstmonster ist da auch überflüssig, denn die Menschen haben Verkehrsampeln und Schutzwege erfunden. Zum Glück für die Menschen gibt es heute sehr wenige wirklich gefährliche Situationen.«

Kakasi, das Monster, das glücklich war, dass endlich jemand seine Bedeutung und seinen Sinn erkannt hatte, schrumpfte etwas, weil das ja nicht mehr notwendig war, dass es sich so schrecklich aufblähte.

»Aber«, sagte Kakasi nun, weil er ein bisschen Vertrauen in Quadri bekommen hatte, »es ist so anstrengend!«

»Was ist anstrengend?«, fragte nun Quadri, neugierig geworden.

»Angst zu machen, das ist sehr anstrengend«, seufzte Kakasi. Es war wirklich froh, endlich jemanden zum Reden getroffen zu haben. Es hatte sehr selten Gelegenheit, mit jemandem zu reden. »Es ist so anstrengend, immer Angst zu machen, sich so groß aufzublähen, wo doch manchmal nur ein klein bisschen von mir schon völlig ausreicht. Immer muss ich der Schreckliche sein, und niemand weiß, wie ermüdend und anstrengend das auf Dauer ist. Ich möchte mich so gerne einmal ausruhen!«, seufzte das Angstmonster und schien auf einmal ziemlich klein. »Und niemand mag mich für das, was ich tue, alle wollen mich los sein«, und es schien fast, als würde das Angstmonster zu weinen beginnen. »Dabei«, schniefte es, »war ich ja wirklich einmal richtig wichtig und hatte einen Sinn, aber das weiß ja niemand mehr!« Jetzt war es mit der Beherrschung des Angstmonsters, das jetzt gar nicht mehr wie ein Angstmonster aussah, fast vorbei.

»Ach so«, sagte Quadri wieder und ging auf das Angstmonster, das keines mehr war, zu, um es zu trösten.

»Weißt du«, flüsterte Kakasi nun ganz leise, »das ›i‹ im Namen, das habe ich, weil ich doch eigentlich nur so ein kleines Monster bin, das groß erscheinen möchte, und deshalb muss ich mich manchmal so aufblähen, damit ich wenigstens ein bisschen gruselig bin. Aber das ist so anstrengend!« Und nun heulte Kakasi wirklich los, und die Tränen flossen nur so aus seinen Augen, und irgendwie veränderten sich dabei seine ganze Gestalt, sein Aussehen und auch seine Farbe, und es wurde sogar etwas bunt.

Quadri streichelte Kakasi, und Kakasi begann, zuerst leise und schließlich lauter zufrieden zu grunzen.

»Weißt du, was?«, meinte Quadri, »wir werden für dich etwas Neues finden, sodass du nur dann auftauchst, wenn es wirklich notwendig ist, und du so klein bleiben kannst, wie es für dich sinnvoll ist. Jetzt aber werde ich für dich aufpassen … dass alles in Ordnung bleibt, und du kannst dich inzwischen ausruhen.«

»Meinst du das wirklich?«, fragte Kakasi. »Das würdest du wirklich für mich tun?«

»Natürlich, klar, wir sind ja Freunde«, meinte Quadri, »das nächste Mal machen wir es umgekehrt, wir helfen von nun an einander, denn wir sind ja Freunde.«

»Wunderbar«, sagte Kakasi nun schon ziemlich leise, »und danke«, und schlief mit einem langen und tiefen Seufzer ein. Noch im Schlaf sah man die eine oder andere Träne über sein Gesicht laufen, bis es mit einem kleinen Lächeln sanft und ruhig atmend schlief.

In der Geschichte vom Angstmonster Kakasi werden folgende Aspekte der Teilearbeit berücksichtigt. Dem Symptom, der Emotion (der Angst), die als negativ erlebt wird, wird eine Gestalt gegeben: Da in der Regel jedoch jeder Mensch dieses Gefühl und vor allem angstvolle Situationen unterschiedlich erlebt, kann es auch unterschiedliche Wahrnehmungsaspekte und damit unterschiedliche Gestalten und Darstellungen sowie unterschiedliche Namen für die unterschiedlichen Angstformen geben. Stellvertretend wird eine einzelne Darstellung herausgegriffen, und es wird ihr ein Name gegeben. Die besondere Eigenschaft dieser Gestalt wird herausgestrichen: Sie kann sich verändern, vor allem »aufblähen«. Nach Einführung eines Helferanteiles bzw. neutralen Beobachters in Form des kleinen Jungen (er kann als Personifizierung von Kindheitsanteilen, von Neugierde und unbefangenem, »naivem« Zugehen auf eine neue Situation angesehen werden) stellt sich das Angstmonster nun selbst vor und erläutert noch einmal seine Fähigkeiten inklusive der Emotion, die es hat: Es ist stolz auf seine Fähigkeiten. Somit ist der direkte Dialog mit dem Teil eröffnet, und ergänzende Emotionen und die Selbstwahrnehmung des Teiles können in Erfahrung gebracht werden. Die Fragen »Wie alt bist du denn?« (auf die das Monster keine Antwort weiß, weil dies äußerst individuell ist) und »Seit wann gibt es dich denn?« (die das Monster ausführlich erklärt) sind klassische Fragen der Teilearbeit. Letztere gibt auch Gelegenheit, die Funktion und Bedeutung von Angst beziehungsweise die sinnvolle, autonom gesteuerte automatisierte Angstreaktion in lebensbedrohlichen Situationen in kindgerechter Weise zu erklären. Damit ist die Wertschätzung für das Symptom und seine Sinnhaftigkeit in einem adäquaten Kontext gegeben, der heute nur mehr selten anzutreffen ist. Diese Wertschätzung seiner Funktion gibt dem Angstmonster Gelegenheit, weitere Emotionen zu offenbaren – die Anstrengung, die Erschöpfung durch unadäquates Sich-aufblähen-Müssen und die Traurigkeit über die Unwissenheit (der Menschen) und die daraus resultierende Ablehnung dieses Teiles. Nun geschieht die entscheidende Veränderung durch eine kleine Gestik des Jungen. Waren vorher Neugierde und Verstehenwollen die Schlüsselelemente, ist es nun das Zugehen des kindlichen Ressourcenanteiles (dargestellt durch den Jungen) auf das Monster, und der Trost des Kindes ermöglicht es, dass durch die Verbindung mit diesem verständnisvollen und anteilnehmenden Ressourcenanteil das Monster seine bis lang verborgene und gut gehütete (Namens-)Identität, seine nichtgelebte Seite und seine Wünsche preisgeben kann. Damit verändert sich sein Aussehen, sowohl in der Fremd- als auch in der Eigenwahrnehmung. Eine neue, zeitgemäße Aufgabe für die Angst wird durch die Verbindung der beiden Teile (»Natürlich, klar, wir sind ja Freunde«) gefunden werden. Somit wird eine Suggestion für die Zukunft gesetzt. Im Hier und Jetzt wird jedoch das Bedürfnis des Teiles (nach Erholung und Pause) gewürdigt und damit die neue Identität gestärkt.

Symptomdarstellung und Veränderung der Submodalitäten

Die Idee, Angst (oder andere als »negativ« erlebte Emotionen) zu personifizieren und grafisch darstellen zu lassen, ist so alt wie das abstrakte Denken des Menschen. Darstellungen von Teufeln, Dämonen, wilden Tieren finden sich schon in animistisch ausgerichteten Naturreligionen. Wie in Wirl (2000) erläutert, hilft eine solche Darstellung des Symptoms, es als greifbar und damit bannbar zu erleben. Insbesondere, wenn es einen Namen erhält. Diese Gestalt kann natürlich in einer darauffolgenden Geschichte als Antagonist aufgegriffen werden. Ebenso jedoch ist es möglich, diese Gestalt nun »lustvoll zu verändern«, in allen Details so zu verändern, wie es dem betreffenden Kind Spaß macht: die Größe, die Farbe, die Konsistenz, den Klang oder die Geräusche, den Geruch, alle Sinnesmodalitäten so zu verändern, wie das Kind es möchte, wie es ihm Spaß macht, bis es mit dem, was es geschaffen hat, zufrieden ist (dazu siehe auch Wirl 2001 in Bezug auf Schmerz). Es wird dadurch ein völlig veränderter emotionaler Zugang zu diesem Symptom geschaffen und eine vom Kind selbst entworfene und gestaltete Veränderung initiiert.

Daniella, 13 Jahre alt, hat Angst in der Schule, vor allem bei mündlichen Prüfungen oder wenn sie aufgerufen wird und insbesondere bei einem bestimmten Lehrer. Sie personifiziert diese Angst als großes, längliches Monstergesicht mit einer riesigen, roten Hakennase und glühenden Augen. Von der Physiognomie, der Nase und dem Hut her besteht eine gewisse Ähnlichkeit mit Lord Voldemort aus *Harry Potter*. Je näher er kommt, umso größer wird das Gesicht, umso glühender die Augen, umso grässlicher der Mund, aus dem es atemberaubend stinkt. Die Stimme ist messerscharf. Sie nennt das Gesicht »Angstekel«. Auf die Einladung, das Gesicht nun lustvoll in allen Details zu verändern, lässt sie es als Erstes in der Größe schrumpfen, verändert die Farbe (allmählich bunter) und die Konsistenz zu letztendlich flauschig weich. Schließlich gelangt sie zur Vorstellung eines kleinen, flauschig weichen Bällchens in bunten Farben, wohlig nach ihrem Lieblingsparfum duftend, eine kecke Melodie spielend, wenn sie daraufdrückt, und mit dem sie spielen oder es auch herumwerfen kann, je nach Lust und Laune. Sie nennt es »Quietschbällchen Pflaumi«. Dieses Bällchen visualisiert sie nun nochmals in einer leichten Trance, die dazugehörenden Emotionen (insbesondere das Lächeln) werden vertieft, und dieses neue Bild nimmt sie mit in die Schule.

Kraftwesen, Kraftgestalten und weitere ressourcenvolle States

Oft reicht es bei Kindern, insbesondere bei kleineren Kindern, die sich in unterschiedlichen schwierigen Situationen befinden, schon aus, ein Kraftwesen zu etablieren. Zu diesem Zweck wird ihnen zunächst eine kleine Einleitungsgeschichte erzählt: »Weißt du, bei den Naturvölkern, den Indianern und den Aborigines in Australien hat jeder sein eigenes Krafttier – ein Tier, das Kraft und Stärke für ihn symbolisiert, das für ihn für Kraft und Stärke steht. Wann immer dieser Mensch nun diesem seinem Krafttier begegnet, erinnert es ihn an seine eigene Kraft und Stärke [Suggestion]. Nun ist es bei uns schwierig, in der Natur so einem Krafttier zu begegnen, daher kann es auch ein Fantasietier, ein Fantasiewesen sein. Es kann auch für andere unsichtbar sein, denn es ist ja dein Kraftwesen. Wie kann denn dein Krafttier, dein Kraftwesen aussehen? Was auch immer dir einfällt, was auch immer du als dein Kraftwesen haben möchtest, es ist okay so ...« Es empfiehlt sich, dieses Wesen zuerst zeichnen zu lassen und es sich erst danach in allen seinen Eigenschaften einschließlich der Lokalisation (in Relation zum Kind) beschreiben zu lassen. In Trance wird dieses Kraftwesen noch einmal in den Worten des Kindes durch den Therapeuten beschrieben, gefragt, woran das Kind die Kraft und Stärke seines Kraftwesens erkennen und spüren kann. »Und es kann sein, dass die Kraft und Stärke dieses (Name des Kraftwesens) allmählich in dich überströmt [suggestives Angebot], sei es wie über einen Regenbogen oder eine Lichtbrücke oder einfach durch eine Berührung [visuelles und kinästhetisches Angebot] ... und es kann wirklich interessant sein [Neugierde aktivieren] zu spüren, wie diese Kraft und Stärke deines Kraftwesens allmählich in dich überströmt [Suggestion, Implikation] ... das immer da ist, wann immer du es brauchst, denn ihr seid ja Freunde [Suggestion] ...«

Dieses Kraftwesen entspricht in der Hypnotherapie den inneren Ressourcen, den Fähigkeiten und Eigenschaften des Kindes in einer personifizierten Form (Wirl 2008), in den Geschichten dem Helferanteil, im Ansatz der Ego-State-Therapie einem *central core*.

Ähnlich, wie ein Kraftwesen als Personifizierung eines *Central-core*-Zustandes angesehen werden kann, gilt dies insbesondere auch für die Personifizierung des Ressourcenzustandes »Sich-gut-fühlen«. Das Kind wird gebeten, an eine Situation zu denken, in der es sich »so richtig gut« gefühlt hat. Dieser Zustand wird imaginiert, grafisch dargestellt (das Gefühl, nicht die reale Situation!) und in Trance vertieft. Die Bedeutung der kreativen Gestaltung als Ausdrucksweise kindlicher Fantasie und ihre Integration in die hypnotherapeutische Arbeit werden in Wirl (2000) näher erläutert. In der Technik der »3-Zustands-Zeichnungen« (Mills a. Crowley 1986) geht es um drei Zustände: den Problemzustand, den Zielzustand und den Weg, der dorthin führt. Alle werden grafisch dargestellt. Das erste Bild, der Problemzustand, wird nur kurz beschrieben, da das Problem meist bekannt ist, doch kann auf die Bitte an das Kind: »Zeichne das, was dich beschäftigt, was dich traurig macht«, auch Verblüffendes und völlig anderes als erwartet zutage kommen. Diesem Bild wird, wie auch jeweils den folgenden, ein Name gegeben. Anschließend wird das Kind gebeten, eine »Alles-besser-Zeichnung«, die Ziel- und Wunschzeichnung, zu malen und in allen Sinnesmodalitäten genau zu beschreiben. Entscheidend ist nun die dritte Zeichnung, die »Wegzeichnung«, in der das Kind alles darstellt, was ihm einfällt, das hilfreich sein kann, dieses Ziel zu erreichen. Diese Wegzeichnung symbolisiert die Ressourcen des Kindes. Genaueres über diese Technik, die unterschiedlichen Formulierungen, Anwendungen, Fallstricke und Anwendungsbeispiele finden sich bei Wirl (2000).

Geschichten, die in Trance erzählt werden

Das Kind bzw. der Jugendliche wird darauf vorbereitet, dass es bzw. er eine angenehme, schöne Erfahrung machen kann, die in verschiedenen zukünftigen Situationen genutzt werden kann: eine Art »Entspannungsübung« (das kennen viele Kinder) mit besonderem Inhalt. Der Erwachsene begleitet diese Übung beim ersten Mal, Ziel allerdings ist es, dass das Kind (bzw. der Jugendliche) dies sehr bald alleine und selbstständig kann.

Ein kleines Zeichen (wie ein Kopfnicken) wird mit dem Kind als Feedback vereinbart.

Zuerst wird das Kind gebeten, es sich so richtig bequem zu machen und sich dann einen Punkt im Raum (in Augenhöhe oder darüber) auszusuchen und sich darauf zu konzentrieren. Diese klassische Induktionsmethode wird als Augenfixationsmethode bezeichnet. Der Erwachsene begleitet nun das Kind verbal und nonverbal durch Übernahme des Atemrhythmus (Pacing), beschreibt die Körperhaltung des Kindes und was es sieht (Yes-Set). Der Sprechrhythmus des Erzählers ist an den Atemrhythmus des Kindes angepasst und dadurch trancevertiefend. Er ist anders als der übliche Sprechfluss.

Als erster Inhalt wird »der Ort, an dem du dich wohlfühlst«, gewählt. Der »Ort, an dem du dich wohlfühlst«, wird oft als Einstiegselement in weiteren Trancesitzungen gewählt, die Kinder und Jugendlichen erleben diese Trancereisen als einen ressourcenvollen Zustand. Somit ist auch die Erwartungshaltung bezüglich weiterer Tranceinhalte positiv. Die Beschreibung des »Orts, an dem du dich wohlfühlst«, ist äußerst vage, daher ist diese Form der Tranceinduktion erst ab ca. acht Jahren (für Schulkinder) geeignet. Das Angebot dieses »Orts, an ...« beginnt unmittelbar mit einem »... und ...«, durch diese sprachliche Verknüpfung und die Verbindung mit einer Feststellung: »Irgendwo gibt es einen Ort, an dem du dich wohlfühlst«, wird dies als Faktum dargestellt, der Fokus auf die innere Wahrnehmung gelenkt und somit Trance induziert. Die darauffolgende Geschichte setzt ebenso unmittelbar mit einem »und« ein, und zwar mitten in der Beschreibung der angenehmen Emotionen an dem Wohlfühlort.

Geschichte vom zukünftigen Ich und dem »Spiele-Land« – Mehrebenengeschichte

Induktion

»Ich möchte dich einladen, es dir so richtig bequem zu machen, sodass du gut liegst (oder sitzt). [Die Therapeutin stellt nun ihren Atemrhythmus auf den des Kindes/Jugendlichen ein, ab nun wird im Atemrhythmus des Klienten gesprochen.] Und dich einladen, dir einen Punkt in Augenhöhe oder darüber zu suchen, dich einfach auf diesen Punkt zu konzentrieren, ihn anzuschauen. Es kann sein, dass sich dieser Punkt, den du da siehst, allmählich zu verändern beginnt, eine Art ›Kreis‹ darum herum entsteht, während du zugleich spüren kannst, wie du da auf deiner Unterlage liegst (oder sitzt) und deine Augen auf diesen Punkt schauen, und es kann sein, dass es angenehm sein kann, die

Augen einfach zu schließen, und du kannst dann, wenn es für dich angenehm ist, die Augenlider einfach schließen und dich auf eine innere Reise begeben, eine sehr angenehme Reise, auf der dich meine Stimme begleiten wird …«

Erster Inhalt: »Wohlfühlort«

»Und irgendwo gibt es einen Ort, an dem du dich wohlfühlst: Das kann ein Ort deiner Fantasie sein, ein Ort, an dem du schon einmal warst, oder ein Ort, an den du schon immer einmal reisen wolltest. Ein Ort, den es wirklich gibt, oder ein Ort deiner Fantasie, ein Ort, an dem du dich wohlfühlst. Und du kannst dir so viel Zeit nehmen, wie du möchtest, um dir diesen Ort, an dem du dich wohlfühlst, auszuwählen, und du kannst mir durch ein kleines Nicken deines Kopfes anzeigen, wenn du dir diesen Ort, an dem du dich wohlfühlst, ausgewählt hast [Pause]. Okay ja, dann möchte ich dich einfach bitten, dass du dich an diesem Ort, an dem du dich wohlfühlst, einfach umsiehst, schaust, was es da zu sehen gibt, das, was vor dir ist, genauso wie das, was neben dir oder über dir ist, das, was weiter weg ist, genauso wie das, was näher ist, die einzelnen Dinge genauso wie das Ganze [Pause]. Und du kannst, wenn du Lust dazu hast, dir etwas, was dir besonders gut gefällt an diesem Ort, an dem du dich wohlfühlst, auswählen, und vielleicht gibt es an dem Ort, an dem du dich wohlfühlst, auch etwas zu hören, und sei es auch nur die Stille, und ich weiß nicht, ob es an diesem Ort, an dem du dich wohlfühlst, auch etwas zu riechen oder zu schmecken gibt. Und du kannst vielleicht spüren, was du da gerade tust, an dem Ort, an dem du dich wohlfühlst, ob du in Ruhe bist oder in Bewegung, ob du sitzt, liegst, stehst, dich bewegst oder in Ruhe bist, wie sich das anfühlt, du kannst vielleicht deine Bewegungen spüren und vielleicht sogar die Temperatur auf deiner Haut (wie warm oder kühl es auf deiner Haut ist) spüren, und du kannst spüren, wie es dir an diesem Ort, an dem du dich wohlfühlst, in dir drinnen geht, welches Gefühl in dir da ist und wo du das spürst, ob du das überall in deinem Körper spürst oder irgendwo ganz besonders (ich weiß nicht, ob du das in deinem Bauch spürst oder in deinem Kopf oder in deinen Armen und Beinen oder in deiner Brust oder überall in deinem Körper). Und du kannst, wenn du Lust dazu hast, dieses Gefühl auch überallhin strömen lassen, wohin du es möchtest, überallhin in deinen Körper, bis in die Fingerspitzen und in die Nasenspitze und in die Zehenspitzen, überallhin, wohin du Lust dazu hast, oder einfach irgendwo ganz besonders spüren, wo du es ganz besonders spüren möchtest, gerade jetzt, und du kannst, wenn du Lust dazu hast, dieses Gefühl auch mit einer Farbe anmalen oder ihm eine Musik zuordnen, die dir besonders gut gefällt. Und du kannst dieses Gefühl so stark und intensiv spüren, wie du möchtest, und genau dort in deinem Körper, wo du es spüren möchtest, ja, genau so, genau auf diese deine Art und Weise ...«

Zweiter Inhalt: Geschichte, zukünftiger State und Ressourcen-States (Spiele-Land)

»Und von da geht deine Reise weiter: Und du kommst in ein ganz besonderes Land. Du kommst in das Land deiner Zukunft, in das ›Wenn-ich-einmal-groß-bin‹-Land, und da kannst du dich selbst sehen, wenn du groß und stark und erwachsen bist, und alles ist so, wie du dir das vorgestellt hast, wie du dir das je gewünscht hast. Da siehst du nun dich selbst als Erwachsenen, genau so, wie du es dir immer gewünscht hast oder dir vorgestellt hast, und du kannst diesen tollen Erwachsenen begrüßen, wenn du möchtest, dieses tolle Ich aus der Zukunft, und du kannst dir diesen Erwachsenen, der du einmal sein wirst, einfach anschauen, und der Erwachsene erklärt dir, was er da jetzt alles so tut und wie einfach es jetzt ist, als Erwachsener, und auch wie es ist, so groß und stark und erwachsen zu sein und all die Dinge tun zu können, die man eben tun möchte und das auch tun kann als Erwachsener, weil man eben erwachsen ist und kein Kind mehr ... all die Dinge, die Spaß machen, und es kann sein, dass du darüber staunst und dich darüber wunderst, was aus dir selbst geworden ist. Und dieser Erwachsene, der du einmal sein wirst, sagt dir, was er an dir schätzt und mag, und das kann sehr schön sein, vielleicht freut dich das auch zu hören, wie viel dein zukünftiges Ich an dir schätzt, und dieser tolle Erwachsene, der du einmal sein wirst, dieses zukünftige Ich sagt nun vielleicht zu dir: ›Ich werde immer für dich da sein, von nun an kannst du immer zu mir kommen, wenn du etwas brauchst oder möchtest, und ich werde dir einen Rat geben, wann immer ich es kann, oder dir einfach zeigen, wie es geht, weil ich ja da bin in dir, denn ich bin das, was du einmal sein wirst, wenn du groß und erwachsen bist, und jetzt bin ich schon da als dein Begleiter ...‹

Und weiter geht die Reise in ein ganz anderes Land – und das ist das ›Freude-Spiele-Land‹. In diesem Land gibt es viele unterschiedliche Ecken, viele verschiedene Bereiche, weil es ja so viele unterschiedliche Spiele gibt und so viele Aktivitäten, die Spaß machen, und das kann auch Ballspielen oder Fahrradfahren oder Träumen sein. Und du kannst dir ansehen, was du machen möchtest, was dir Spaß macht, du kannst das tun, was du gerne tust, was dir Spaß macht, und das kann etwas sein, was du öfter machst, oder auch etwas, was du gerne ausprobieren möchtest, oder etwas, was du schon immer machen wolltest, einfach das, was dir Spaß macht, und du kannst es genießen, das zu tun, was dir Spaß macht, und vielleicht bist du überrascht, dass du dabei entdeckst, was du alles kannst, deine Fähigkeiten, und dass du bei unterschiedlichen

Spielen verschiedene Fähigkeiten von dir nutzt, die dir bisher gar nicht so bewusst waren, das kann wirklich überraschend sein, und wenn du Lust hast, dann kannst du den unterschiedlichen Spielen, die dir gefallen, bunte Farben geben oder auch einen Klang. Für jedes Spiel, für jede Aktivität, für jede Fähigkeit von dir eine andere Farbe. Wow, welch ein buntes Land du dir da geschaffen hast! Und du kannst es einfach genießen, all diese wunderbaren Farben, die deine Fähigkeiten sind, all die verschiedenen Spiele, die Spaß machen, zu tun und einfach genießen …

So wie dieses Gefühl an dem Ort, an dem du dich wohlfühlst, du kannst dieses Gefühl einfach so spüren, wie du es spüren möchtest, einfach genießen …«

Reorientierung

»Und du weißt, dass du immer an diesen Ort, an dem du dich wohlfühlst, zurückkommen kannst, um neuerlich so viel von diesem Gefühl zu spüren, wie du magst, und mit diesem Wissen kannst du dann, dann, wenn es für dich richtig ist, so wie nach einem langen, tiefen und sehr erholsamen Schlaf, mit all den Bewegungen, die man beim Aufwachen macht, erfrischt und munter aufwachen …«

In dieser Geschichte kommt es zur Begegnung mit dem zukünftigen Ich als ressourcenvollem State – dieses zukünftige Ich wird nun als Teil des Kindes etabliert, der von nun an immer da ist und als Begleiter fungieren kann, wenn das Kind es möchte oder braucht. Dieses erwachsene Ich ist das Ich, das das Kind in der Zukunft sein möchte, also ein gewünschtes erwachsenes Alter Ego. Darüber hinaus schätzt und benennt dieses Wunsch-Ich Eigenschaften an dem Kind, sodass es den Blick auf sich selbst verändern kann. Im zweiten Teil der Geschichte kommt das Kind in das »Spiele-Land«, in dem es sich seine Aktivitäten aussuchen kann. Häufig können Kinder das, was sie gerne tun, auf ihre Art und Weise auch gut. Damit kommen sie spielerisch mit ihren Fähigkeiten in Kontakt. Für ältere Kinder könnte man dieses Land auch das »Ressourcen-Land« nennen, nachdem man den Begriff erklärt hat. Da zuvor die neue Identität des »Wunscherwachsenen« geschaffen und der Fokus auf die Stärken gelegt wurde, wird das Kind bzw. der Jugendliche im »Ressourcen-Land« all die Fähigkeiten und Eigenschaften entdecken, die es bzw. er braucht, um dieser Erwachsene zu werden.

Im Folgenden wird eine Trancesequenz herausgegriffen, in der es explizit um den Umgang mit Angst geht. In diesem Fall ist es ein

Kind in der Geschichte, das die Reise unternimmt, nachdem es zuvor in einer (hier nicht angeführten) Passage seinem zukünftigen Ich begegnet war.

Mehrebenengeschichte mit »Mut-Land«

»... und wieder geht die Reise weiter: Hui, und sie kommen in das ›Mut-und-Kraft-Land‹, und hier begegnet das Kind seiner inneren Kraft, seinem inneren Mut. Wow!, da staunt das Kind, wie toll seine innere Kraft aussieht und wie toll sein innerer Mut aussieht. Es kann ein Wesen sein oder auch zwei unterschiedliche, beide sehen sie toll aus, und der innere Mut begrüßt das Kind, und die Kraft begrüßt das Kind: ›Hallo‹, sagen sie, ›wir sind dein Mut und deine Kraft, wir sind in dir.‹ ›Ich weiß nicht, wie oft du mich schon gesehen hast‹, meint der innere Mut. ›Vielleicht aber gespürt, gespürt hast du mich schon oft, vielleicht war es dir nicht bewusst, dass du in dieser oder jener Situation so mutig warst und stark‹, meint die Kraft.‹ ›Aber du warst schon sehr oft mutig und stark‹, meinen beide zusammen und fahren fort: ›Und hier ist das Mut-Land, und schau einmal hier und da und dort: Das sind die Erlebnisse, die du gehabt hast. Deine Erlebnisse, als du mutig und stark warst, schau einmal dieses Erlebnis an: Wow!, oder das Erlebnis dort. Kannst du es sehen? Wow! So mutig und so stark! Da hast du uns gespürt, da waren wir ganz nahe bei dir, auch wenn du das gar nicht so gemerkt hast. Da warst du ganz toll, und jetzt, wo du weißt, wie wir aussehen – der Mut und die Kraft und die Stärke –, jetzt kannst du uns immer sehen, wenn du möchtest, dass wir da sind, weil wir ja in dir da sind. Also kannst du uns immer spüren und sehen, wenn du das möchtest, oder uns auch einfach rufen, wenn du das möchtest, oder ein Zeichen geben. Dann sind wir da, wir sind ja immer da, wenn du es möchtest, weil wir ja in dir sind. Aber dann kannst du uns auch sehen, wenn du das möchtest.‹ ... Genau ... genau ... da freut sich das Kind und ist ganz erstaunt über sich selbst, über diese Erlebnisse, bei denen es so stark und mutig war. Das hatte es vielleicht für ganz normal gehalten, aber die Kraft und der Mut, sie haben schon recht: Da war es wirklich mutig und stark gewesen, und es freut sich, freut sich, dass seine Kraft und sein Mut so toll aussehen und immer da sind, wenn es das möchte, und freut sich ... genau ... Und nun reisen das Wesen und das Kind wieder zurück, aber vorher machen sie noch einmal Zwischenstation in diesem ›Wunsch-Land‹, und da sieht das Kind seinen Wunsch schon sehr deutlich, und vielleicht ist es, als könnte es diesen Wunsch oder dieses Ziel direkt berühren, fast als ob es etwas ist, das man berühren kann, und kehrt zusammen mit dem Wesen wieder nach Hause zurück, und das Kind ist voller Freude, weil es weiß, wie es sein wird als Erwachsener. Das Erwachsenen-Ich ist von nun an Begleiter, und weil das Kind das weiß und seinen Mut, seine Kraft und Stärke kennt und erfahren hat, wie oft es schon mutig und stark war und dabei gar nicht mitbekommen hat, wie mutig und stark es im Grunde eigentlich ist, freut sich das Kind. Und das Wesen, das kleine Wesen wird ihm diese Geschichte immer wieder und immer wieder erzählen, wann auch immer es notwendig sein sollte, dass das Kind es braucht ...«

Ego-State-Interventionen bei Jugendlichen

Jenny Da Silva[15]

»Die größten Konflikte entstehen nicht zwischen zwei Menschen, sondern zwischen einem Menschen und sich selbst.«
Garth Brooks

Unter allen Gruppen, mit denen ich in meiner Praxis habe arbeiten dürfen, fasziniert mich keine so wie die der Jugendlichen. Der Zwiespalt zwischen der Suche nach der eigenen einzigartigen Identität und der Sehnsucht nach Identifikation mit einer Gruppe, verbunden mit dem für dieses Alter charakteristischen besonderen kreativen Funken, macht die therapeutische Arbeit mit Jugendlichen hochinteressant, besonders wirksam und so individuell, wie jeder von ihnen ist.

Es wurde bereits nachgewiesen, dass die Ego-State-Therapie sich für die Behandlung von Kindern sehr gut eignet (Hartman 1995). Im vorliegenden Kapitel geht es nun um Ego-State-Interventionen speziell bei Jugendlichen.

Auf eine ausführliche Beschreibung der Ego-State-Therapie als Methode wird in diesem Kapitel verzichtet, allerdings sei an dieser Stelle darauf hingewiesen, dass diese Behandlungsmethode letztlich auf die Integration der Ich-Zustände zielt. Es geht also darum, einen Zustand zu erreichen, in dem die verschiedenen Ich-Zustände miteinander kommunizieren und im Rahmen der inneren Familie harmonische und kooperative Beziehungen unterhalten. Phillips und Frederick (2003) haben das vier Phasen umfassende SARI-Modell entwickelt (vgl. S. 42, »Das Behandlungsmodell der Ego-State-Therapie« in diesem Band), auf das ich mich in der gesamten folgenden Fallgeschichte beziehe. Dabei möchte ich demonstrieren, wie nützlich dieses Modell bei der Arbeit mit Jugendlichen sein kann.

Der Fall Tayla

Tayla war 15 Jahre alt und besuchte in Johannesburg in Südafrika eine halb private Schule. Sie war von ihrer Mutter zu mir geschickt wor-

---

15 Übersetzung: Theo Kierdorf

den. In der Schule gehört sie einer »Emo«-Gruppe an. Tayla und ihre Freunde wurden in der Schule »emo crowd« genannt (»emo« steht für »emotional«). Sie kleideten sich grundsätzlich schwarz, höchstens ergänzt durch die Farben Rot und Weiß. Die Kleider mussten lange Ärmel haben oder, wenn sie kurzärmelig waren, durch lange Handschuhe ergänzt werden; außerdem trugen die Emos lange Hosen oder lange Socken. Später erfuhr ich, dass so die durch Selbstverletzungen entstandenen Schnittwunden verborgen wurden. Die Mitglieder der Gruppe färbten sich die Haare schwarz (was gegen die Schulvorschriften verstieß), sie trugen ihr Haar so lang, dass ihre Augen verdeckt wurden, und sie schnitten es auf eine ganz bestimmte Weise. Außerdem hatten sie zahlreiche Piercings, und einige Mitglieder stellten auch Tattoos zur Schau. In den Pausen und in ihrer Freizeit schrieben die Emos Songtexte und Gedichte, komponierten Songs oder malten Bilder, und die meisten dieser Produkte wirkten ziemlich depressiv. Abbildungen blutender Gestalten und blutender Herzen waren sehr häufig, und viele der Gedichte und Liedtexte waren mit dem eigenen Blut geschrieben. Besorgniserregend war, dass die ganze Gruppe Selbstverletzungen (Schnitte) als Möglichkeit, »Schmerz auszudrücken«, ansah. Außerdem hatten sie kürzlich begonnen, miteinander Verträge abzuschließen, in denen sie sich verpflichteten, mit ihrer »dunklen Seite« in Kontakt zu bleiben und ihre »Emo-Gebräuche« stets zu pflegen. Die Verträge unterzeichneten die Gruppenmitglieder mit ihrem Blut und bewahrten sie in einer schwarzen Kiste auf.

Die erste Sitzung fand mit Taylas Mutter statt. Sie äußerte sich besorgt über den Einfluss der Freunde ihrer Tochter, weil sie den Eindruck hatte, dass Tayla seit einiger Zeit depressiv und ihr Sozialverhalten gestört sei. Offenbar hatte Tayla Gefallen daran gefunden, sich Symbole in die Arme und in ihr linkes Bein zu schneiden, um schmerzlichen Erinnerungen Ausdruck zu geben. Sie hatte sich stark zurückgezogen, interessierte sich kaum für die Arbeit in der Schule und ebenso wenig für schulische Aktivitäten außerhalb des Lehrplans. Auch zu ihren Freunden hatte sie kaum noch Kontakt; sie blieb lieber zu Hause in ihrem Zimmer, als mit Freunden auszugehen. Außerdem hatte sie ziemlich stark abgenommen und wirkte meist ungepflegt.

Phase 1: Sicherheit und Stabilisierung

Tayla präsentierte sich als stille junge Dame. Sie konnte sich verbal recht gut ausdrücken, war aber nicht in der Lage, mir in die Augen zu schauen. Allerdings war sie schnell bereit, mir über ihre Freunde und die Emo-Kultur Auskunft zu geben. Trotz des heißen Sommertages trug Tayla eine lange, schwarze Hose und ein schwarz-weißes Männer-T-Shirt. Ihre Fingernägel waren vor längerer Zeit mit schwarzem Nagellack überzogen worden, und sie hatte ihr Haar schwarz gefärbt. Sogar die Gummis an ihren Zahnklammern waren schwarz. Sie erzählte, sie habe sich der Emo-Crowd vor einem Jahr angeschlossen, weil sie sich nicht verstanden gefühlt habe und mit den anderen Schulkameraden nicht ausgekommen sei. Sie habe immer das Gefühl gehabt, sich von den anderen Kindern ihres Alters irgendwie grundsätzlich zu unterscheiden, und da sie introvertiert war, hatte sie sich der Musik und Kunst zugewandt. Taylas Vater hatte die Familie verlassen, als seine Tochter etwa fünf Jahre alt gewesen war, und seither hatte sie nichts mehr von ihm gehört. Obwohl sie erklärte, sie wolle mit ihrem Vater nichts mehr zu tun haben, gestand sie ein, dass sie fassungslos und wütend gewesen sei, als er sie verlassen habe, und sich gefragt habe, ob dies ihre Schuld sei. Taylas Mutter, die als Krankenschwester arbeitete, war oft lange und manchmal auch nachts nicht zu Hause; deshalb war ihre Tochter zunächst häufig bei ihrer Großmutter gewesen und, als sie älter war, sich selbst überlassen geblieben. Tayla erklärte, sie habe Sport nie besonders gemocht und auch nicht an anderen außerschulischen Aktivitäten, die von ihrer Schule angeboten wurden, teilgenommen.

Auf meine Frage hin, wie sie mit den anderen Mitgliedern ihrer Gruppe zurechtkomme, erklärte sie, diese hätten sie verstanden, und sie habe das Gefühl, in ihrer Gegenwart sie selbst sein zu können. Sie erklärte, sie habe ihnen gegenüber keine Geheimnisse und sie verstünden ihren Schmerz. Sie fühle sich der Gruppe zugehörig und werde in ihrer Andersartigkeit akzeptiert. Offenbar war ihr gar nicht bewusst, dass alle Gruppenmitglieder gleich aussahen und sich gleich kleideten. Als ich sie danach fragte, ob sie mit ihren Freunden »gute und freudige Situationen« erlebt habe, wirkte sie verwirrt und fragte mich, was ich damit meinte. Daraufhin fragte ich sie, wann sie das letzte Mal zusammen mit ihren Freunden herzlich gelacht habe. Sie gab zu, sich an keine Situation dieser Art erinnern zu können.

Dann zeigte Tayla mir die Schnittwunden an ihrem Arm und am linken Bein. Die Schnitte sahen wie Symbole aus. Sie hatte ein Herz in ihre Haut geritzt, über das ein Schnitt quer verlief, der den Schmerz symbolisieren sollte, den sie wegen der Trennung von ihrem Freund empfand. Sie zeigte mir auch den Buchstaben »A«, den sie in ihren Arm geritzt hatte; er stand für den Namen eines Kindheitsfreundes, der sie verraten hatte. Außerdem gab es ein Kreuz, das den Tod ihrer Großmutter symbolisierte. Sie erklärte, die Schnittwunden sollten sie stets an den Schmerz erinnern, den sie in ihrem Leben erlitten habe. Wir sprachen lange über ihren Schmerz, und ich bat sie, einmal über einen Satz nachzudenken, den ich vor einiger Zeit gehört hatte: »Nur wenn wir den Schmerz durcharbeiten, können wir wachsen und uns darüber erheben.« Ich erklärte ihr, wenn sie sich über ihren Schmerz erheben wolle (was, wie sie sagte, der Fall sei), könnte das Einritzen von Symbolen, die sie dauerhaft an erlittenen Schmerz erinnern sollten, dies vielleicht verhindern. Es erstaunte mich, dass sie gegen diese Äußerung keine Einwände vorbrachte, sondern sie bereitwillig akzeptierte. Dies zeigte mir, dass ihr das Problem völlig klar und sie willens war, ihr Verhalten zu verändern. Zum Abschluss der Sitzung bat ich Tayla, mir zu unserem nächsten Treffen eine Musikaufnahme mitzubringen, die den Emo-Teil von ihr zutreffend beschreibe. Ich erklärte, sie könne mir den Liedtext, den Rhythmus und/oder ein Musikvideo mitbringen, wenn sie glaube, dass mir dies helfe, diesen Teil von ihr besser zu verstehen.

Weil Tayla mir von ihrem Interesse an Musik erzählt hatte, hatte ich beschlossen, diese Ressource zu nutzen. Natürlich hätte ich sie ebenso gut bitten können, mir ein Bild von diesem Anteil zu zeichnen, ein Gedicht darüber zu schreiben oder eine entsprechende Collage herzustellen. Ich bin jedoch der Auffassung, dass es die therapeutischen Beziehung fördert, das zu nutzen, was Klienten von sich aus mitbringen; insbesondere Jugendliche fühlen sich dann besser verstanden, und ihre Begeisterung für die Therapie und ihr Interesse an der Arbeit wächst. Ich habe festgestellt, dass Teenager oft Schwierigkeiten haben, ihre Gefühle mit sprachlichen Mitteln adäquat zu beschreiben. Weil sie sich jedoch in Form von Musik, Gedichten und Liedtexten auszudrücken versuchen, bringt es mich oft weiter, wenn ich sie bitte, mir einen Song, eine Zeichnung oder einen Liedtext mitzubringen. Außerdem scheint sie das in vielen Fällen zu beeindrucken, weil es zeigt, dass ich als Therapeutin bemüht bin, sie aufgrund ihrer eigenen Äußerungen zu verstehen.

Zur nächsten Sitzung brachte Tayla mir eine Aufnahme des Songs »Bring Me To Life« von Evanescence mit. Das Lied beschreibt eindrucksvoll das Gefühl einer inneren Leere und den Wunsch, sich wieder lebendig zu fühlen und aus der Dunkelheit gerettet zu werden (»Save me from the nothing I've become«).

Das Musikvideo zu diesem Song zeigt eine junge Frau auf dem Sims eines hohen Gebäudes. In Teilen des Videos sieht man, wie sie von diesem Gebäude herunterfällt. Tayla gab bereitwillig zu, dass sie sich depressiv gefühlt und über Suizid nachgedacht hatte, obwohl sie nicht vorgehabt hatte, sich tatsächlich das Leben zu nehmen. Sie erklärte, sie fühle sich innerlich taub. Die Dunkelheit in ihrem Inneren empfinde sie als leer, hohl und tot. Nachdem ich mir den Song und Taylas Erklärung dazu angehört hatte, konfrontierte ich sie mit meiner Ansicht, dass ich sie zwar verstehen könne, aber andererseits glaubte, dass ein Teil von ihr aus dem dunklen Ort in ihrem Inneren hinauswolle, dass er sie – wie im genannten Song – »wieder ins Leben zurückbringen« und »sie innerlich aufwecken« wolle. Außerdem fragte ich mich, ob dieser Teil von ihr auch derjenige sei, der sie dazu gebracht habe, eine Therapie zu beginnen. Tayla stimmte zu und erklärte, sie wolle sich nicht ständig traurig, innerlich taub und depressiv fühlen, habe aber andererseits das Gefühl, wenn sie ihr Problem überwinde, werde sie ihre Freunde verlieren und lasse sie dann im Stich, weil sie alle sich so fühlten und weil sie diese Gefühle nicht nur genössen, sondern regelrecht in ihnen schwelgten. Wir sprachen eine Weile über dieses Thema sowie darüber, welche Vor- und Nachteile es für sie hätte, Hilfe zu suchen. Schließlich kam Tayla zu der Überzeugung, dass sie mehr zu verlieren habe, wenn sie sich nicht um Hilfe bei der Überwindung ihrer depressiven Gefühle bemühe, selbst wenn sie dann ihre Freunde verliere. Dann erforschten wir Taylas Stärken und Interessen.

Tayla war sehr kreativ, und ihre Gemälde ließen Talent erkennen; allerdings benutzte sie dabei nur die Farben Schwarz und gelegentlich Rot, sehr zum Ärger ihres Kunstlehrers. Außerdem war Tayla von der *Twilight Saga* fasziniert, einer Serie von Filmen und Büchern über Vampire, die zu jener Zeit unter Teenagern sehr populär war. Weil ich diese Geschichten selbst nicht gelesen hatte, bat ich Tayla, mir eines der Bücher mitzubringen, damit ich es lesen und ihre Welt ein wenig besser verstehen könne. Außerdem konnte ich ihr so zeigen, dass ich an ihr und ihren Fortschritten in der Therapie wirklich interessiert war. Teenager spüren erstaunlich gut, ob das Interesse eines Therapeuten an ihnen echt oder nur vorgespiegelt ist.

Dann erklärte Tayla mir die Geschichten und erzählte von den Vampirfrauen, die darin beschrieben würden. Sie sagte, die Anmut und Selbstsicherheit und das stille Selbstvertrauen der weiblichen Vampire in den Filmen und ihre Kleidung faszinierten sie. Ich nutzte diesen kreativen Anteil von Tayla im Laufe der Therapie ausgiebig. Außerdem beschäftigten wir uns eine Weile damit, ihre Ziele für die Therapie herauszufinden und zu klären, was sie in den Sitzungen erreichen wollte. Sie nannte einige Anzeichen, an denen ich erkennen würde, dass sie ihre Ziele erreicht hätte. Mir fiel auf, dass die Eigenschaften, die sie als Erkennungsmerkmale bezeichnete, stark denjenigen ähnelten, die sie den weiblichen Vampiren der *Twilight Saga* zugeschrieben hatte, nämlich Selbstvertrauen, Weiblichkeit, Sinnlichkeit und Anmut.

In unserer dritten Sitzung gab Tayla mir den ersten Band der *Twilight Saga* zum Lesen, und ich erklärte ihr mithilfe von Zeichnungen und Vergleichen, was Hypnose ist. Sie war sehr daran interessiert und stellte mir viele Fragen über Selbsthypnose. Daraufhin brachte ich ihr Selbsthypnosetechniken bei und half ihr, einen sicheren Ort zu kreieren und ihn aufzusuchen. Das gefiel ihr sehr. Ich nahm die Sitzung für sie auf ihrem Handy auf und erklärte ihr, wie sie im Laufe der kommenden Woche Selbsthypnose praktizieren und ihren sicheren Ort aufsuchen könne. Außerdem bat ich sie, mir zu unserem nächsten Treffen ein Symbol mitzubringen, das ihren sicheren Ort repräsentiere.

Ungeachtet dessen, dass ich bei meiner Arbeit mit Tayla Hypnose benutzte, kann ein Therapeut seinen Klienten auch bitten, ein paarmal tief zu atmen, die Augen zu schließen und seine Aufmerksamkeit nach innen zu richten. Dann bittet der Therapeut ihn, sich einen Ort oder Raum vorzustellen, wo er sich sehr wohl- und sicher, ruhig und entspannt fühlt. Dieser Ort kann in der Realität oder nur in der Vorstellung existieren. Der Klient sollte dann ein wenig Zeit an seinem sicheren Ort verbringen und über Dinge nachdenken, über die er nachdenken will, spüren, was er spüren will, fühlen, was er fühlen will, und sogar tun, was er tun will. Ich hatte Tayla zwar gebeten, mir ein Symbol für ihren sicheren Ort mitzubringen, doch ich hätte sie ebenso gut bitten können, mir eine Zeichnung, ein Gemälde, eine Skulptur oder ein Lied mitzubringen, die oder das für sie die Funktion eines sicheren Ortes erfüllte.

Anschließend erklärte ich Tayla die Ego-State-Therapie mithilfe einer Druse, die ich in meinem Behandlungsraum aufbewahre. Äußerlich handelt es sich um einen schwarzen Gesteinsbrocken, er ist aber an der Vorderseite offen, wodurch eine große Zahl kleiner, purpurfarbener Kristalle erkennbar sind. Ich erklärte Tayla, dass wir einem solchen Gestein stark ähneln. Der äußere Teil der Druse sei das, was wir der Welt zeigen, unsere Persönlichkeit – Eigenschaften und Werte, die wir vor anderen Menschen gerne zur Schau stellen. Doch ein Mensch bestehe auch aus verschiedenen inneren Anteilen (versinnbildlicht durch die purpurfarbenen Kristalle im Inneren der Druse), die der Außenwelt nicht bekannt seien. Diese unterschiedlichen Strukturen würden Ich-Zustände genannt, und zusammen ergäben sie unsere Persönlichkeit. Ziel der Therapie sei, die verschiedenen Anteile dazu zu bringen, miteinander zu kommunizieren (Phase 2), die Existenz der übrigen Anteile anzuerkennen (Phase 3) und eine integrierte Familie aller Anteile zu schaffen (Phase 4). So erklärte ich Tayla das SARI-Modell und beantwortete ihre Fragen. Mit der Metapher der Druse konnte Tayla sofort etwas anfangen; sie erläuterte, alle sähen sie als »Emo-Kind«, das sich schwarz kleide und ständig traurig sei. Aber nur wenige wüssten, was wirklich in ihr vorgehe.

Neben einer Druse kann man auch einen Würfel oder eine Kristallkugel benutzen, um die Ich-Zustände und ihre Beziehung zur Exekutivpersönlichkeit[16] zu erklären. Etwas so Einfaches wie ein Würfel kann ausgezeichnete Dienste leisten, wenn man einem Jugendlichen die Ego-State-Therapie erklären will. Der Therapeut kann aufzeigen, dass ein Mensch viele Facetten hat, dass aber zu jedem Zeitpunkt nur eine davon oder ein Teil sichtbar ist, nämlich derjenige, der (beim Würfel) oben liegt. Der Therapeut hat die Aufgabe, dem Jugendlichen zu helfen, alle Seiten des Würfels oder alle eigenen Anteile zu sehen. Deshalb lässt er »den Würfel rollen«, um mit einem Anteil zu kommunizieren und gleichzeitig mit den anderen zu verhandeln.

Eine weitere interessante Metapher ist eine Kristallkugel. Als Ganzes repräsentiert sie das Ich der Person, und jede Blase in ihrem Inneren steht für einen anderen Anteil oder Ich-Zustand, wobei alle Anteile oder Ich-Zustände zusammen das Ich bilden. Diese Metapher eignet sich gut als Impact-Technik, wenn die Zielsetzung der Ego-State-Therapie veranschaulicht werden soll. Es geht darum, die verschiedenen Anteile nicht miteinander zu verschmelzen, sondern jedem Ich-Zustand seinen individuellen Charakter und seine speziel-

16 Dieser Begriff bezeichnet in der Ego-State-Therapie die Person als Ganzes bzw. die Alltagspersönlichkeit (Anm. der Hrsg.).

len Ideen zu belassen, sodass sie zusammen eine integrierte innere Familie bilden.

In unserer vierten Sitzung berichtete Tayla mir, sie habe jeden Tag Selbsthypnose angewendet, und sie komme immer besser damit zurecht. Als sie sich nach einem Streit mit ihrer Mutter in einer depressiven Stimmung befunden hatte, war es ihr mithilfe von Selbsthypnose gelungen, ihren sicheren Ort aufzusuchen und sich von ihrer Umgebung abzuschotten. Tayla hatte zu dieser Sitzung auch ihr Symbol für ihren sicheren Ort mitgebracht: einen Ring mit einem kleinen Diamanten, den sie als Kind geschenkt bekommen hatte. Sie erklärte, der Ring erinnere sie an eine Zeit, in der sie glücklich gewesen sei und in der es ihr weniger ausgemacht habe, was andere Menschen über sie dächten; außerdem habe sie sich damals nicht so sehr bemüht, den Vorstellungen anderer gerecht zu werden. Sie erklärte, an ihrem sicheren Ort könne sie sorglos und glücklich sein, so wie sie es als Kind gewesen sei. Auch berichtete sie, dass sie sich in der vergangenen Woche keine neuen Schnittwunden zugefügt habe, weil die Möglichkeit, sich an ihren sicheren Ort zurückzuziehen, dies unnötig gemacht habe. Ich geleitete die Klientin erneut durch die Induktion und an ihren sicheren Ort, und diesmal bat ich sie, ihren Ring in der Hand zu halten und ihn zu benutzen, um das Gefühl, sorglos und glücklich zu sein, hervorzurufen und sich dann vorzustellen, dass sie dieses Gefühl an ihren sicheren Ort mitnehme. Außerdem suggerierte ich ihr, dass sie von nun an jedes Mal, wenn sie ihren Ring berühre, sofort mit ihrem sicheren Ort und dem mit ihm verbundenen Gefühl der Sorglosigkeit und des Glücks in Kontakt sei.

Nachdem Tayla einige Zeit an ihrem sicheren Ort verbracht hatte, erklärte ich ihr, wir würden nun einen ganz besonderen Teil von ihr kennenlernen, den ich als ihre innere Stärke bezeichnete. Dieser Teil existiere schon seit dem Augenblick ihrer Geburt, und er habe ihr geholfen, viele Hindernisse zu überwinden. Mit seiner Hilfe sei sie über die Trennung von ihrem Freund und den Verlust ihrer Großmutter hinweggekommen. Ich forderte sie auf, zu diesem Teil in Kontakt zu treten und darauf zu achten, welche Form oder Gestalt er für sie annehme. Die innere Stärke könne ein Verstorbener sein, aber auch ein Tier, eine religiöse Gestalt oder eine Lichtkugel. Tayla erklärte, ihre innere Stärke sei eine wunderschöne Frau mit langem, fließenden, dunklen Haar und dunkler Kleidung. Die Frau sei ein wenig transparent und könne schweben. Ich bat sie, sich sehr genau anzuhören, was diese

Frau über ihr Problem zu sagen habe, und ihren Rat ernst zu nehmen. Tayla berichtete, obwohl sich die Lippen der Frau nie bewegten, könne sie hören, was sie sage. Die innere Stärke empfahl ihr, »besser eine Originalversion von dir selbst als die Kopie von jemandem anders zu sein.« Nachdem Tayla lang genug mit ihrer inneren Stärke geredet hatte, bat ich sie, mir ein Bild von ihr zu zeichnen und aufzuschreiben, was sie zu ihr gesagt habe.

Nachdem ich mich davon überzeugt hatte, dass Tayla nun ausreichend stabilisiert und gestärkt war, wendete ich mich in der folgenden Sitzung der nächsten Phase des SARI-Modells zu.

Phase 2: Aktivieren von Ich-Zuständen und Erschließen des Zugangs zum Trauma

In unserer fünften Sitzung fiel mir auf, dass Tayla den Ring trug. Sie berichtete, sie habe ihn ständig getragen und ziehe ihn nur selten aus. Sie fühlte sich glücklicher und zufriedener. Ich forderte sie auf, sich mithilfe ihres Rings an ihren sicheren Ort zu begeben, was ihr auch problemlos gelang. Nachdem sie kurze Zeit den Aufenthalt an ihrem sicheren Ort genossen hatte, erklärte ich ihr, dass wir diesmal ihren inneren Therapieraum aufsuchen würden. Ich bat sie, sich nach ihrem Geschmack eine Tür mit der Aufschrift »Taylas Therapieraum« vorzustellen. Der Raum, in dem wir uns momentan zusammen befänden, sei ihr »äußerer Therapieraum«, und der Raum in ihrem Inneren, den sie gerade aufgesucht habe, sei ihr »innerer Therapieraum«. Ich bat sie, diesen inneren Raum zu betreten und mir zu berichten, was sie dort sehe. Tayla sagte, sie sehe verschiedene Stühle, und von der Decke des Raumes hingen verschiedenfarbige Tücher herab. Ich erklärte ihr, dass wir dort Teile von ihr treffen würden, die etwas mit ihrem Problem zu tun hätten. Dann fragte ich sie, ob sie irgendwelche Teile erkenne, die uns bei der Lösung ihres Problems helfen könnten. Daraufhin berichtete sie, dass ein Ich-Zustand mit Namen »Rosa« aufgetaucht sei. Rosa erklärte, sie sei Rosalie oder Rosa aus den *Twilight*-Geschichten. Mir wurde klar, dass Tayla diese Figur aus dem Buch introjiziert und zu einem Teil ihrer Persönlichkeit gemacht hatte. Rosa war ein zeitloser weiblicher Ich-Zustand, dessen Aufgabe es war, Taylas Selbstvertrauen zu stärken. Der Anteil repräsentierte Taylas weibliche Seite. Rosa war elegant, sinnlich und eine klassische Frau, ähnlich der Rolle, die sie in der *Twilight Saga* spielte. Ihr war gleichgültig, was andere Menschen über sie dachten.

Nachdem ich eine Weile mit Rosa gesprochen hatte, fragte ich Tayla, ob Rosa der für »Emo« verantwortliche Anteil von ihr sei. Daraufhin tauchte ein Anteil auf, der sich »Derrick« nannte. Derrick war 13 Jahre alt und männlich. Er wollte Tayla helfen, mit ihren Freunden zurechtzukommen, damit sie sich einer Gruppe zugehörig fühlen konnte. Auf meine Frage hin, ob er Tayla dazu gebracht habe, sich zu schneiden, antwortete er, das habe er nicht getan, sondern dies sei ihre Art, sich auszudrücken, und ihre Freunde machten es genauso. Um zu diesem Ich-Zustand in Rapport zu treten, gratulierte ich Derrick, weil es ihm gelungen sei, Tayla zu Freunden zu verhelfen, bei denen sie sie selbst sein könne; ich erklärte ihm aber auch, dass Tayla es meiner Ansicht nach verdient habe, glücklich zu sein, und dass ich fürchtete, ihre Freunde und ihre Lebensweise machten sie sehr traurig und depressiv. Außerdem äußerte ich meine Befürchtungen für den Fall, dass sie mit ihrer bisherigen Lebensweise fortfahre. Ich informierte Derrick auch über Rosa und bat ihn, zu ihr in Kontakt zu treten und herauszufinden, wie sie Tayla gemeinsam zu einem glücklicheren Leben verhelfen könnten. Damit war Rosa einverstanden. So endete die Sitzung.

In der folgenden Sitzung sprach ich sowohl mit Rosa als auch mit Derrick. Mir wurde klar, dass Rosa sich als nützliche Ressource erweisen würde, denn Tayla resonierte sehr stark mit diesem Ich-Zustand. Auch Derrick war der Meinung, dass Tayla glücklich werden sollte und dass ihre Freunde, die ihr anfangs sehr geholfen hatten, indem sie ihr das Gefühl gaben, verstanden zu werden, sie nun eher behinderten, weil sie ihr suggerierten, sie müsse introvertiert und traurig sein, um mit ihnen auf einer Wellenlänge sein zu können. Rosa erklärte, sie wünsche sich, dass Tayla ihre Individualität stärker durch ihre Kleidung und ihre Eigenarten zum Ausdruck bringe. Sie habe das Gefühl, Tayla solle femininer werden und mit verschiedenen Modestilen experimentieren.

Phase 3: Auflösen dissoziierter Erlebnisse durch Anbieten einer korrigierenden Erfahrung

Als Tayla zu unserer siebten Sitzung kam, wirkte sie deutlich glücklicher. Sie lächelte mich an, als sie den Behandlungsraum betrat, und mir fiel auf, dass die schwarzen Gummis um ihre Zahnspangen durch rosafarbene ersetzt worden waren. Dies war der erste Farbtupfer, den ich an Tayla sah, und als ich das erwähnte, lächelte sie und sagte, sie wirke dadurch weiblicher. Als sehr ermutigend empfand ich auch, dass Tayla berichtete, sie habe sich keine Schnittwunden mehr zufügt. Sie war offensichtlich glücklicher, als ich sie jemals vorher gesehen hatte. Eine weitere interessante Veränderung bestand darin, dass sie sich zwar immer noch ausschließlich weiß und schwarz kleidete, aber zur Therapiesitzung über ihren Leggings einen Rock trug. Darauf angesprochen, erklärte sie, sie experimentiere nun mehr mit ihrer Kleidung. Auf meine Frage nach ihren Freunden hin gab sie zu, dass sie sie nicht mehr so regelmäßig wie früher treffe und dass sie zu häufigen Kontakt mit ihnen sogar meide, weil sie sich danach depressiv fühle. Inzwischen hatte sie mit ein paar Mädchen aus einer Kirchengruppe Freundschaft geschlossen, die, wie sie erklärte, »mädchenhafter« seien. Nachdem ich erneut Kontakt zu Taylas Ich-Zuständen hergestellt hatte, fragte ich Derrick, was er über die Veränderungen bei Tayla denke. Er antwortete, sie sei offensichtlich glücklicher, und was sie tue, sei ihm gleich, solange sie Freunde habe und mit irgendwelchen Leuten zurechtkomme. Derrick hatte Tayla die neuen Freundinnen in der Kirchengruppe verschafft. Rosa war über die Veränderungen bei Tayla hocherfreut, hatte aber das Gefühl, dass sie immer noch einen weiten Weg vor sich habe, weil sie von ihr noch wesentlich mehr über ihre Weiblichkeit und Sinnlichkeit lernen könne.

Dann geleitete ich Tayla durch eine Visualisierung, in deren Verlauf ich sie zuerst instruierte, sich anzuschauen, wie Rosa sich bewege, darauf zu achten, wie selbstsicher und anmutig sie sei, wie sie interagiere, wie sie ihren Körper halte und wie viel Selbstvertrauen und Individualität sie zum Ausdruck bringe. Ich bat Tayla, mir detailliert zu schildern, was ihr auffiel, und sich während ihres Berichts die betreffende Szene zu vergegenwärtigen. Tayla beschrieb, wie Rosa agierte, sprach und sich in verschiedenen Situationen verhielt. Dann forderte ich Tayla auf, sich in Rosa hineinzuversetzen und zu spüren, wie es sich anfühle, wie Rosa zu sein. Diese Technik benutzte ich, weil mir aufgefallen war, dass Tayla sowohl sehr visuell als auch sehr kinästhetisch veranlagt war, und weil ich ihr ein korrigierendes Erlebnis ermöglichen wollte, das diese Sinnesmodalitäten ansprach. Wir verbrachten mit dieser Visualisierung viel Zeit, und ich beendete diese Sitzung, indem ich Rosa aufforderte, Tayla die Dinge weiter aus ihrer Sicht erleben zu lassen. Außerdem erklärte ich Tayla, dass Rosa zwar aussehen möge wie die Rosalie aus den *Twilight*-Romanen, ich mich aber trotzdem frage, welche ihrer Eigenarten sie für Taylas innere Persönlichkeit einzigartig mache. Mit dieser Frage beendete ich diese Sitzung.

Phase 4: Integration

Während unserer vorletzten Sitzung sprach ich mit Tayla über die Veränderungen, die in ihrem Leben stattgefunden hatten. Sie war nun generell glücklicher und genoss ihre »Reise der Selbstentdeckung«. Sie erforschte, was ihr Freude machte, welche Kleider ihr gefielen, und fand Gefallen daran, mit verschiedenen Farben zu experimentieren.

Tayla erklärte, sie habe viel Zeit mit Rosa und dem, was nach deren Meinung weiblich sei, verbracht. So habe sie entdeckt, dass ihr Rosas »klassischer« Geschmack gefalle, wobei es ihr aber auch Freude mache, ihrer Kleidung eine eigene Note zu geben. Dann forderte ich Tayla auf, mir ein Bild von sich selbst als Rosa zu zeichnen. Tayla stürzte sich begeistert in dieses Projekt und produzierte ihre Version von Rosa. Sie stellte Rosa als schlanke, junge Frau mit langem, schwarzen Kleid dar, ähnlich wie in den Filmen, aber mit Taylas eigenem, kürzeren Haar. Tayla bezeichnete dies als ihren eigenen Stil: Klassik mit einem eigenen Dreh. Durch die Kommunikation mit ihren Ich-Zuständen und die Lösung ihrer inneren Konflikte (Teile der Arbeit in den Phasen 3 und 4) wurde Tayla der Einfluss ihrer Freundesgruppe auf sie klar, und sie lernte, stärker auf sich selbst zu vertrauen. Schließlich löste sie sich völlig von der Emo-Kultur und entdeckte allmählich ihren eigenen Stil und lernte, ihn zu schätzen. Tayla und ich sprachen lange über diese Dinge, und schließlich gab ich ihr die Hausaufgabe, noch einmal einen Song zu finden, diesmal einen, der ausdrückte, wie sie nun geworden war.

Zu unserer neunten und letzten Sitzung brachte Tayla den Text des Songs »I'm Alive« von Celine Dion mit. Der Song beschreibt das Gefühl, Flügel zu haben, fliegen zu können und lebendig zu sein (»I get wings to fly/I feel that I'm alive«).

Ich war sehr erstaunt über die Wahl und fragte Tayla, ob ihr klar sei, welche beiden Songs sie zur Therapie mitgebracht habe. Im ersten (»Bring Me To Life«) war zum Ausdruck gekommen, dass sie sich innerlich taub und tot fühlte und sich wünschte, »zum Leben erweckt zu werden«, und im zweiten Song gehe es darum, dass sie »lebendig« sei. Im ersten sei es um eine Frau gegangen, die von einem Gebäude fällt, im zweiten gehe es darum, dass sie »Flügel habe, um zu fliegen«.

Tayla war sich dieser Parallelen nicht bewusst gewesen, staunte aber über die unbewussten Entscheidungen ihres Geistes. Anschließend forderte ich sie auf, ein Symbol für ihren Weg mit mir von ihrem Ausgangspunkt zu ihrem jetzigen Standpunkt zu schaffen. Für solche Fälle halte ich in meiner Praxis verschiedene künstlerische Materialen bereit, sodass Tayla zwischen Ton, Malen mit Farben, Zeichnen und Collagieren wählen konnte. Sie entschied sich für roten und weißen Ton und formte mir daraus eine wunderschöne rosafarbene und weiße Rose, die den Prozess ihrer Selbstfindung und ihre Weiblichkeit, zu der sie nun gefunden hatte, zum Ausdruck bringen sollte. Damit endete die Therapie.

Diskussion

Eine Therapie kann für Jugendliche beängstigend sein, wenn sie bestimmte Vorstellungen davon entwickelt haben, was sie während des Therapieprozesses erwartet. Deshalb sind konkrete Beispiele für den Verlauf einer Therapie und Beschreibungen der darin verwandten Techniken für sie sehr interessant, und man sollte sie ihnen anbieten. Die Autorin dieses Beitrags benutzt gewöhnlich Impact-Techniken, um Jugendlichen das Geschehen in einer Ego-State-Therapie metaphorisch zu erklären.

Beaulieu (2005) definiert eine Impact-Technik als interaktive und kreative Methode, die alle Sinne in den Therapieprozess einbezieht und dadurch die Wirkung der benutzten Intervention verstärkt. Beaulieu versichert, dass diese Techniken die Erschließung unbewussten Materials und von Einsichten fördert, wodurch therapeutische Veränderung initiiert wird. Impact-Techniken können helfen, Jugendlichen die Ego-State-Therapie, den Therapieprozess und das Konzept der Integration zu erklären.

Zum Abschluss

Die Phasen des SARI-Modells, so wie Phillips und Frederick (2003) sie beschrieben haben, eignen sich gut als Rahmen für die Arbeit mit Jugendlichen, der leicht an ihre besonderen Bedürfnisse angepasst werden kann. In der Ego-State-Therapie können Heranwachsende Kontrolle über ihren eigenen Therapieprozess gewinnen; ihnen werden Werkzeuge und Fertigkeiten erschlossen, die sie auch nach Abschluss des formellen Teils der Therapie weiter nutzen können. Durch Einbeziehung der oben beschriebenen Impact-Techniken und der individuellen Ressourcen, Vorlieben und Interessen der Jugendlichen kann ein Therapeut für jeden Jugendlichen eine Therapie entwickeln, die so individuell ist wie jeder dieser Klienten.

Teiletreffen im Sand – Ego-States in der Familientherapie

Wiltrud Brächter

Kinder sind in ihrer Entwicklung existenziell auf den sozialen Bezugsrahmen angewiesen, in dem sie aufwachsen. Während die Ego-State-Therapie zunächst für die Arbeit mit Einzelklienten entwickelt wurde, bedarf der Ansatz in der Kindertherapie einer Erweiterung. Stichworte hierzu sind unter anderem:

- Welche Ego-States treffen aufeinander, wenn Eltern und Kinder Konflikte haben?
- Welcher Ich-Zustand wird bei den Eltern durch das Symptom eines Kindes aktiviert?
- Auf welche elterlichen Anteile reagieren Kinder mit ihrem Verhalten?

Im Folgenden zeige ich anhand meiner Arbeit mit Sandspieltherapie[17], wie eine Teileperspektive in die systemische Arbeit mit Familien integriert werden kann. Dabei ergänze ich die für die Einzeltherapie entwickelten Ego-State-Interventionen durch Therapieziele, die mir im familientherapeutischen Kontext besonders wichtig sind.

Einen Zugang zu den (Tiefen-)Ego-States des Kindes finden, sie annehmen und verstehen

Therapeutische Arbeit mit Kindern findet im klassischen Setting der Kindertherapie hinter verschlossenen Türen statt; Therapieinhalte werden nur in abstrahierter Form an die Eltern weitergegeben. Auch Sandbilder werden Eltern in der Regel nicht gezeigt. Dabei gehen jedoch wichtige, in ihrer Bildersprache oft sehr eindrucksvolle Aussagen verloren, die in den Gestaltungen der Kinder enthalten sind.

Ein erster Schritt, Eltern und Kinder auf vertiefte Art miteinander in Kontakt zu bringen, besteht in meiner Arbeit darin, den Raum der

17 Auch hier beziehe ich mich auf meine narrative, systemisch orientierte Variante des Sandspiels (Brächter 2010). Einzelne Fallbeispiele wurden unter anderem Fokus bereits dort veröffentlicht; alle Fallbeispiele wurden anonymisiert.

Einzeltherapie zu öffnen und Eltern Sandbilder ihrer Kinder zugänglich zu machen. Orientiert an der Transparenzregel systemischer Kindertherapie (Schmitt u. Weckenmann 2009), lasse ich Kinder dabei selbst entscheiden, ob sie ein Sandbild zeigen möchten oder nicht. Wählen sie diese Möglichkeit, entsteht ein Prozess, an dem die Eltern teilhaben und der ihnen einen neuen Zugang zum Kind eröffnen kann. Sandbilder holen verborgene Ego-States auf die Bühne des Sandkastens; sie spiegeln oft Teile des kindlichen Erlebens, die in der familiären Kommunikation keinen Ausdruck finden konnten.

In meinem Beitrag über Ego-States in der Sandspieltherapie habe ich einleitend ein Sandbild von Jonas vorgestellt: Nach langem Krieg steht sein Dinosaurier einsam neben dem Skelett der toten Mutter. Jonas, der sich im Kontakt zu seiner Mutter schroff und abwehrend zeigt, gibt mit seinem Sandbild Einblick in einen anderen Teil seines Selbsterlebens. Denkt man an diese Sandspielszene, wird vorstellbar, welche bewegenden Mitteilungen an Eltern von einem Sandbild ausgehen können.

Daniel Stern (1998) beschreibt, wie Erzählungen von Kindern davon mitgeformt werden, wie ihre Eltern auf sie reagieren, ob sich die Eltern in ihren Rückfragen eher auf die Ebene der Fakten beziehen oder auf das emotionale Erleben der Kinder; Narrative werden auf diese Art gemeinsam konstruiert. Im Zuge einer Konfliktdynamik wird in Familien oft nur noch auf Vorwurfs- und Tatsachenebene kommuniziert – wie sich ein Kind fühlt und welche Motivationen sein Handeln bestimmen, wird immer schwerer mitteilbar. Sandbilder zeigen dagegen auch den »gefühlten Teil« des Erlebten. Wie Jonas präsentieren viele Kinder in ihren Sandbildern einen verletzten Selbstanteil. Ihm im Sandbild zu begegnen bewirkt eine Unterbrechung in eingefahrenen Auseinandersetzungen. Indem sie sich auf den bedürftigen Anteil beziehen, können sich Eltern den Kindern wieder mit mehr Einfühlung zuwenden und aus einem veränderten Ich-Zustand heraus mit ihnen in Kontakt treten.

Ressourcenreiche Ego-States entdecken, das Kind von einer neuen Seite kennenlernen

Werden Kinder zur Therapie vorgestellt, blicken Eltern meist einseitig auf Symptome, die ihnen beim Kind Sorge bereiten; Stärken des Kindes werden dagegen teils kaum noch wahrgenommen.

Sandspieltherapie kann viel dazu beitragen, einen solchen Tunnelblick wieder zu öffnen. Im narrativen Sandspiel erproben Kinder neue Handlungsmöglichkeiten; schwache oder destruktiv agierende Ich-Zustände werden an Figuren delegiert und gehen Entwicklungsprozesse ein. Für Eltern ist es erleichternd, mitzuerleben, wie sich eine Stellvertreterfigur des Kindes mit Helfern umgibt und Herausforderungen auf neue Weise begegnen kann: Ein Baum, der als einziger im Wald keine grünen Blätter bekommt und die Außenseiterposition eines Kindes in der Schule gut wiedergibt, entwickelt eine Krone und beginnt zu sprechen; Pumuckl, zunächst vielen ängstigenden Situationen ausgesetzt, präsentiert sich stolz im Kreis wilder Tiere, die seine Freunde geworden sind.

Wenn problemassoziierte Sandbilder in Bewegung geraten, entsteht auch bei Eltern wieder Zuversicht. Im Anschluss an das Sandspiel richtet sich ihr Blick auf Momente, in denen die im Sand erprobten Möglichkeiten auch im Alltagshandeln des Kindes sichtbar werden. Den bisher dominierenden Geschichten darüber, wie ein Kind »ist«, werden alternative Geschichten gegenübergestellt. Die Problemtrance, die das Kind in seiner Entwicklung gefangen hielt, kann sich auflösen.

Begünstigt wird dieser Prozess durch den Umstand, dass Sandspieltherapie bisher verborgenen Persönlichkeitsanteilen eines Kindes in besonderer Weise Raum geben kann. Aus der Sicht jungianisch orientierter Therapeuten kann hier der noch nicht gelebte »Schatten« einer Person in Erscheinung treten:

> »In vielen Sandbildern ist die Kompensation von einseitig gelebten bewussten Einstellungen offensichtlich: Brave, angepasste, gehemmte Kinder bauen ohne große Umwege Schlachten und Kämpfe auf [...]; Kinder mit aufsässigem, störendem Verhalten können sehr stille, symbolisch begrenzte und formal ausgesprochen ästhetische Bilder aufbauen« (von Gontard 2007, S. 108).

Kommen Eltern durch Sandbilder mit einer neuen Seite ihres Kindes in Berührung, werden festgelegte Bilder seiner Möglichkeiten revidiert. Neue, bisher wenig entwickelte Ego-States präsentieren sich dabei sowohl auf Symbolebene, wenn sich etwa ein gefangen gehaltener Panther losreißt und Tiere in ein neues Land führt. Sie zeigen sich ebenso in der Sandspielsituation selbst, wenn ein Kind durch die Erlebnisqualität des Materials zu einer sonst nicht gekannten Ruhe findet. Für Eltern besonders aktiver Kinder kann es eine wichtige Erfahrung sein, ihr Kind in diesem konzentrierten Zustand zu erleben.

Eltern, deren Kind nicht gern malt oder bastelt, sind überrascht, dass es ein so eindrucksvolles Sandbild hervorbringen konnte. Der Stolz auf die ausdrucksstarken Gestaltungen und der Versuch, sich in sie einzufühlen, legen wichtige Grundsteine für eine Neuwahrnehmung des Kindes und eine veränderte Kommunikation in der Familie.

Elterliche Ego-States im Kontakt zum Kind reflektieren, fürsorgliche Eltern-States etablieren

Eltern erleben es in der Regel als Ausdruck von Vertrauen, vom Kind in den Therapieraum eingeladen zu werden. Durch ein Sandbild an seiner inneren Welt teilhaben zu dürfen empfinden viele von ihnen als Geschenk. Dies bietet gute Voraussetzungen dafür, durch Sandbilder auch mit schwierigeren Themen in Berührung zu kommen.

Sandspiel konfrontiert Eltern auch mit Aspekten des eigenen Verhaltens, die ihr Kind als belastend erlebt. Häufig erkennen sie eigene Selbstanteile im Sandbild wieder. Die Befürchtung, Eltern könnten sich durch die Symbolik des Kindes »bedroht und angegriffen« fühlen, begründet üblicherweise ihren Ausschluss aus der Sandspieltherapie (von Gontard 2007, S. 154). Dadurch wird jedoch auf wichtige Veränderungsimpulse verzichtet, die von den Sandbildern ausgehen können: Eine Frau steht im »Sorgen-Land« und blickt einem davonfahrenden Zug hinterher, während ihr Sohn den Weg ins »Wünsche-Land« schon gefunden hat. Das Sandbild leitet einen Prozess ein, in dem die Mutter den Sohn aus ihren Sorgen entlässt und sich eigenen Themen zuwendet. Ein Vater erkennt sich in einem verzauberten Stein wieder, der kleine Tiere zu überrollen droht. Er nimmt sich vor, sich bewusster auf das Tempo des Sohnes einzustellen und ihm Raum zu geben.

Werden Eltern solche Sandbilder zugänglich gemacht, entstehen Prozesse, in denen Kinder aus der Rolle des »Indexpatienten« hinaustreten können. Eltern werden angeregt zu reflektieren, in welchen Ich-Zuständen sie ihren Kindern begegnen. Dabei treffen sie nicht selten auf Ego-States, die sich einer bewussten Kontrolle entziehen und Ansprüchen an das eigene Elternverhalten zuwiderlaufen. Impulsives Handeln Kindern gegenüber geschieht meist in einer Altersregression; werden Kinder geschlagen, sind oft eigene verletzte Anteile der Eltern (oder mit ihnen verbundene Ich-Zustände) beteiligt. Sandbilder können die Chance bieten, mit solchen Anteilen in Kontakt zu treten und destruktive Handlungen zu unterbrechen.

Sandbilder thematisieren auch ungünstige Interaktionsmuster, in denen Eltern gefangen sind, ohne die Auswirkungen auf ihr Kind im Blick zu haben. In günstigen Fällen können sie einen Anstoß geben, sich aus solchen Mustern zu lösen und Kinder aus Konfliktfeldern herauszunehmen.

Silke, fünf Jahre alt, baut lange und konzentriert an einem Berg, zu dem eine Brücke führt. Eine Katze sitzt auf der Brücke und schaut hinauf. Mehrere Autos konkurrieren um den Platz auf dem Gipfel. Ein rotes Auto steht schon auf der schmalen Bergspitze, zwei andere versuchen, nebeneinander die steile Bergwand hinaufzufahren. Eins der beiden fährt fast in das rote Auto hinein.

Die Szene erinnert an den Kampf der Eltern, die im Rahmen einer strittigen Trennung versuchen, in Silkes Leben den ersten Platz einzunehmen. Wie sich Silke dabei fühlt, zeigen Symbole im Hintergrund des Sandbilds: Dort brennt ein gefährliches Feuer; Silke wäre am liebsten eine Schlange, die sich im Berg verkriecht.

In ihrer Lösungsgeschichte zeigt Silke, womit es ihr gut gehen würde: Die Autos wechseln sich auf dem Berggipfel ab, die Katze muss nicht weiter wie gebannt dorthin schauen. Mit einem großen Satz springt sie über den Berg und geht zu den anderen Tieren. Das Feuer kann verlöschen.

Eltern und Kinder auf neue Art in Verbindung bringen, Kooperation anregen

Will man die Beziehungsdynamik in einer Familie sichtbar machen, wird in der systemischen Therapie oft das Familienbrett genutzt (Ludewig u. Wilken 2000). Die Familienmitglieder werden dabei durch neutrale Holzfiguren verkörpert.

Unter einer Ego-State-Perspektive bietet es sich an, Familienskulpturen in den Sandkasten zu verlegen. Im Unterschied zu neutralen Holzelementen lässt sich mit Figuren aus dem Sandspielinventar darstellen, in welchen Ich-Zuständen sich die Mitglieder eines Systems begegnen. Statt Personen »als solche« zu repräsentieren, heben Sandspielfiguren bestimmte Seiten der Personen hervor. Je nachdem, welche Ich-Zustände in einer Problemkonstellation im Vordergrund stehen, werden sehr unterschiedliche Figuren gewählt: Familienmitglieder können sich als Menschen oder als wilde Tiere begegnen; eine Mutter kann auch als Sperre vor ihrem Sohn stehen und seinen nächsten Einsatz als Feuerwehrauto verhindern.

Sandbildskulpturen[18] gehen in ihrer Ausdrucksfähigkeit noch in einem weiteren Aspekt über Skulpturen auf dem Familienbrett hinaus: Indem die Fläche zwischen den Figuren gestaltet werden kann, ermöglichen sie die Externalisierung von Beziehungsthemen. Sind Figuren durch Berge oder Schluchten voneinander getrennt, kann es für Mitglieder einer Familie schwer sein, zueinanderzufinden. Verschiedene Klimazonen in einem Bild unterstreichen die aktivierten Ego-States und können Passungsprobleme andeuten.

Wird eine Sandbildskulptur anschließend von der Familie gemeinsam umgestaltet, bietet sich die Gelegenheit, auf symbolischer Ebene an Beziehungen zu arbeiten. Dabei entstehen Lösungsmetaphern, die bei einem Transfer in den Alltag hilfreich sind: Vater und Sohn können gemeinsam an einer Brücke bauen, die nach vorausgegangenen Spannungen noch sehr zerbrechlich ist. Familien können sich zusammentun, um einen Wutdrachen zu zähmen und zu verwandeln, der sich ungewollt bei ihnen eingenistet hat. Manchmal werden beim Bau einer Wunschskulptur auch die ursprünglich gewählten Figuren ausgetauscht: Neue Figuren repräsentieren die Ich-Zustände, in denen sich Eltern und Kinder in Zukunft begegnen möchten und zu denen sie im Prozess des Gestaltens Zugang gefunden haben.

Wie Sandbildskulpturen unter einer Ego-State-Perspektive genutzt werden können, sollen im Folgenden einige Beispiele veranschaulichen.

Delegationen an Kinder reflektieren und auflösen, von »Ziel-Ego-States« Abschied nehmen

Viele Probleme in Familien resultieren daraus, dass die Erwartungen von Eltern und die Besonderheiten eines Kindes nicht gut zusammenpassen. Sandbildskulpturen machen Erwartungshaltungen sichtbar,

18 Diesen Ausdruck habe ich gewählt, weil Skulpturen im Sand durch die Mitgestaltung der Umgebung oft die Ausdrucksqualität von Sandbildern annehmen. Hierdurch ergeben sich auch ähnliche Möglichkeiten, die in ihnen enthaltene Geschichte »weiterzuspielen« (Brächter 2010, S. 87 ff.).

die den Eltern oft nicht bewusst sind, und illustrieren die Auswirkungen auf die Eltern-Kind-Beziehung. Sie geben Anstöße, Delegationen an Kinder zu reflektieren und die Beziehungen in der Familie neu zu gestalten.

Frau N. ist von Cora enttäuscht, die mit zwölf Jahren in der weiterführenden Schule nur mäßige Leistungen erzielt; ihre Stärken liegen im musischen und kreativen Bereich. Frau N. schreibt den schulischen Leistungsstand jedoch Coras Desinteresse zu. Im Versuch, sie beim Lernen zu unterstützen, fühlt sie sich von der Tochter persönlich abgelehnt und von ihrem Mann alleingelassen.

In Sandbildskulpturen formen Mutter und Tochter ihr Bild der Familiensituation:[19] Frau N. platziert Cora als Elfe in eine Ecke des Sandkastens, in der als Einziges einige Pflanzen blühen. Hinter einem Wassergraben ist sie für die Figur der Mutter, die ihren Arm nach ihr ausstreckt, nicht zu erreichen. Der Vater blickt kritisch auf die Mutter, der jüngere Bruder schaut zu (Abb. 27).

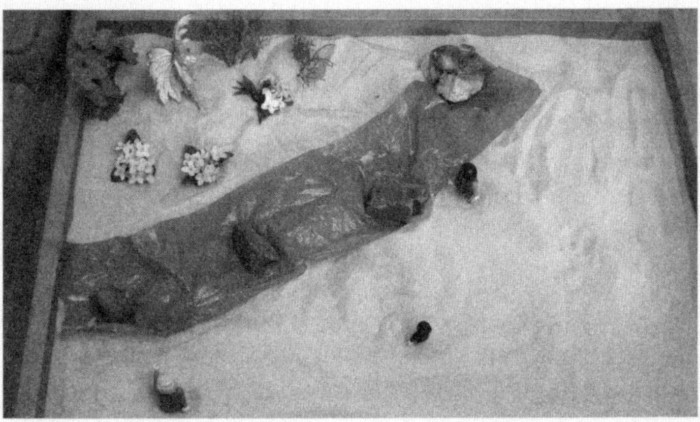

Abb. 27: Die Elfe im Elfenland

19 In Konfliktsituationen lasse ich Sandbildskulpturen gern gleichzeitig in zwei Sandkästen aufbauen. Das Vorgehen erzeugt Neugier auf die Sichtweise des anderen und regt an, unterschiedliche Konfliktwahrnehmungen miteinander abzugleichen (Brächter 2010, S. 101 ff.).

Beim Betrachten der Skulptur benennt Frau N. den Wunsch, Cora aus ihrer »Traumwelt« zu reißen. Sie setzt diesen Impuls auch gleich um, tauscht die Elfe gegen eine Playmobil-Figur aus und stellt sie zu den anderen Familienmitgliedern. Anschließend entfernt sie die Pflanzen aus der Elfenecke und steckt sie in das gemeinsame Familienterrain; dabei äußert sie das Bedürfnis, es auch einmal grün haben zu wollen (Abb. 28). Cora macht durch einen Kommentar deutlich, dass dies für sie keine Lösung sein kann.

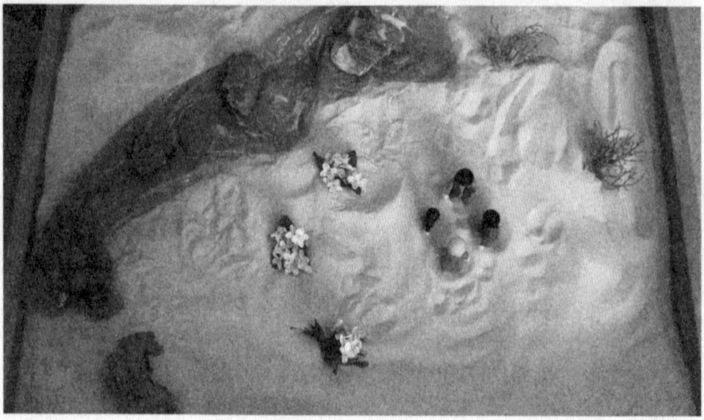

Abb. 28: Wunschskulptur der Mutter

Coras Skulptur (Abb. 29) zeigt eine Wahrnehmung, die der Sicht der Mutter genau entgegengesetzt ist: Ihr eigenes Gebiet (hinten links im Sandkasten) empfindet sie keineswegs als grün; als Adler lebt sie in einer Welt, die »kahl und leer« ist. Grün könne es dort nur werden, wenn mehr Kontakt zu Mutter und Bruder entstünde. Zugang zu Cora hat allein der Vater, dessen Wiese sich zum Gebiet des Adlers hin öffnet; als Rhinozeros mit Bauhelm auf dem Kopf ist er jedoch nur in seinem beruflichen Ego-State repräsentiert. Nach rechts führt eine Brücke zum Bruder, dem es als kleines Insekt mit seinem Fußball gut geht; diese Brücke ist jedoch zumindest zeitweise gesperrt. Den Weg zur Mutter, einem Tiger mit Königskrone, der über das Land bestimmen möchte, sieht Cora dagegen dauerhaft von Stoppschildern blockiert. Auf dem Gebiet des Tigers brodelt ein Vulkan, auf Coras Seite der Absperrung brennt ein Feuer.

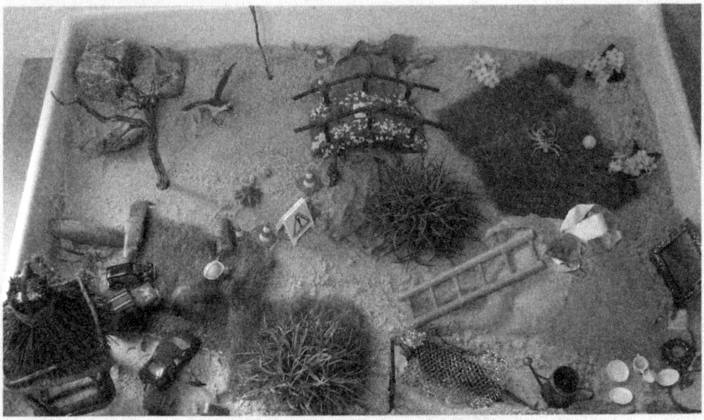

Abb. 29: Der versperrte Weg

Frau N. ist sehr davon beeindruckt, wie wichtig es ihrer Tochter zu sein scheint, die Beziehung zu ihr zu verbessern. Ihr wird deutlich, dass eine Annäherung nicht geschehen kann, indem sie Cora auf ihre Seite des Grabens zu ziehen versucht, sondern es vielmehr darum geht, auf vorsichtige Art Brücken zueinander zu bauen. Das »Elfen-Land«, zunächst als Traumwelt negativ konnotiert, gewinnt eine neue Bedeutung als Symbol für die Ressourcen, die Cora im Leben zur Verfügung stehen. Das Gespräch löst einen Suchprozess aus, wie auch im Leben der Mutter mehr eigenes Grün entstehen könnte. Sie nimmt sich vor, das Stoppschild vor Coras Bereich ernst zu nehmen und ihr mehr Eigenverantwortung für den schulischen Bereich einzuräumen. Die Mutter-Tochter-Beziehung entspannt sich zusehends.

Symptome und »schwieriges« Verhalten von Kindern kontextualisieren, einen Zugang zu ressourcenreichen Anteilen finden

Durch die Gestaltungsmöglichkeit der Umgebung tragen Sandbildskulpturen dazu bei, problematisches Verhalten von Kindern in einen Kontext zu stellen und die Einbettung in ein Interaktionsgefüge sichtbar zu machen. Hierdurch passen sie besonders gut zu Teilekonzepten und einem systemischen Therapieverständnis. Sandbildskulpturen verweisen darauf, dass Erleben und Verhalten zustandsabhängig sind; Symptome erscheinen als Ausdruck des Ich-Zustands, der durch den Kontext aktiviert wird.

> Vanessas Mutter schildert, dass ihre achtjährige Tochter oft Angst habe, allein zu sein. Ihr anklammerndes Verhalten mache es schwer, nach einer Trennung beruflich wieder Fuß zu fassen. In einer Skulptur lasse ich Vanessa darstellen, wie sie die Situation erlebt.
>
> Ohne dazu aufgefordert worden zu sein, teilt Vanessa den Sandkasten in zwei Hälften. Im hinteren Teil präsentiert sie den Ich-Zustand, den ihre Mutter bei ihr beklagt. Dazu baut sie als Kulisse die Wohnung auf, in der sich dieser Zustand zeigt: Sie kann es nicht aushalten, allein in ihrem Zimmer zu sein; als Indianerin auf einem Pferd setzt sie zum Sprung über die Wand an, hinter der die Mutter telefoniert. Im vorderen Teil des Sandkastens entsteht dagegen ein friedlicher Park, in dem ein Mädchen mit seinem Hund spazieren geht: Vanessa gibt zu verstehen, dass sie in einer anderen Umgebung sehr wohl allein sein kann.
>
> In einer Imagination gelingt es Vanessa anschließend, das ruhige Gefühl aus dem Park in ihr Zimmer zu transportieren. Ausgestattet mit Gegenständen, die ihre Interessen symbolisieren, verwandelt sie sich von der Indianerin in ein Lämmchen und kann ihren eigenen Raum genießen.

Angeregt durch Vanessa, habe ich die Zweiteilung des Sandkastens als methodisches Angebot in mein Repertoire aufgenommen, wenn Kindern in einem Bereich ihres Lebens eine Fähigkeit nicht zur Verfügung steht. Gestalten sie eine Szene, in der sie über sie diese Fähigkeit verfügen, treten sie aus dem Problemzustand hinaus und bekommen Kontakt zu dem ressourcenreichen Ich-Zustand, der mit dieser Szene verbunden ist. Anschließend erfolgt ein Ressourcentransfer, der durch Imagination, die Arbeit mit Bodenankern, ein Abfragen der Körperwahrnehmung und andere hypnotherapeutische Methoden begleitet werden kann. Die Umgestaltung der Ursprungsszene, in der die Fähigkeit gewünscht wird, verankert das innere Bild der neuen Möglichkeiten.

Eine Kontextualisierung des Verhaltens ist besonders für Kinder wichtig, die in schwierigen Lebenssituationen aufwachsen. Sehr oft sind sie darum bemüht, eigene Gefühle zugunsten belasteter Elternteile zurückzuhalten und ihre Eltern zu schützen. Sandbildskulpturen erlauben es, eigene Symptome bildhaft in einen Kontext zu stellen, ohne dass der Bezug zu familiären Problemen verbalisiert werden müsste. Anknüpfend an die Skulptur, kann anschließend im Einzelfall entschieden werden, in welchem Rahmen die geöffneten Themen weiterbehandelt werden. Auch ohne Worte wird schwieriges Verhalten von Kindern nachvollziehbar; negative Selbstzuschreibungen können sich auflösen.

Markus, zwölf Jahre alt, wählt in einer Familienskulptur für sich einen Löwen, für den er im Sand keinen ruhigen Ort findet: Wild springt der Löwe hin und her. Die Figur passt zu dem Ego-State, der bei Markus zurzeit im schulischen Umfeld dominiert. Wegen häufiger Aggressionsausbrüche ist er dort in großen Schwierigkeiten.

Isoliert betrachtet, ergibt das Verhalten des Löwen keinen Sinn. Die Einbettung in die Skulptur zeigt jedoch, womit Markus diesen Ich-Zustand in Verbindung bringt: Der Löwe steht allein in der Wüste; er blickt abwechselnd zum Wald, wo Vater und Bruder als Affen leben, und zum See, in dem seine psychisch erkrankte Mutter als Delfin Abkühlung sucht. An seinem Platz zwischen den Eltern, die seit Längerem eine konfliktreiche Beziehung führen, kommt er nicht zur Ruhe; er weiß nicht, wohin er sich wenden soll. Ihm wird so heiß, dass er es kaum noch aushalten kann.

Ich rege an, die Skulptur so zu verändern, wie es für den Löwen gut wäre. Die Wunschskulptur zeigt, von wo sich Markus eine Lösung erhofft: Auf dem Gebiet des Vaters entspringt ein Fluss, der zum See der Mutter fließt und die Familienmitglieder zusammenführt. Der Delfin kann flussauf schwimmen, die Affen kommen aus dem Wald. Symbolisch kann sich Markus aus seiner parentifizierten Position lösen und Verantwortung abgeben. Der Löwe ist aus dem Spannungsfeld herausgenommen, er kann trinken und sich endlich ausruhen.

Schwierige Lebensphasen gemeinsam reflektieren, blockierten Ego-States Gelegenheit zur Nachreifung geben

So wie sich Kinder in Sandbildern ihr Leben neu erzählen können, ermöglichen es Sandbildskulpturen, gemeinsam auf vergangene Zeiten zurückzublicken. Dabei entsteht oft ein Zugang zu Ich-Zuständen, die mit belastenden Lebenserfahrungen assoziiert sind. Die mit ihnen einhergehenden Verhaltensmuster wirken in der Gegenwart unpassend und sind für den Rest der Familie oft nicht nachvollziehbar.

Sandbildskulpturen können eine Ahnung davon vermitteln, in welcher Lebensphase ein Kind mit einem Teil seines Erlebens stecken geblieben ist. Für Kinder kann es erleichternd sein, sich in diesem Ich-Zustand mitzuteilen und verstanden zu fühlen. Blockierte Ego-States erhalten eine Chance nachzureifen.

Lea neigt mit acht Jahren zu albernem und nicht altersgemäßem Verhalten, gleichzeitig versucht sie stark, familiäre Abläufe zu dominieren. Gegenüber der jüngeren Schwester fühlt sie sich oft zurückgesetzt und benachteiligt.

In einer Sandbildskulptur stellt Lea die Figuren der Familienmitglieder weit auseinander, in der Mitte entsteht ein leerer Raum. Ihre Darstellung irritiert die Eltern, die viel Gemeinsamkeit in der Familie erleben.

Die Diskrepanz bewegt mich zu der Hypothese, dass Lea mit einem Teil ihrer Person in der schwierigen Lebensphase stecken geblieben ist, in der die Mutter aufgrund einer psychischen Erkrankung in einer Klinik leben musste. Zum hiervon geprägten Ego-State passt die Figur des Esels, den die Eltern für Lea ausgewählt haben: Lea will jeden ihrer Schritte selbst bestimmen und kann Hilfe schlecht annehmen. Ich vermute, dass der Esel auf »Selbstversorgung« geschaltet hat, als ihm während der Abwesenheit der Mutter und der sorgenvollen Belastung des Vaters nichts anderes übrig blieb – vielleicht hat er noch nicht mitbekommen, dass sich die Zeiten geändert haben. Damals gab es wirklich einen Mangel, den alle empfunden haben, jetzt ist genug für alle da; die Tiere sind gut versorgt. Lea hört aufmerksam zu, ihr albernes Verhalten fällt von ihr ab. Dicht an die Mutter geschmiegt, beginnt sie, über ihre Ängste zu sprechen: Es gab sogar eine Zeit, in der sie die Mutter nicht besuchen durfte, noch immer sorgt sie sich, dass sie wieder fortgehen könnte. Lea kann endlich entspannen, ihre Tränen fließen.

Währenddessen baut der Vater eine Skulptur der Vergangenheit auf (Abb. 30): Mit den Kindern an seiner Seite blickt seine Figur zur Giraffe der Mutter, die weit entfernt steht; alle haben sie sehr vermisst. Spuren im Sand deuten an, wie schwer es war, sich nicht öfter sehen zu können und sich immer wieder trennen zu müssen. Es war aber gut, dass es einen Ort gab, an dem die Giraffe gesund werden konnte; am Ende konnte sie wieder zur Familie zurückkehren. Als Kamel, das Wasservorräte speichern kann, hat der Vater die Kinder sorgsam über die lange Durststrecke gebracht – mit dieser Assoziation zur Figur ihres Mannes hebt die Mutter seinen Beitrag in der Krisenzeit deutlich hervor. Für die Großeltern werden starke Elefanten mit in die Skulptur gestellt, damit auch ihre Unterstützung gewürdigt wird. Lea verfolgt die Gestaltung gebannt und hört aufmerksam zu.

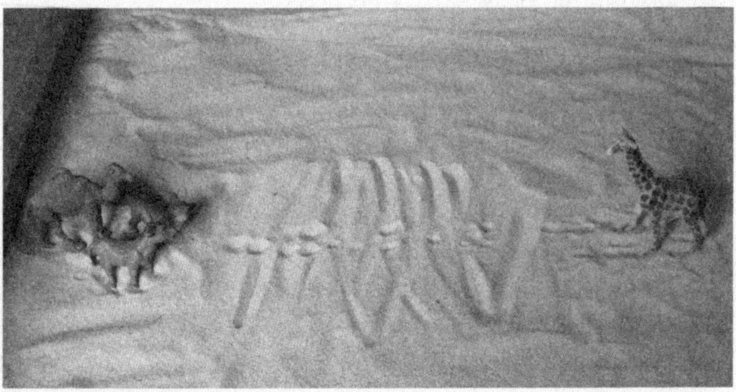

Abb. 30: Die Giraffe fehlt

Anschließend lasse ich Lea eine Szene bauen, die dem Esel zeigen kann, dass die schweren Zeiten vorbei sind. Dabei greift sie die Metapher der Wasservorräte auf: Alle Tiere stehen an einer Wasserstelle und trinken. Der See ist von Wiesen umgeben, in der Nähe wachsen Bäume (Abb. 31). Um sich in Erinnerung rufen zu können, dass es den Tieren jetzt gut geht, nimmt Lea ein Foto der neuen Skulptur mit nach Hause.

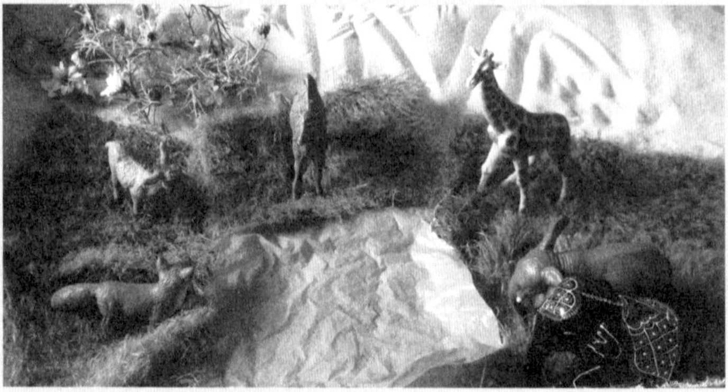

Abb. 31: Gemeinsam an der Wasserstelle

Ressourcenreiche Eltern-States im Spiel entwickeln und erproben

Abschließend möchte ich eine weitere Form des Sandspiels vorstellen, bei der Eltern ihrem Kind in der Therapie hilfreich zur Seite stehen können: das gemeinsame Spiel im Sand. Bei der Methode der »gemeinsam konstruierten Sandbildgeschichten« (Brächter 2010, S. 106 ff.) entsteht ein Einstieg ins Spiel, indem eine Familie zusammen ein Sandbild baut.[20] Die Methode ist auch anwendbar, wenn Eltern zu freiem Spiel wenig Zugang haben oder es Kindern schwerfällt, sich in der Therapiesituation zu öffnen. Eltern, Kind und Therapeutin stellen reihum Objekte in den Sand, bis die Ausgangsszene einer Geschichte zu erkennen ist. Das strukturierte Vorgehen schafft ein hohes Maß an Sicherheit; durch das eigene Mitgestalten der Therapeutin kann der Prozess modellhaft angeleitet werden. Von Runde zu Runde beteiligen sich auch schüchterne Kinder aktiver an der Gestaltung; Eltern erhalten eine Anleitung, wie sie dem Kind im Spiel Raum geben können.

Wirkt das Sandbild abgeschlossen, beginnt wie auch sonst in der Sandspieltherapie eine Phase ruhigen Betrachtens. Assoziationen zum Sandbild werden ausgetauscht. Im Gespräch kristallisiert sich oft eine

20 Einen weiteren Zugang zu gemeinsamem Spiel bietet die »Kinderorientierte Familientherapie« (KOF). Eltern und Kinder begegnen sich dabei mit Stellvertreterfiguren im Sand; anhand von Videoaufzeichnungen wird reflektiert, welche Wahrnehmungs- und Handlungsmuster sich im Spiel des Kindes zeigen und welche Interaktionsangebote der Eltern hierzu passend sein könnten (Reiners 2006, 2013).

Szene heraus, die noch ungelöst wirkt oder einen Handlungsimpuls enthält. Gemeinsam wird überlegt, wie die Geschichte weitergehen könnte; Ideen dazu werden als Vorschläge an das Kind gerichtet. Anschließend wird das Kind aufgefordert, die Figuren zum Weiterspielen zu verteilen. Kinder wählen dabei für sich in der Regel eine Figur, die ihrem aktuell aktivierten Ego-State entspricht, und eine Rolle, in der sie symbolisch einen für sie anstehenden Entwicklungsschritt machen können. Mit der Vergabe der übrigen Figuren zeigen die Kinder, welche Unterstützung sie hierbei von ihren Eltern benötigen.

Rebekka, mit fünf Jahren noch sehr trennungsängstlich, aber durch vorausgegangene Therapiestunden bereits mit gemeinsamem Sandspiel vertraut, symbolisiert ihre Mutter und mich durch zwei Frauen, die sich bei einem Pfarrfest am Kuchenstand unterhalten. Ihr reicht diese Anwesenheit der Figuren im Hintergrund, um sich mit ihrer Stellvertreterfigur auf den Weg zu machen: Ein Mädchen erkundet ausgiebig die Attraktionen, die das Fest für Kinder bereithält; mit einer Schubkarre voller Schätze kehrt es zu den Frauen zurück. Nach dieser Stunde wagt sich Rebekka auch ohne Begleitung ihrer Mutter in den Therapieraum.

Jürgen, vier Jahre alt, sorgt in seinem ersten Sandbild für eine aktivere Unterstützung durch die Elternfiguren: Als Lämmchen muss er einen dunklen Tunnel durchqueren. Seine Mutter steht als Hirte hinter ihm, als größeres Schaf soll ihm der Vater vorausgehen. Von den Eltern geschützt und angeleitet, wagt es Jürgen, zum ersten Mal selbst eine Figur in die Hand zu nehmen: Stolz greift er in den Tunnel und zieht sein Lämmchen ins Freie.

Beim gemeinsamen Sandspiel erleben sich viele Eltern in Ich-Zuständen, die ihnen aus ihrem bisher etablierten Elternverhalten noch fremd sein können. Hieraus kann der Impuls folgen, sich zukünftig eher zurückzunehmen und Schritte des Kindes mit Zuversicht zu verfolgen, statt es zu stark vor Neuem abzuschirmen. Sich in der Spielbegleitung als aktiv handelnd zu erleben ist dagegen vor allem für Eltern wichtig, die in ihrer Erziehungsfunktion verunsichert sind und ihrem Kind bisher wenig stützenden Rahmen bieten konnten. Gemeinsames Spiel stärkt das Gefühl elterlicher Kompetenz und erzeugt neue innere Bilder der Möglichkeiten, die Eltern und Kindern zur

Verfügung stehen. Es bietet auch Gelegenheit zur Würdigung von Entwicklungsschritten, die in der Vergangenheit bereits gelungen sind.

Esma, sechs Jahre alt, gestaltet mit ihrer Mutter ein Sandbild, das eine Hochzeit darstellt. Für die Gäste wird Essen zubereitet; ein Weihnachtsmann bringt Geschenke herbei.

Mutter und Tochter waren in der Vergangenheit in einer Enge aufeinander bezogen, die für Esmas Alter nicht mehr passend erschien. Erst vor Kurzem gelang Esma mit dem Schlafen im eigenen Bett ein wichtiger Verselbstständigungsschritt; jetzt steht an, ihr auch beim Essen mehr Autonomie zu übertragen. Noch immer zeigt die Mutter hier ein starkes Kontrollbedürfnis; teils wird Esma von ihr sogar noch gefüttert. Zurzeit gibt es zwischen beiden viele Konflikte.

Zum Sandbild steuern Mutter und Tochter unterschiedliche Figuren bei: Esma stellt zunächst das Hochzeitspaar ins Zentrum des Sandkastens. In Blickrichtung des Paares setzt sie anschließend ein Nest mit einem großen Ei, daneben lässt sie drei Küken durchs Gras laufen. Im Hintergrund macht ein Kind ein Feuer, auf dem gekocht werden kann. Frau S. wählt unterdessen verschiedene Frauenfiguren, die Milch und Nahrung herbeitragen.

Beim Betrachten des Sandbilds spricht die Mutter erstaunt die Größe des Eis an, das Esma ins Nest gelegt hat. Belustigt äußert sie, dies sei ja eher das Ei eines Dinosauriers als ein Ei der Ente, die am Nestrand hockt. Auf die Frage der Mutter nach der Bedeutung dieser Größe zuckt Esma die Schultern und blickt mich an. Ich berichte von meiner Erfahrung, dass übergroße Eier manchmal gewählt werden, wenn das Schlüpfen als überfällig gekennzeichnet werden soll. Sofort entfernt Esma das große Ei, ersetzt es durch drei kleine und erklärt, die Küken seien schon längst geschlüpft: Dabei zeigt sie auf die Küken auf der Wiese. Mit ihrer Symbolik macht sie deutlich, dass sie eine passiv-abhängige Entwicklungsphase hinter sich gelassen hat; mit dem Kind am Feuer wartet ein tatkräftiger Ich-Zustand, den sie in Zukunft einnehmen kann. Frau S. assoziiert mit dem Schlüpfen der Küken die Selbstständigkeit, die Esma beim Schlafen gewonnen hat; stolz hört Esma zu. Das gemeinschaftliche Kochen an der Feuerstelle vermittelt ein Bild davon, wie dieser Entwicklungsschritt auch beim Essen gelingen kann, ohne die Verbindung von Mutter und Tochter zu gefährden.

Esma und ihre Mutter beenden ihr Spiel zuversichtlich und in guter Stimmung. In der folgenden Stunde berichten sie, dass Esma begonnen hat, selbstständig zu essen.

Ausblick

In meinen Beiträgen ging es mir um einen Eindruck, wie sich Sandspiel- und Ego-State-Therapie konzeptionell und methodisch ergänzen. Der »›radikalen‹ Ressourcenorientierung« (Peichl 2007, S. 59), mit der sich die Ego-State-Therapie auf die hilfreiche Absicht von Persönlichkeitsanteilen bezieht, entspricht die akzeptierende Annahme aller Teile eines Sandbilds in der Sandspieltherapie. Beide Therapieformen arbeiten auf der Ebene von Imagination und inneren Vorstellungsbildern; beide versuchen, auf dieser Ebene neue Erfahrungen anzuregen.

Ein neues Selbstverständnis setzt nach Watkins und Watkins eine Form von »Einsicht« voraus, die über ein kognitives Verstehen weit hinausgeht:

> »Sie muss eine Bedeutungsebene erreichen, die erfahrungsbezogene und affektive Elemente genauso umfasst wie perzeptuelle und motorische [...], sodass jede Faser der physischen und mentalen Existenz des Patienten daran beteiligt ist« (2003, S. 82).

Ermöglicht werde dies durch ein prägnantes Bild oder ein neues, überzeugendes Narrativ – genau dies sind die Hauptelemente narrativer Sandspieltherapie.

Das Werben des kleinen Löwen – Psychodramatische Teilearbeit mit Tierfiguren bei Kindern im Trennungs- bzw. Scheidungskonflikt

Alfons Aichinger

Eine elterliche Trennung ist für Kinder und Jugendliche ein krisenhaftes, einschneidendes Lebensereignis mit vielfältigen Belastungen, das gute Ressourcen zur Bewältigung verlangt (Walper 2007). Scheidung verletzt die wesentlichen Grundbedürfnisse des Kindes, das Bedürfnis nach Selbstwerterhöhung, nach Selbstwirksamkeit und sicheren Beziehungen und löst einen Gefühlswust von Schmerz, Angst, Trauer, Wut, Scham und Schuld aus. Damit zurechtzukommen überfordert viele Kinder, zumal sie häufig in dieser belastenden Situation von ihren Eltern nicht die nötige Unterstützung erhalten, da diese ihre ganze Kraft für ihre eigene Stabilisierung benötigen. Daher verwundert es nicht, dass über 40 % der Anmeldungen in Erziehungsberatungsstellen mit Konflikten und Problemen in der Trennungs-/Scheidungssituation zu tun haben (Menne 2010).

Werden Kinder und Jugendliche in die Beratung einbezogen, was ihnen nach der UN-Kinderrechtskonvention als Grundrecht zusteht, wollen sie, besonders zu Beginn der Beratung, nicht gern über ihre Gefühle und Bedürfnisse sprechen. Manche stehen auch unter dem Loyalitätsdruck eines Elternteils und können oder dürfen ihre wahren Gefühle und Bedürfnisse nicht zeigen.

Machen Kinder Aussagen, variieren diese, je nachdem, in welchem Ich-Zustand sie sich gerade befinden. Der Ego-State, der zu dem Zeitpunkt der Befragung am intensivsten mit Aufmerksamkeit besetzt ist und so im Vordergrund steht, dass er das gesamte Selbst repräsentiert, wird eine andere Antwort geben als die anderen, gerade nicht aktivierten Ich-Zustände. »Ich will nicht zum Vater« kann so eine Aussage des in seinem Selbstwert verletzten, gekränkten Ich-Zustandes des Kindes sein oder des Teiles, der sich nicht von der Mutter trennen kann oder der von der Mutter gebunden ist. Der andere Ego-State, der Sehnsucht nach dem Vater hat, kommt nicht zu Wort.

Und wenn ein Kind den Vater nicht besuchen will, stellt sich die weitere Frage: Zu welchem Teil des Vaters will das Kind wohl nicht?

Will es nicht zu dem gewalttätig gewordenen Teil, zu dem psychisch oder suchtkranken Teil, jedoch zu dem guten Vaterteil gehen?

Aber auch die Eltern werden in dieser schwierigen Situation von heftigen Gefühlen hin und her gerissen. In ihnen kämpft der verletzte, wütende Partnerteil, der sich am anderen rächen oder ihn nicht mehr sehen will, mit dem guten Elternteil, der das Kind möglichst wenig belasten möchte. Der Teil, der enttäuscht ist und Wut auf den Partner hat, kann so dominant sein, dass er den guten Elternteil des Expartners nicht mehr sehen kann und den eigenen guten Elternteil nicht zum Zuge kommen lässt. Und der Teil, der eine neue Beziehung einging, kann in Konflikt mit dem Elternteil kommen, wenn es darum geht, die knappen Zeitressourcen aufzuteilen.

Die Teilearbeit ist daher für die Beratung in der Trennungs- bzw. Scheidungssituation sehr hilfreich, weil sie für Dissoziation sorgt und Kindern wie Eltern eine Differenzierung der Gefühle und Wünsche in einer sehr heiklen Situation ermöglicht.

Als Psychodramatiker ist für mich die Teilearbeit sehr zentral, da Moreno die Gesamtpersönlichkeit als ein Rollensystem beschrieben hat mit über- und untergeordneten, dominanten und weniger dominanten Rollen, die wie ein Theaterensemble auf einer inneren Bühne in Haupt- und Nebenrollen, als Gegenspieler oder im Hintergrund agierend spielen (vgl. Zeintlinger 2004, S. 140). Je nach Situation, Kontext, Interaktionsmuster, Bühne, die aufgesucht wird oder auf die man gerät, Stück, Inszenierungsstil, Thema oder Bedürfnis übernimmt die eine oder andere innere Person mit ihrer Rolle die Führung und bestimmt das Denken, Fühlen und Handeln.

Es ist das konstituierende Prinzip des Psychodramas, die innere Wirklichkeit des Protagonisten – »das innere Theater der Seele« (Dudler u. Neumann 1996) – in ein Bühnenarrangement mithilfe dramaturgischer Mittel wie Bühne, Requisiten, Mitspieler umzusetzen, um sie über diese Externalisierung von internalisierten mentalen Bildern für den Klienten erlebbar, begreifbar und veränderbar zu machen. Diese inneren Anteile, diese Rollen, werden in der Gruppentherapie mit Erwachsenen mit Hilfs-Ichs (Gruppenteilnehmern), in der Einzeltherapie mit leeren Stühlen auf die Bühne gebracht.

Sind mit Erwachsenen diese Verhandlungen mit den Teilen möglich, stößt man mit ausschließlich sprachlichen Mitteln in der Beratung und Therapie mit Kindern schnell an Grenzen. Viele Kinder, vor allem Kinder unter zehn Jahren, können sich nicht gut verbal ausdrücken, einige sprechen überhaupt nicht, sind schüchtern oder verweigern sich. Sie haben ihre Mütze oder Kapuze tief über die Augen gezogen, sitzen mit verschränkten Armen da, blicken auf den Boden und antworten auf Fragen des Beraters mit Schulterzucken oder »Weiß nicht«. Will man mit Kindern arbeiten, muss man ihre eigene Ausdrucks- und Verarbeitungsform, das Symbolspiel, nutzen und in der Therapie spielerisch vorgehen. Daher habe ich vor über 30 Jahren ein Vorgehen mit Tierfiguren entwickelt, das für Kinder wie Eltern sehr hilfreich ist (Aichinger 2006, 2012). Die Teilearbeit mit Tierfiguren ermöglicht es Kindern, aber auch Jugendlichen im Schutz der Symbolebene und über die Externalisierung auf Tierfiguren ihren Gefühlen und Wünschen eine Stimme zu verleihen. Da Kinder Experten ihrer Lebenssituation sind, kann bei der Teilearbeit mit Tierfiguren ihre Fähigkeit, über sich, ihre Bedürfnisse, Wünsche und Gefühle und über ihre Familiensituation zu reden, auf kindgerechte Weise genutzt werden.

Ich arbeite mit den Tierfiguren der Firma Ostheimer, da diese Holzfiguren eine positive Ausstrahlung haben und emotional berühren. So erleichtern sie es Eltern, für die Bedürfnisse ihres Kindes im Trennungsprozess oder in der Trennungsfamilie sensibler zu werden und sich von der Not des Kindes berühren zu lassen.

Anhand einer Beratung möchte ich mein Vorgehen exemplifizieren.

Eine Mutter meldet sich bei der Erziehungsberatung, weil ihre vierjährige Tochter Anna den Vater nicht besuchen will. Sie bekomme schon am Abend vor dem Besuchswochenende Bauchweh und weine. In diesem Zustand könne sie doch beim besten Willen nicht ihr Kind zum Vater schicken. Sie habe daher den Besuch öfter abgesagt. Nun drohe der Vater in einem Anwaltsschreiben an, den Besuch gerichtlich zu erzwingen. Jetzt wisse sie nicht, wie sie sich verhalten solle.

Bei der ersten Beratung zusammen mit Anna wünscht sich die Mutter einen Rat, ob sie nun am anstehenden Besuchswochenende ihre Tochter trotz ihres Widerstands zum Vater schicken soll oder nicht. Anna fängt zu weinen an und klagt, sie wolle nicht gehen.

Ich wende mich an sie, richte ihre Aufmerksamkeit auf die aufgestellten Tierfiguren und frage: »Wenn du ein Tier wärst, welches Tier von diesen Tieren hier wärst du?« Anna schaut alle Tiere genau an und wählt dann einen kleinen Bernhardinerhund aus. Als ich nachfrage, was sie an dem mag und was der gut kann, antwortet sie, der sei lieb und spiele gern. Dann bitte ich sie, für die Mutter und den Vater, mit dem sie eine schöne Zeit erlebt hat, ein Tier auszusuchen. Für die Mutter nimmt sie das Huhn, das sei ganz weich. Für den Vater findet sie den Löwen, der sei lustig und stark. Nach der Auswahl der Tiere fahre ich fort: »Als du noch im Bauch deiner Mama warst, hast du von der Mama und dem Papa etwas mitbekommen. Daher hat der Hund zwei Freundinnen, ein Küken vom Huhn und einen kleinen Löwen vom Löwen«, und stelle die kleine Ausführung der Elterntiere hinter den Hund.

Dann wende ich mich an die Mutter und frage sie, wo der Hund mit seinen beiden Freundinnen stand, als Huhn und Löwe sich noch gut vertrugen. Die Mutter stellt die drei Tiere nahe ans Huhn mit der Erklärung, der Vater habe mit Anna als Baby wenig anzufangen gewusst. Er sei meist auch erst aus der Firma gekommen, wenn Anna schon schlief. Da stellt Anna den kleinen Löwen weg, sodass er ganz verloren dasteht. Ich dopple (mentalisiere) das Küken, indem ich seine vermuteten Gefühle verbalisiere: »Ich hab's gut, ich werde von dem Mamahuhn gut genährt.« Dann den kleinen Löwen: »Ob der Löwenvater noch schläft? Hoffentlich wacht er bald auf und kümmert sich um mich. Das Küken hat's gut.« Anna nimmt den kleinen Löwen und schlägt nach dem Küken. Ich dopple den kleinen Löwen: »Da werd ich ganz eifersüchtig, wenn ich sehe, wie das Küken dick und fett wird und ich hungern muss.« Als ich dann den Hund dopple: »Jetzt streiten meine Freundinnen, jetzt bin ich ganz durcheinander«, nickt Anna heftig. Berührt korrigiert die Mutter, als Anna größer und ein hübsches Mädchen wurde, da sei der Vater auf sie geflogen. Sie sei dann sein Ein und Alles geworden, worauf Anna den Löwenvater ganz eng zum kleinen Löwen stellt. Um ihren Selbstwert und ihre Selbstwirksamkeit zu stärken, dopple ich die drei Tiere: »Wir haben es geschafft, den Löwen aufzuwecken. Wie der sich gefreut hat, uns drei tolle Tiere zu entdecken!« Und den kleinen Löwen: »Endlich kann ich mir holen, was ich lange vermisst habe.« Da wirft die Mutter ein: »Das hat ihn aber nicht abgehalten fremdzugehen, und das seit ihrer Geburt, wie ich vor wenigen Monaten herausbekommen habe, als ich SMS auf seinem Handy las. Da bin ich völlig ausgeflippt. Und dann ging die Post zwischen uns ab.« Sofort stellt Anna das Huhn und den Löwen weit auseinander. Ich differenziere: »Das waren ja nicht der Löwe und das Huhn, die so in Streit gerieten. Kannst du für den Mann und die Frau, die so stritten, ein Tier wählen?« Für den wütenden Mann wählt Anna dann das Nilpferd, für die wütende Frau den schwarzen Panther und lässt die Tiere heftig miteinander kämpfen. Ich dopple die Angst der Kleinen: »Wo sind nur das gute Mamahuhn und der gute Löwenvater geblieben, die uns beschützen könnten? Die fauchenden, gefährlichen Tiere machen uns Angst.« Anna nimmt alle drei und versteckt sie unter einem Tuch. Ich mentalisiere: »Am besten verkriechen wir uns in eine Höhle, wo wir nichts mehr sehen und hören.« Die Mutter ist von dem Bild betroffen und sagt, das dauernde Angiften wollte sie Anna nicht länger mehr zumuten, daher habe sie ihren Mann rausgeschmissen, worauf Anna den Löwen weit weg in die Zimmerecke stellt. Wieder dopple ich das Küken:

»Hoffentlich verschwindet das Mamahuhn nicht auch noch. Besser, ich bleibe in der Nähe«, worauf Anna das Küken eng an das Huhn stellt. Die Mutter bestätigt, Anna habe nur noch geklammert. Dann dopple ich den kleinen Löwen: »Jetzt ist der Löwenvater weit weg, was wird nur aus mir? Hoffentlich sehe ich ihn wieder!« Anna habe zunächst jeden Tag gefragt, wann der Papa wiederkommt, bestätigt die Mutter. Als dann aber das erste Besuchswochenende näher rückte, sei sie ängstlicher geworden und habe dann abends zuvor gejammert, sie wolle nicht zum Vater. Ich übersetze das Gesagte auf die Symbolebene und dopple den kleinen Löwen: »Jetzt habe ich schon lange auf den Löwenpapa verzichten müssen, ich habe so Sehnsucht nach ihm.« Dann das Küken: »Ich will mich aber nicht von dem Mamahuhn trennen, bei dem ganzen Durcheinander brauche ich ihre Nähe.« Und dann den kleinen Hund: »Hoffentlich tauchen nicht wieder das Nilpferd und der Panther auf, die haben mich so erschreckt.« Während ich dopple, stellt Anna dies mit den Figuren dar. Sie lässt den kleinen Löwen in Richtung Löwenvater gehen, während sich Hund und Küken an das Huhn anschmiegen. Als der große Löwe näher kommt, hüpft der kleine auf ihn und küsst ihn auf die Schnauze. Ich dopple die Freude über das Wiedersehen. Dann versteckt Anna das Küken hinter das Huhn. Ich dopple die Trennungsangst. Den Hund lässt sie zwischen dem kleinen Löwen und dem Küken hin und her laufen. Wieder dopple ich: »Ich bin ganz zerrissen, was ich tun soll, der kleine Löwe will mit, das Küken will dableiben.« Da lässt Anna den kleinen Löwen werben und säuselt: »Bitte, bitte, komm doch mit, nur ganz kurz. Wenn es dunkel wird, dann gehen wir ganz bestimmt wieder zum Huhn ins Nest. Bitte, bitte nur ein paar Stunden!« Bei diesem rührenden Werben treten der Mutter Tränen in die Augen. Sie beklagt dann aber, als Anna sich beim ersten Besuchswochenende so versteckt habe, sei ihr Ex wütend geworden und habe ihr vorgeworfen, sie hintertreibe den Besuch. Und im Nu seien sie in einen heftigen Streit geraten. Und dann habe er Anna einfach gepackt und das schreiende Kind ins Auto gezerrt. Um zu differenzieren, nicht Anna, nicht der Vater, sondern ein Teil von ihnen hat so gehandelt, stelle ich das mit den Figuren dar und lasse sie sprechen: »Könnte es sein, dass das Nilpferd glaubt, der Panther will den Kontakt verhindern, sich dann vordrängt und wütend den Panther angreift? Da erschrecken die Kleinen, weil sie den guten Löwenvater nicht mehr sehen, sondern nur das wütende Nilpferd, und verstecken sich hinter dem Huhn. Das Nilpferd wird noch wütender, packt sie und nimmt sie mit. Und die Kleinen erschrecken furchtbar und klagen: »Wo bringt uns das wilde Nilpferd hin, warum helfen Löwe und Huhn nicht?« Anna nickt heftig, und die Mutter wirft ein, sie habe ihm Anna entreißen wollen, da sei es wieder zu Handgreiflichkeiten gekommen. Ich dopple die kleinen Tiere: »Oje, jetzt sind nur noch kämpfende, wilde Tiere zu sehen.« Seitdem wolle Anna nicht mehr zum Vater, fährt die Mutter fort. Wieder differenziere ich: Zu einem wütenden Nilpferd wollen der Hund, der kleine Löwe und das Küken natürlich nicht, jedoch nach dem guten Löwenvater habe der kleine Löwe Sehnsucht. Da sei schon was dran, meint die Mutter, Anna sei dann immer unleidlich, wenn sie den Besuch absage.

Dann bitte ich Anna zu zeigen, was der Hund und das Küken brauchten, um ihrem Freund, dem kleinen Löwen, seinen Wunsch, den Löwenvater zu besuchen, erfüllen und ihn begleiten zu können. Anna stellt dies mit den Figuren dar: Sie sperrt Nilpferd und Panther in einen Käfig, den sie mit Klötzchen baut. Dann lässt sie den Löwenvater sich nähern. Sofort springt der kleine Löwe an ihm hoch, während das Küken sich ganz eng an das Huhn anschmiegt. Der Bernhardinerhund schnüffelt am Löwen.

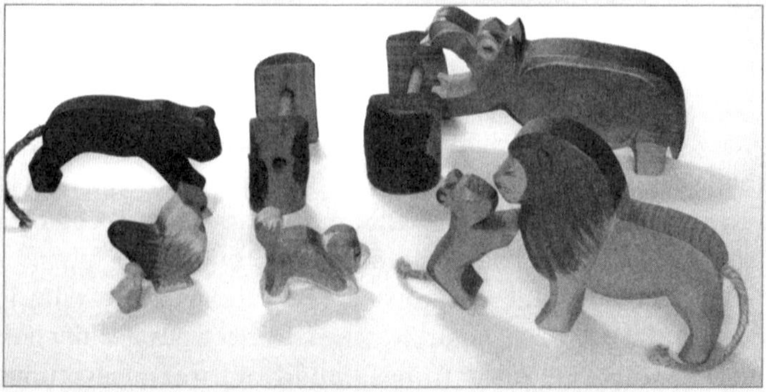

Abb. 32

Dann holt das Mamahuhn den Löwen herein. Der spielt, während das Huhn, das Küken und der Hund zuschauen, mit dem kleinen Löwen. Nach kurzer Zeit kommen Hund und Küken dazu, und alle spielen Fangen. Danach klettern die Kleinen auf den Rücken des Löwen, der sich langsam rückwärts entfernt, wobei das Küken immer wieder runterspringt, das Huhn küsst und versichert, dass sie abends wieder zurückkommen. Dieses Spiel, das Anna für sich spielt und dabei die Figuren reden lässt, ist so anrührend, dass die Mutter weint. Von dieser Sehnsucht des kleinen Löwen habe sie keine Ahnung gehabt. Sie sehe auch nur noch das Nilpferd, das alles zerstört habe und weiter zerstöre, und nicht mehr den guten Löwenvater, den es schon noch gebe. Als gutes Mamahuhn möchte sie ihr Möglichstes tun, um den Hunger des kleinen Löwen zu stillen. Doch den Löwenvater in ihre Wohnung reinzulassen, das schaffe sie beim besten Willen nicht. Bei der Suche nach Alternativen findet sie eine Lösung: Bei ihren Schwiegereltern, zu denen alle eine gute Beziehung haben, könnte sie sich eine Übergabe, die Anna mehr Zeit lasse, vorstellen.

Da die Mutter nicht weiß, wie sie es schaffen kann, neben dem Nilpferdteil den guten Löwenvaterteil bestehen zu lassen, und wie sie ihren Huhn- und Pantherteil zusammenbringen könnte, vereinbaren wir Einzelberatung.

Nachdem ich von Anna die Einwilligung erhalten habe, dass ich ihre Aufstellung dem Vater nachspielen darf, zeige ich dem Vater die Sehnsucht des kleinen Löwen, die Trennungsangst des Kükens und die Verunsicherung des kleinen Bernhardiners angesichts der unbekannten neuen Welt des Löwen. Von diesem Nachspielen lässt sich der Vater anrühren. Den kleinen Löwen habe er gar nicht gesehen, er habe nur noch das heulende, anklammernde Küken wahrgenommen. Dass seine Tochter sich vor ihm verstecke, habe ihn so ohnmächtig gemacht und so starke Schuldgefühle ausgelöst, dass er nur noch wegwollte. Ich lasse ihn das mit den Figuren zeigen. Der Löwenvater, der hofft, dass die drei Tiere wie früher freudig auf ihn zugesprungen kommen, ist wie erstarrt, als er Hund und Küken sich hinter dem Huhn verstecken sieht. »Und dann ruft der Löwe in seiner Hilflosigkeit das Nilpferd um Hilfe?«, frage ich. »Nein, das taucht ungerufen auf«, antwortet er. »Und da es glaubt, der Panther räche sich und halte die Kleinen fest, rastet es aus und packt die Kleinen einfach ins Auto.« »Und der Löwenvater, der doch nicht will, dass die Kleinen erschrecken, was macht der?«, frage ich. Der fühle sich dann schlecht, wenn er die Tochter heulend und zitternd im Auto sitzen sehe. »Der findet die Hilfestellung des Nilpferds also nicht gut?«, frage ich. Der Vater verneint, die Wut überkomme ihn einfach. »Das Nilpferd ist aber doch kein Tier, das angeschlichen kommt, sondern daherstampft. Wie kommt es, dass der Löwe das nicht hört und es rechtzeitig stoppt?«, konfrontiere ich ihn, »wenn das Nilpferd über der Linie ist, dann ist es sogar für einen starken Löwen sehr schwer, es wieder am Schwanz zurückzuziehen.« Der Vater stimmt schmunzelnd zu. Ja, aber dann müsste der Löwe aushalten, dass es nicht mehr so ist wie früher, als Anna ihm entgegenlief, wenn er von der Arbeit nach Hause kam, wendet er ein. »Ist der Löwe so stark und steht dazu, was er den Kleinen zugemutet hat, und hält aus, dass das Küken verängstigt und der Hund verunsichert ist, und wirbt um ihr Vertrauen?«, frage ich. Diese Kraft möchte der Vater aufbringen und geht auf den Vorschlag, eine Übergabe bei seinen Eltern anzubahnen, ein.

Meist gehe ich bei der Aufstellung folgendermaßen vor.

Während die Eltern bei der Aufstellung auf ihren Stühlen sitzen bleiben und nur auf den Boden kommen, um Figuren zu stellen oder zu bewegen, setze ich mich mit dem Kind auf den Boden. Damit mache ich deutlich, dass die Eltern sich jetzt auf die Ebene des Kindes begeben müssen (schon mein zweijähriger Enkel sagt, wenn er meine ganze Aufmerksamkeit beim Spielen will: »Boden kommen«).

Zunächst lasse ich das Kind für sich, den Vater und die Mutter ein Tier wählen. Um die Ressourcen dieser Tiere zu erfahren, frage ich, was das Kind an dem jeweiligen Tier schätzt und was dieses Tier gut kann. Zu hören, dass das Kind sich positiv über das Elterntier äußert, ist auch für die beteiligten Eltern wichtig, da Eltern häufig eine eigene, negative Deutung des Tieres haben.

Ist ein Kind, was jedoch selten vorkommt, nicht zu einer Wahl bereit, dann lasse ich, wenn ein Elternteil mit anwesend ist, den Elternteil die Tiere anstelle des Kindes auswählen. Und kommt ein Kind allein zu mir und verweigert die Aufstellung, dann wähle ich Tiere aus. Dabei frage ich immer nach, ob die Eltern oder ich das richtige Tier für das Kind oder die Eltern gewählt haben (»Heiß oder kalt?«). Spätestens da greifen Kinder ein und korrigieren die Wahl. Dann bitte ich das Kind (oder den Jugendlichen), ob es (oder er) nicht selbst weitermachen möchte, da die Mutter/der Vater oder ich nicht ins Schwarze getroffen hätten.

Wenn ich schon weiß, dass ein Kind auf einen Elternteil eine große Wut hat, dann lasse ich das Kind zuerst die Seite des Elternteils aufstellen, auf den es Wut hat, von dem es sich im Stich gelassen fühlt und an dem es sich rächen möchte – oder die aggressive, kranke, süchtige oder missbrauchende Seite, die das Kind so erschreckt oder unter der es so gelitten hat. Ist diese negative Seite aufgestellt und in ihrer schädigenden und bedrohlichen Wirkung ernst genommen worden, sind Kinder danach eher bereit, auch für die positive Elternseite ein Tier zu wählen, auch wenn sie diese Seite schon länger nicht mehr erlebt haben. Will man dagegen zuerst die positive Seite aufstellen, dann sagen diese Kinder häufig, die gebe es nicht.

Nachdem das Kind für sich und die Eltern Tiere gewählt hat, führe ich die zentrale Intervention ein: Ich nehme die entsprechenden Tiere, die für die Eltern gewählt wurden, in der kleinen Ausfertigung und sage, dass das Kind, als es noch im Bauch seiner Mutter war, vom Vater und der Mutter Anteile mitbekommen hat und dass daher, wie im Beispiel, der kleine Bernhardiner auch noch einen kleinen Löwen und ein Küken hat. Und ich würdige die Qualitäten dieses Teams.

Wenn das Kind positive Erfahrungen mit beiden Eltern gemacht hat, zeige ich zunächst auf, wie gut es den Tieren noch ging, als sie hin und her gehen und sich von beiden Elterntieren holen konnten, was sie zum Wachsen brauchen, und sich noch nicht von einem Elternteil trennen mussten, um den anderen aufzusuchen.

Liegt die Trennung/Scheidung noch nicht zulange zurück, lasse ich das Kind auch die Konfliktsituation vor der Trennung aufstellen, damit die Eltern besser verstehen, mit welchen Gefühlen, Problemen und Fragen sich ihr Kind schon länger herumquält: wie ihr Kind den Hass und Streit auf sich bezog und was es an Versuchen unternahm, mit seinem Verhalten weitere Spannungen zu verhindern oder die Eltern abzulenken. Und ich würdige ihre Anstrengungen, um ihren Selbstwert zu stärken. So spreche ich wie im Beispiel die Überforderung des kleinen Bernhardinerhundes an, den Streit beenden zu wollen und noch die kleinen, verängstigten Tiere trösten zu müssen. Danach thematisiere ich mit den Figuren die Trennung. Dabei lasse ich die kleinen Elterntiere, die Elternanteile im Kind, die Wünsche, Sehnsüchte und Bedürfnisse artikulieren und das Tier, das das Kind für sich gewählt hat, die Wut, aus der heraus es die Eltern für die erfahrenen Belastungen bestrafen will, aussprechen.

Erst dann komme ich zu der Fragestellung, weshalb Eltern sich bei der Beratungsstelle angemeldet haben: die Kontaktverweigerung gegenüber dem anderen Elternteil, das Durcheinandersein nach den Besuchswochenenden oder die Verhaltensprobleme seit der Trennung. In der ersten Stunde bin ich aktiver und dopple die Gefühle der Tiere. Würde ich z. B. Anna gleich in der ersten Stunde fragen, wie es dem kleinen Löwen geht, wenn der Löwenvater weggeht, wäre zu befürchten, dass sie entweder nur mit den Schultern zuckt oder sagt, sie wisse es nicht. Um nicht noch mehr in Loyalitätskonflikte zu geraten oder als Verräter vor einem Elternteil dazustehen, möchten Kinder zunächst selten über Gefühle reden. Wenn ich aber ihre Tiere reden lasse, ihre Gefühle dopple, mentalisiere, dann braucht das Kind nur zu nicken oder den Kopf zu schütteln. Mehr muss es nicht zeigen. Und ich bin es dann, der die für die Eltern schwierigen Gefühle angesprochen hat. Mit der Zeit, wenn die Kinder den Schutz der Symbolebene erlebt haben, werden sie meist aktiver und lassen selber die Tiere sprechen. Sie fordern dann aber auch, wenn Eltern wieder vom Kind reden, die Tierebene ein. Indem ich zunächst mehr Aktivität an den Tag lege und mentalisiere, helfe ich den Kindern, in ihr Gefühlschaos Ordnung zu bringen, besser zu verstehen, was in ihnen vor sich geht, und unterstütze sie bei der Bewältigung von schwierigen Gefühlen.

Bei der Arbeit mit Eltern frage ich immer wieder, wie es wohl dem kleinen Bernhardiner ergeht, wenn er wieder nur ein angreifendes Nilpferd oder einen fauchenden Panther erlebt und nicht die fürsorglichen Tiereltern. Auch Eltern, die sonst für die Gefühlzustände ihres Kindes einfühlsam sind, fällt es häufig im aktuellen Paarkonflikt schwer, sich in die Gefühle und Gedanken ihres Kindes angesichts des Verlustes der Eltern als Paar einzufühlen. Sie sind dann nicht in der Lage, die Anteile der inneren Welt des Kindes richtig zu mentalisieren. Daher müssen sie ermutigt werden, über die Gefühle nachzudenken, die durch die belastende Familiensituation ausgelöst wurden, und Hypothesen über die Gedanken und Gefühle des Kindes zu äußern.

Ich arbeite mit den Tierfiguren auch in den weiteren Stunden und ermögliche es so den Kindern, im Schutz der Symbolebene heikle Themen wie z. B. neue Partner der Eltern, Schwächen der Eltern oder belastende Ereignisse zu thematisieren und gemeinsame Lösungen für die Probleme zu finden. Daher stelle ich vor jeder neuen Stunde die Tiere so auf, wie sie das Kind oder die Eltern am Ende der vorangegangen Stunde gestellt haben. Und ich frage dann zu Beginn, was sich bei den Tieren verändert hat.

An zwei weiteren Konfliktfeldern in der Trennungs-/Scheidungsberatung möchte ich die Chancen der Teilearbeit aufzeigen.

Auch bei Konflikten, die durch das Auftauchen neuer Partner ausgelöst werden, ermöglicht es die Teilearbeit, die einzelnen Subsysteme und ihre Wechselwirkungen zu betrachten und zu unterscheiden. Die neue Beziehung ist häufig für das Kind, vor allem in der Pubertät, wie auch für den neuen Partner konflikthaft, wenn beide um dieselbe Person zu rivalisieren beginnen und nicht verstehen, dass es um eine unterschiedliche Liebe und Beziehung geht. Hier kann die Teilearbeit mit der Trennung von Eltern- und Partnerebene den Unterschied für das Kind, den Jugendlichen und für die Erwachsenen verständlich machen und so verhindern, dass es zu einem erbitterten Rivalitätskampf kommt.

Ein Vater kommt mit seiner neuen Partnerin zur Beratung, da es zwischen seiner 13-jährigen Tochter und seiner Partnerin zu heftiger Rivalität um ihn komme. Er fühle sich zwischen allen Stühlen sitzend. Wenn er zu seiner Freundin halte, drohe die Tochter, ihn nicht mehr zu besuchen; halte er zu seiner Tochter, sei seine Freundin gekränkt und reagiere mit Rückzug. Er möchte aber keine der beiden verlieren. Die Partnerin wirft vor, er beziehe nie Position, sondern beschwichtige nur. Sie erwarte von ihm, dass er z. B., wenn sie die Tochter zum Besuchswochenende abholen und die sage, dass sie vorne neben dem Vater sitzen wolle, ihr Grenzen setze und ihr den Platz auf dem Rücksitz zuweise.

Diese Szene nehme ich auf und lasse sie mit den Tierfiguren aufstellen. Ich bitte den Vater, für seine Tochter ein Tier zu wählen. Er entscheidet sich für einen Schwan, der sei sehr stolz, für die Vaterseite wählt er den Schäferhund, der die Herde bewache, und für den neuen Partnerteil einen Löwen, der sei voller Kraft, und für seine neue Partnerin eine Löwin, die sei vital und zärtlich. Für die Mutterseite seiner Exfrau, die gut für die Tochter sorgt, findet er ein Zebra, das sehr fürsorglich sei.

Nach der Intervention mit den Anteilen, hinter den Schwan einen kleinen Hund und ein kleines Zebra zu stellen, lasse ich die Szene des Besuchswochenendes aufstellen, wie das Löwenpaar angefahren kommt und der Schäferhundvater hinter dem Paar versteckt ist, und dopple die Figuren: wie sich der kleine Schäferhund nach dem Schäferhundvater sehnt und es kaum erwarten kann, bis der kommt. Wie enttäuscht er jedoch ist, als er nur ein Löwenpaar sieht, wie er dann nach dem Schäferhundvater sucht und glaubt, das Löwenpaar versperre dem den Zugang zum kleinen Schäferhund. Daher fordere er seinen angestammten Platz neben dem Schäferhundvater ein, nicht neben dem Löwenmännchen. Wenn nun die Löwin in Konkurrenz gehe, weil sie befürchte, der Schwan wolle ihr den Platz neben dem Löwen wegnehmen, und ihn wegjage, glaube der kleine Hund, die Löwin wolle ihr den Schäferhundvater wegnehmen, und beiße zu.

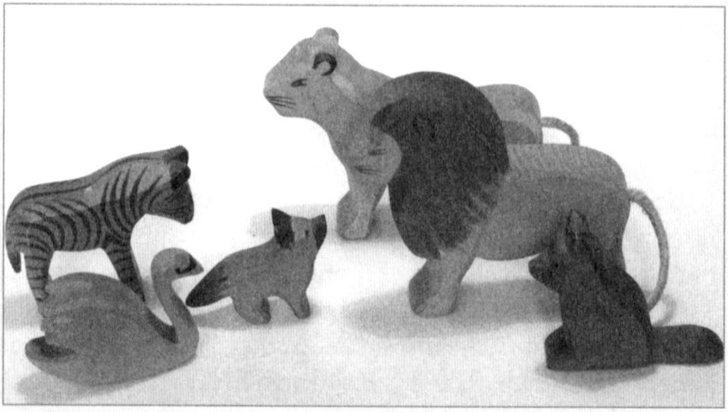

Abb. 33

Das Paar ist erleichtert, als es versteht, dass die Tochter und die Partnerin nicht um das Gleiche kämpfen. Die Partnerin, die sich dadurch weniger bedroht fühlt, kann den Vorschlag machen, beim Abholen nicht mehr mitzufahren, um dem kleinen Hund den Zugang zum Vaterhund zu erleichtern und den beiden Zeit füreinander zu lassen. Sie brauche aber, da die Zeitressourcen für sie als Paar nicht üppig seien, dass sie Zeiten festlegen, in denen das Löwenpaar Vortritt hat.

Über die Teilearbeit mit Tierfiguren kann auch der gute Elternteil von dem sucht- oder psychisch kranken oder gewalttätigen Elternteil dissoziiert werden.

So konfrontierte ich z. B. einen Vater, der im Scheidungskrieg Drohungen gegen seine Frau und ihre Verwandtschaft ausstieß, der Tochter mit Entführung drohte und sie mit Erpressungen (z. B. »Sonst bring ich mich um« oder »Wenn deine Mutter tot ist, musst du auch bei mir leben«) zu Besuchen zwang, über die Tierfiguren damit, dass er seine Tochter nur noch in einem kontrollierten Umgang sehen kann. Ich zeigte ihm, dass der Elefant (diese Figur wählte er für den kontrollierten Umgang) den Bärenvater (seine Wahl für die fürsorgliche Vaterseite) stärken möchte, damit der Bär den Bison (seinen unkontrollierten, wütenden Teil) daran hindert, die gute Beziehung des Bärenvaters zum kleinen Bären, zum kleinen Schaf und zur kleinen Katze (Anteile der Tochter) zu zerstören. Und dass er mit dem Bärenvater dafür sorgen will, dass der kleine Bär mit seinen Freundinnen, dem kleinen Schaf und der Katze, das Zusammensein mit dem Bärenvater genießen kann und sich nicht bedroht fühlt.

Und in den Beratungen versuchte ich immer wieder, den fürsorglichen, einfühlsamen Bärenvater anzusprechen und zu mobilisieren. Auch als er mir drohte, zur Zeitung zu gehen und Beschwerde bei meinem Arbeitgeber einzulegen, als ich seinen Wünschen nicht nachkam, stellte ich dies mit den Figuren dar. Es sei verständlich, dass der Bison sich nicht von einer Giraffe (dieses Tier wählte er für mich) begrenzen lasse und nach Verstärkung suche. Und ich fragte: »Ist der fürsorgliche Bärenvater damit einverstanden, dass der Bison sich noch mächtiger gibt und die Kleinen noch mehr Angst bekommen und denken, der Bärenvater ist doch nicht stark genug, den Bison in Zaum zu halten? Oder kann der Bär sehen, dass die Giraffe bei aller Zumutung helfen will, dass die Kleinen wieder Vertrauen in ihn bekommen? Auf den Bären, seinen Freund, wird der Bison hören, auf eine Giraffe aber nicht«.

Die Teilearbeit mit Tierfiguren eignet sich auch sehr gut bei Verhaltensproblemen von Kindern. Wie ich mit den Tierfiguren störungsspezifisch bei Angst, Aggression, Trauma und anderen Störungen arbeite, habe ich in Aichinger (2012) beschrieben.

Wir spielen, wer wir sind! – Ego-State-Therapie mit Kindergruppen

Zita Stoltenberg-Zehnder

In diesem Beitrag geht es darum, die psychotherapeutische Ego-State-Arbeit mit Kindergruppen vorzustellen. Vielleicht gelingt es, Sie mit derjenigen Begeisterung anzustecken, die auch ich immer wieder bei der Arbeit mit den Kindern im Gruppensetting erlebe. Die Kinder sind hoch motiviert dabei und erleben die Therapie für ihre persönliche Entwicklung als sehr unterstützend.

Ich arbeite seit vielen Jahren psychotherapeutisch mit Kindergruppen, mit Kleingruppen von zwei bis drei Kindern alleine und mit Gruppen bis zu sechs Kindern mit meinem Praxiskollegen in Kotherapie. Zusammen mit den Kindern haben auch wir uns entwickelt. Wir arbeiten heute mit etwas anderen Schwerpunkten als am Anfang vor 15 Jahren. Ursprünglich kommen wir ganz vom Kinderpsychodrama her, so wie es Alfons Aichinger und Walter Holl (1997) in ihrem Buch zur Gruppentherapie mit Kindern eindrücklich dargestellt haben.

Zu Beginn unserer Arbeit mit Kindergruppen einigten wir uns zusammen mit den Kindern auf ein gemeinsames Thema, auf eine gemeinsame Geschichte, welche in einem Rollenspiel dargestellt wurde. Im Laufe der Jahre wurden wir immer freier, jeglichen inneren Zustand, in welchem sich das einzelne Kind in der Gruppe zeigt, anzunehmen und diese verschiedenen Ego-States in das therapeutische Geschehen des Gruppenspiels einzubinden. Wir geben heute jedem Kind den »Spiel-Raum«, sich so zu zeigen, wie es sich gerade fühlt. Wir lernen den aktuellen Ego-State jedes Kindes kennen, interviewen ihn und finden zusammen mit dem Kind heraus, was er gerade in dieser Situation in der Gruppentherapie braucht. Zusammen mit den Ego-States der anderen Kinder entsteht ein Wechsel aus gemeinsam vereinbartem Rollenspiel und Improvisation, wir nennen es ein therapeutisches Gruppenspiel. Die Kinder gehen nach der Gruppenstunde häufig in einer ganz anderen inneren Verfassung nach Hause. Es ist ein innerer Wandel spürbar. Im Laufe unserer Arbeit haben wir begonnen, die Kinder zu ihren wechselnden Zuständen zu befragen und sie als Ego-States mit verschiedenen Funktionen zu sehen. Diese Sichtweise hat uns und auch den Kindern sehr geholfen, die inneren Prozesse mit den Veränderungen besser wahrzunehmen und zu verstehen. Interessanterweise erleben die Kinder das Benennen der Ego-States als sehr hilfreich. Es entsteht ein gemeinsamer aktiver Suchprozess, wie sie sich aus ihrem momentanen Zustand entwickeln könnten. Die Kinder fühlen sich nicht als ganze Person dem emotionalen Geschehen ausgeliefert, sondern erleben innere Nuancen.

Ich werde im Folgenden ausführlich ein Beispiel einer Gruppentherapiesitzung mit fünf Jungen im Alter von acht bis zehn Jahren vorstellen und anschließend die konzeptuellen Erläuterungen zu den Zielen der Ego-State-Therapie mit Kindergruppen geben. Dabei wird die Struktur einer Gruppensitzung unter folgenden Aspekten hervorgehoben: die Begegnung im Wartezimmer, die Anfangsrunde und Spielfindungsphase, das Gruppenspiel und die Schlussrunde. Die Ziele der Therapie verfolgen wir anhand eines Protokollbogens; ich stelle ihn im Anhang gerne als Arbeitsblatt für Ihre eigene therapeutische Tätigkeit zur Verfügung.

Jan kommt jeweils in einer sehr aufgeregten Stimmung in die Therapie. So wie wir verstanden haben, freut er sich sehr zu kommen. Er wird mit Franco zusammen mit dem Auto gebracht, und dies fördert seine überschießende Energie eher noch. So wirbelt er ins Wartezimmer, rennt von einer Ecke in die andere, hüpft rum, lacht und redet drauflos. Gleichzeitig ist Jan ein sehr empfangsbereiter Junge, was die Signale der anderen betrifft. Wir können ihn als hochsensibel bezeichnen. Obwohl selber sehr aktiv, wird es ihm rasch zu viel. Das kann sich in plötzlichem Weinen äußern, sobald sich etwas für ihn Unvorhergesehenes ereignet. Jan löst durch seine lebendige Art sehr viel bei den anderen aus, erträgt jedoch, zartbesaitet wie er ist, selber wenig.

Lukas ist ein Junge, der zeitweise in einem sehr desolaten inneren Zustand in die Gruppentherapie kommt. Er ist bereits im Wartezimmer nur zynisch und kann nicht anders, als den anderen vier Jungen entwertende Sprüche hinzuwerfen. Lukas erträgt Jans überstellige, aufgedrehte Art an diesem Tag schlecht und fühlt sich provoziert. Die anderen Jungen kennen bereits Lukas' schlechte Verfassung aus anderen Stunden und benennen die Situation nachher in unserer Anfangsrunde auch entsprechend. Franco, der Mitfahrer von Jan, erträgt die Turbulenzen äußerlich mit stoischer Ruhe. Da es ihm zu viel wird, zieht er sich auf die Toilette zurück und bereitet sich ganz gemächlich auf die Therapiestunde bevor. Elias und Tim treffen zeitlich knapp ein und haben von den Aufregungen im Wartezimmer wenig mitbekommen.

In dieser Therapiestunde stürzen sich alle fünf Kinder im Therapieraum sofort auf das Material, welches sie für das Spiel benutzen möchten. Bereits seit einiger Zeit hat sich die Verwahrlosungsthematik von Lukas und Elias, welche in der frühen Kindheit schwerste Entbehrungen erlitten haben, immer mehr manifestiert. Lukas und Elias haben Angst, dass sie zu wenig Würfel für das Bauen ihrer Mauer haben werden. Überhaupt sind beide erbost, dass die anderen Kinder auch Bedürfnisse zeigen und ebenfalls Raum und Material beanspruchen. Beide kommen schon mehr als ein Jahr in die Gruppentherapie. Ihr Ego-State, der sagen würde: »Ich kämpfe um mein Überleben«, kommt erst jetzt deutlich zum Vorschein. Eigentlich wissen beide auf der realen Ebene, dass sie sowieso genug Material bekommen werden. Doch darum geht es gar nicht. Bei beiden ist derjenige Ego-State aktiviert, der keine Rücksicht nehmen kann, als ginge es ums nackte Überleben. Wir nennen ihn hier den »Überlebenskämpfer vor dem Verhungern«. Lukas' Verfassung aus dem Wartezimmer setzt sich in diesem Kampf um Material fort.

Jan äußert sich in dieser Situation ganz treffend. Auf der Befindlichkeitsskala der Anfangsrunde trägt er sich ganz unten ein und sagt, er habe sich gefreut zu kommen, doch das stresse ihn jetzt hier. Er sagt laut: »Oh, oh, das kommt so nicht gut!«, und baut sich sofort eine kleine Hütte – interessanterweise mit einem fast durchsichtigen Vorhang. Für ihn ist dieses Benennen ein großer Fortschritt: Er hat mitteilen können, was ihm Stress verursacht, und er hat selber für sich eine Lösung gesucht. Er hat sich, entfernt von Lukas und Elias, auf der anderen Seite des Raumes einen sicheren Ort gebaut. Er erzählt mir ausführlich, er liege hier wie in einer Wanne, ganz umgeben und weich. Währenddessen ich mit Jan beschäftigt war, hat sich mein Kotherapeut um die anderen Jungen gekümmert. Lukas und Elias haben ihre Abwehr- und Schutzhaltung mit einer großen Mauer aus Schaumgummiwürfeln ausgedrückt und sich dahinter verschanzt. Lukas stellt seinen inneren Zustand spontan mit der Mauer dar. Sie ist sein Schutz. Kontakt zu den anderen Kindern nimmt er während der ganzen Stunde nur durch einen Spalt auf, indem er interessanterweise eine Krücke als Waffe rausstreckt. Er zählt inbrünstig Spielgeld, hortet Essensvorräte, welche ihm von uns Therapeuten und von seinem Ritter Elias gebracht werden. Mit der Zeit wird er ruhiger und ruft seltener zynische Bemerkungen wie »Schön für dich!« oder »Was du nicht sagst!« dazwischen.

Elias übernimmt durch Käufe von Esswaren bei Franco und Tim und durch Besuche bei Jan Kontakt mit allen anderen Kindern auf. Er hat aus dem Ego-State des Verhungernden zu einem Spiel gefunden, in welchem er Vermittler wird: In der Rolle als persönlicher Ritter von Lukas überbringt er Botschaften und kauft Esswaren ein. Franco und Tim richteten sich, nachdem sie sich alle im Kampf um das Spielmaterial geeinigt hatten, ein Restaurant ein. Sie haben das Thema des Hungerns auf ihre Art aufgenommen. Es wird gekocht und eine Gegenleistung durch Geld erwartet. Vor allem Tim ist es, der jeweils unbeirrt seiner Idee nachgeht, egal wie heftig umstritten sie ist. Für ihn ist es eine große Chance, mit Franco einen leisen, jedoch beharrlichen Partner im Restaurant gefunden zu haben.

Jan ist es sehr wichtig, dass sein sicherer Ort unzerstörbar bleibt. Kein Kind darf sich seiner Hütte nähern, er verteidigt sie mit Waffen und Worten. Auch am Ende der Stunde darf sie von den anderen Kindern nicht niedergerissen werden. Wir Therapeuten unterstützen ihn in diesem Bedürfnis tatkräftig. Während des Gruppenspiels verlässt Jan jedoch bald den sicheren Ort. Er kehrt zurück zu seiner Lebendigkeit und initiiert mit Tim eine Party, sogar Franco wagt sich zur Party. Er tanzt sogar ein wenig. Bisher war er sehr scheu und zurückgezogen. Franco zeigt in dieser Stunde einen neuen Ego-State, den »Tänzer«. Und Tim, für den der Ego-State des »Kontrolleurs« meistens im Zentrum steht, ordnet die Esswaren für den Verkauf an die Party und ist sehr zufrieden mit seinen Geschäften.

In der Schlussrunde äußern sich alle Jungen sehr zufrieden mit ihrem Spiel. Sie fühlen sich in ihren Bedürfnissen wahrgenommen und angenommen. Auch Lukas wirkt gelöst und entspannt. Sein innerer Zustand hat sich, für alle ersichtlich, deutlich verändert. Er ist am Ende der Stunde vollständig integriert und nimmt am Gespräch über den Gruppenverlauf aktiv teil.

Die Ziele der Ego-State-Therapie in der Gruppentherapie

Interaktionen und Intraaktionen

Wie am genannten Beispiel deutlich wird, beeinflussen die Interaktionen zwischen den Kindern auf der realen Begegnungsebene das eigentliche Therapiespiel sehr. Jan hätte seine Schutzhütte im therapeutischen Gruppenspiel möglicherweise gar nicht aufgebaut, wäre Lukas nicht bereits im Wartezimmer so zynisch gewesen. Dieses Sich-schützen-Können ist für Jan aufgrund seiner Hypersensibilität sehr wichtig. Bei Jan vollzieht sich eine innere Bewegung vom überstelligen, aufgedrehten zum schutzsuchenden Ego-State. Lukas umsorgte mit dem Mauerbau seinen zynischen Anteil, damit der ihn nicht zu sehr dominierte und ihn dadurch in seine ihm bekannte Außenseiterposition brachte. Er kümmerte sich um seine Bedürfnisse, indem er Geld und Essen hortete. Er ließ sich von Elias gegenüber den anderen verteidigen. Von uns Therapeuten ließ er sich durch das Bringen von Material nähren.

Es ereignen sich in der Therapiestunde bei jedem Kind innere Bewegungen. Ich nenne sie Intraaktionen. Intraaktionen beschreiben Entwicklungs-und Veränderungsschritte eines Ego-States. Die Kinder zeigen sie außer in der mimischen Veränderung meistens in Aktionen, d. h. in Handlungen, die als Interaktionen wiederum Intraaktionen bei den anderen Kindern auslösen. Die Intraaktionen äußern sie in Spielaktionen und in persönlichen Reaktionen auf die Ego-States der anderen Kinder. Sie äußern sich manchmal ganz leise: Ein Kind wählt etwa in seinem Therapiespiel seine angestammte Rolle eine Nuance anders als in der letzten Stunde. Oder es tritt mit anderen Kindern als bisher in Kontakt. Um bei jedem Kind diese inneren Bewegungen reflektieren zu können, haben wir einen Protokollbogen entwickelt. Diese Reflexion ist für unsere psychotherapeutische Arbeit sehr wichtig. Der Protokollbogen dient uns während der Stunde zur Gliederung des Ablaufs, worauf sich auch die Kinder verlassen können. Das Einhalten dieser Struktur trägt viel zu der inneren Sicherheit bei, eine therapeutische Schutzatmosphäre gewährleisten zu können. Gleichzeitig treten wir bewusst mit jedem Kind in Kontakt und verfolgen mithilfe dieses Bogens die Interaktionen und Intraaktionen. Im Gesamtverlauf der psychotherapeutischen Behandlung sind diese von uns verfassten Protokolle sehr hilfreich, die angestrebten Ziele und den Prozess zusammen mit dem Kind und seinen Eltern im Langzeitverlauf zu verfolgen.

Kai Fritzsche und Woltemade Hartman (2010, S. 62 ff.) beschreiben in ihrer *Einführung in die Ego-State-Therapie* sieben Ziele der Ego-State-Therapie. Diese Ziele sind auf die Psychotherapie mit Erwachsenen bezogen. Bei genauerem Hinsehen wird deutlich, dass wir im Verlaufe der Gruppentherapie mit jedem Kind dieselben Ziele verfolgen. Unser Protokollbogen ist so verfasst, dass anhand seiner Struktur die sieben Ziele der Ego-State-Therapie in jeder Therapiesitzung deutlich werden. Im Folgenden erläutere ich den Gesamtablauf einer Gruppensitzung. Der im Anhang zur Verfügung stehende Protokollbogen kann dabei zur Übersicht hilfreich sein. Die darin eingefügten Fragen helfen, die Ziele der Ego-State-Therapie zusammen mit den Kindern zu verbalisieren. Er lässt sich jedoch auch gut für Einzeltherapien mit Kindern anwenden.

Wir verfolgen auf zwei Ebenen die Ziele der Ego-State-Therapie: einerseits im Gesamtverlauf der Psychotherapie durch regelmäßige Standortgespräche zusammen mit dem Kind und seinen Eltern und andererseits in jeder Gruppenstunde einzeln durch unsere Reflexion der Inter-und Intraaktionen.

Die Befindlichkeitsrunde

Das erste Ziel der Ego-State-Therapie ist die Aufnahme des Kontakts zu inneren Anteilen (Fritzsche u. Hartman 2010, S. 62). Wir starten nach der Begrüßung im Wartezimmer im Gruppenraum mit einer Befindlichkeitsrunde.

Dafür verwenden wir zwei Zahlenskalen von 1 bis 10, auf welchen sich alle Kinder eintragen. Eine Skala (»außen«) bezieht sich auf das aktuelle Erleben in der Welt außerhalb der Therapie, die zweite Skala auf das Erleben zu Beginn der Therapiestunde. Mithilfe der Skala »außen« hat jedes Kind zunächst die Gelegenheit, etwas über seinen Alltag zu erzählen.

Wir Therapeuten geben durch unser Interesse und Nachfragen in einem kurzen Anfangsinterview jedem Kind den sicheren Rahmen, damit es Gelegenheit zum Erzählen bekommt. Die Kinder können sich während des Anfangsinterviews in ihrem aktuellen Ego-State zeigen. Die einen kuscheln sich in ein Fell, andere schnappen sich ein bestimmtes Requisit. Es kann sein, dass wir Therapeuten während der Befindlichkeitsrunde immer neben einem Kind hergehen, damit es den Raum für sich eingrenzen kann und die anderen durch seine Unruhe nicht zu sehr stört. Wir setzen durch unsere Nähe eine Schutzgrenze, ohne sein Verhalten zu kritisieren.

Auf der Skala »Therapie« äußern sich die Kinder, wie sie sich gerade aktuell im Gruppengeschehen fühlen. Haben sie sich gefreut, oder gibt es Rückbezüge zur letzten Therapiestunde, die noch geklärt werden müssen? Oder fand, wie in unserem Beispiel, bereits im Wartezimmer eine Interaktion statt, welche für das Befinden wichtig ist? Wir Therapeuten nehmen hier eine klärende Rolle ein und versuchen, mit den Kindern zu verstehen, was das jeweilige Verhalten beim Einzelnen auslöste.

Die Spielfindung

Als zweites Ziel der Ego-State-Therapie nennen Fritzsche und Hartman (2010) den Aufbau von Kommunikation mit inneren Anteilen. In der Gruppentherapie gehen wir dieses Ziel durch die Spielfindungsphase an. Wir stellen jedem Kind die typischen Fragen eines Ego-States-Interviews, wir nehmen ganz bewusst Kontakt mit seinen inneren Anteilen auf: »Was willst du heute sein? Wie willst du spielen? Wie alt bist du in dieser Rolle? Wie würde sich das anfühlen?« Der Ego-State jedes Kindes wird evaluiert. Für all jene, die angeben, sie wüssten nicht, was sie sein wollen, fragen wir: »Jetzt hast du dich auf dieser Matratze hingekuschelt, wie alt wärst du denn da? Wie fühlt es sich an? Willst du dieses Gefühl verstärken? Was möchtest du erleben, und wie würdest du dich benehmen?« Die Grundfragen an den Ego-State lauten: »Wozu bist du jetzt wichtig? Was willst du von dir zeigen?« Jedes einzelne Kind teilt sich jeweils kurz mit. Die Kinder hören gegenseitig ihre Ideen und Bedürfnisse. Sie fühlen sich angeregt und beziehen sich auf die bereits genannten Wünsche. Mit der Zeit haben die Kinder mehr Vertrauen, dass der Spielraum für ihr eigenes Bedürfnis offenbleibt. Sie erfahren, dass niemand überredet wird, etwas zu spielen, was ihm oder ihr nicht behagt.

Das Besondere unseres Ansatzes besteht darin, dass nicht ein gemeinsames Thema ausgehandelt werden muss. Im Laufe unserer therapeutischen Tätigkeit sind wir davon abgekommen, uns auf eine gemeinsame Geschichte einigen zu müssen. Unser therapeutisches Ziel ist es, die Kinder in ihren momentanen Ego-States zu verstehen. Sie sollen den inneren Zustand, der sich gerade zeigt, ausleben können. Wir ermutigen sie, ganz zu sich zu stehen. So kann es sein, dass wir nach der Spielfindungsphase drei verschiedene Ausgangspunkte haben, von denen aus sich die Interaktionen der Kinder entwickeln.

Das therapeutische Gruppenspiel

Nach der Spielfindungsphase erfolgt der Start zum therapeutischen Gruppenspiel. Es entstehen Geschichten, welche durch ihre rollende Planung immer wieder neue Wendungen nehmen. Sie werden mit unserer Hilfe geklärt und untereinander abgesprochen.

Eine unserer therapeutischen Aufgaben sehen wir in der Integration der verschiedenen Handlungen der Kinder zu einem Sinngefüge. Kinder sind von sich aus neugierig, und es ist ihnen ein tiefes Bedürfnis, mit anderen Kindern in Kontakt zu treten. Sie beziehen sich darauf, was die anderen von sich preisgeben, und bauen ihre eigene Idee durch die Begegnung mit den anderen wieder um. Durch die Interaktionen entstehen Intraaktionen, welche sich im veränderten Spielverlauf zeigen. Ein Kind fragt zum Beispiel: »Kommst du auch zu mir in meine Burg rein, wir wären dann hier Ritter und würden gegen andere kämpfen?« Da der gefragte Junge eigentlich als Meisterkoch eine Küche aufbauen wollte, lehnt er diesen Vorschlag ab. Er will nicht kämpfen. Daraufhin schlagen wir dem Jungen vor, er könnte möglicherweise der Meisterkoch dieses Ritters sein? Damit ist er einverstanden, räumlich rücken die beiden Jungen näher. Der Ritter entdeckt dadurch, dass er nebst dem Kämpfen auch andere Bedürfnisse haben kann. Er gibt dem Koch den Auftrag, ihm ein Festmahl zu bereiten, welches er dann lautmalerisch genießt. Da der Ritter jedoch auch noch kämpfen will, sucht er nach einem Gegner, der mit ihm einen Schwertkampf durchführt. Wir Therapeuten unterstützen ihn aktiv bei seiner Suche oder übernehmen selbst die Rolle des Gegners.

Im eigentlichen Gruppenspiel setzen wir uns wechselweise mit den Zielen drei, vier und fünf der Ego-State-Therapie (Fritzsche und Hartman 2010, S. 63 ff.) auseinander. Es geht im Verlauf des Spiels immer wieder um Akzeptanz und Annahme eines Ego-States, so wie er sich zeigt (Ziel drei). Dazu braucht es auch Verständnis für die Funktionalität des Ego-States. Es geht darum zu verstehen, weshalb das Kind seine Rolle in dieser Weise und nicht anders spielen will (Ziel vier). Und gleichzeitig erhält jedes Kind durch alle Anwesenden Unterstützung und Hilfe darin, wie es seinen Ego-State entwickeln kann (Ziel fünf).

Der innere Beobachter gibt Auskunft

Wie können wir sicher sein, dass ein Kind sich nicht hinreißen lässt, Dinge zu spielen, welche ihm überhaupt nicht behagen? Dafür gibt es den inneren Erzähler oder Beobachter, eine Sonderform des inneren Helfers (nach Fritzsche u. Hartman 2010, S. 91). Er weiß über die Bedürfnisse des Innenlebens genau Bescheid und gibt uns Auskunft. Wichtig ist die sprachliche Formulierung, mit der wir Therapeuten während des Spiels mit dem inneren Beobachter in Kontakt treten. Es ist der Konjunktiv, die Als-ob-Formulierung, wie man sie in jeder Kinderpsychotherapie kennt. Damit leiten wir das Kind zu einer Reflexion an: »Wärst du jetzt immer noch alleine in der Hütte? Wäre der Besuch jetzt möglich, oder was würdest du jetzt brauchen?« Oder auf der Symbolebene, ohne das Kind direkt anzusprechen: »Was würde der Ritter im Kampf jetzt tun? Stirbt er wirklich, oder lebt er weiter?« Die Kinder unterbrechen für einen kurzen Augenblick ihr Spiel und sagen: »Warte rasch!« Es folgt ein kurzer Moment des Überlegens. Der Blick wird abgewandt. Sie nehmen Kontakt zu ihrem inneren Spielbeobachter auf, der mit ihnen auslotet, ob es für sie noch passt, wie sie spielen. Interessanterweise wissen die Kinder meistens genau, was sie zulassen möchten. Unsere therapeutische Aufgabe besteht unter anderem darin, diesen inneren Beobachter immer wieder über das Wohlbefinden des Kindes zu befragen. Er gibt uns Auskunft, ob der Ego-State des Kindes wirklich verstanden und genügend gewürdigt wurde, ob er genügend Schutz erlebt und nicht zu sehr zu einem Spiel forciert wird. Wir Therapeuten übersetzen den anderen Kindern mit lauter Stimme, was der innere Beobachter des Einzelnen kundtat, und sagen: »Spielstopp, wir müssen noch etwas klären! Für die Katze ist es viel zu viel, wenn sie jetzt Besuch bekommt. Doch die Frau möchte ja unbedingt zu Besuch gehen. Wie könnten wir das spielen, wie kann es weitergehen?« Die Kinder machen sich gegenseitig Vorschläge und entwickeln neue Ideen. Mit diesem Austausch an Ideen geben sich die Kinder Hinweise aus ihrem Erfahrungsschatz, wie sie das Problem lösen würden. Dabei entstehen viele Entwicklungsansätze für die Kinder in ihren je eigenen Ego-States. Manche Ideen werden auch einfach abgelehnt. In der Ablehnung liegt jedoch für jedes Kind auch eine Chance. Das Kind sucht mit uns Therapeuten und den anderen Kindern zusammen nach Lösungen, wie es seinem Bedürfnis nach Veränderung nachkommen kann, auch wenn es manchmal nicht so leicht geht. Dabei übernehmen wir Therapeuten auch selber Rollen, die es für die Weiterentwicklung braucht.

Diese Auseinandersetzungen, dieses Suchen nach Lösungen im Spiel mit dem gleichzeitigen Nach-innen-Horchen, ob es wirklich passt, das fördert die Flexibilität und Empathiefähigkeit jedes einzelnen Kindes. Im Verlauf des psychotherapeutischen Prozesses wirkt sich diese Entwicklung sehr günstig auf die Gesamtsituation der Kinder aus. Soziale Schwierigkeiten nehmen ab, die Kinder werden selbstbewusster und gleichzeitig toleranter.

Die Schlussrunde

Nach 60 Minuten beginnt die gemeinsame Reflexionsrunde, die Schlussrunde. Wiederum ist uns dabei eine Skala von 1 bis 10 behilflich. Jedes Kind äußert sich zu seiner aktuellen Befindlichkeit. Wir fragen, wie es war, in dieser Art gespielt zu haben, und welche Überraschungen und Veränderungen es durch das Spiel der anderen erlebte. Es interessiert uns, ob es auch Ereignisse gab, die störten. Gemeinsam wird reflektiert, wie sich die Interaktionen anfühlten und was sich dadurch veränderte. Es werden diejenigen Situationen nachbesprochen, welche im Ablauf unklar blieben. Manche Situationen wollen die Kinder einfach nochmals erzählen, weil sie sie toll fanden.

Für den Verlauf des Therapieprozesses ist die Schlussrunde sehr wichtig. Jedes Kind erhält wiederum in Anwesenheit aller Aufmerksamkeit und Verständnis für seinen Ego-State und dessen möglichen Wandel. Unsere Fragen schließen an die Ziele fünf, sechs und sieben der Ego-State-Therapie (nach Fritzsche u. Hartman 2010, S. 64) an: Es geht um die Unterstützung und Hilfe, die der Ego-State jedes Kindes benötigt (Ziel 5), um sich weiterentwickeln zu können. Es werden Bündnisse geschlossen und Kooperationen eingegangen, welche der persönlichen Entwicklung der Ego-States sehr hilfreich sind (Ziel 6). Innerhalb der Gruppe suchen wir gemeinsam nach Unterstützung für jedes Kind, damit es innerlich eine Harmonisierung seiner verschiedenen Zustände erleben kann (Ziel 7). Dabei wird immer wieder deutlich, dass die Kinder durch das Spiel der anderen Eigenschaften an sich selber entdecken, welche sie auch bei sich selber weiterentwickeln möchten. Mit der Frage, welche Wünsche für die nächste Stunde offen sind, beabsichtigen wir, diesen Entwicklungsprozess zu fördern.

Durch das Eintragen auf der Skala in der Schlussrunde entsteht ein Rückbezug zur Befindlichkeit am Anfang der Therapiestunde. Eine veränderte Punktzahl zeigt an, dass sich beim betreffenden Kind etwas bewegt hat. Dadurch können Situationen nochmals aufgenommen werden, welche zu Beginn der Therapiestunde, wie in unserem konkreten Beispiel, zu spezifischen Inter- und Intraaktionen geführt haben. Die Benennung des inneren Zustandes am Schluss der Stunde ist sehr wichtig für die Selbstwahrnehmung der Kinder. Sie nutzen diese Feedbackrunde, um ihre gegenseitigen Wahrnehmungen mitzuteilen.

Die Struktur der Schlussrunde gewährleistet es, dass ein Kind einen sich in der Intensität extrem anfühlenden Ego-State, gespielt in einer Rolle, bewusst wieder verlassen kann. Ganz im Sinne des Psychodramas, wie es Aichinger und Holl (1997, S. 85 ff.) in ihrem Kapitel über die Abschlussphase der Gruppentherapie beschreiben, beharren wir darauf, dass die Kinder ihre gewählten Rollen wieder ablegen. Wir sprechen sie dabei wieder mit ihren richtigen Namen an. Wir sagen direkt: »Du bist jetzt nicht mehr diejenige, die du vorher gespielt hast, sondern du bist wieder ... (Name des Kindes), die nun wieder nach draußen geht und bald auf dem Heimweg ist.« Durch diesen bewussten Wechsel lernen die Kinder, sich selber zu beobachten und auch besser zu steuern, wie sie auf die Umwelt reagieren wollen. Sie fühlen sich weniger ihren Zuständen ausgeliefert. Tatsächlich berichten die Eltern sehr häufig, dass die Kinder äußerst entspannt und fröhlich aus der Therapiestunde nach Hause kommen.

Die Schutzatmosphäre braucht Regeln des Zusammenseins

Im Laufe des Gruppenprozesses entsteht eine Atmosphäre tiefer gegenseitiger Akzeptanz. Die Kinder erleben, dass sie selbst Raum zur eigenen Entwicklung bekommen, wenn sie anderen Kindern Aufmerksamkeit schenken. Die Einschränkungen, welche durch die Rücksichtnahme auf die anderen in der Gruppentherapie nötig sind, haben eine hohe Bedeutung für den gesamten Behandlungsprozess. Wir Therapeuten bleiben mit Empathie und Kongruenz im Kontakt mit jedem Kind, ohne mit seinem Verhalten immer einverstanden zu sein. Wir setzen Regeln durch, die das Zusammensein im Gruppensetting erst möglich machen: einander keinen Schmerz zufügen, einander nicht beschimpfen und entwerten, kein Material zerstören und zuhören, was der oder die andere mitzuteilen hat. Im Rollenspiel sind auch Ego-States erlaubt, welche die Grenzen dieser Regeln sprengen wollen. Sie finden jedoch nur auf der Als-ob-Ebene Platz, damit der Schutz für alle Teilnehmenden gewährleistet bleibt. Ist ein Kind sehr aufgebracht, kann es diesen Ego-State als »wutentbrannten Fluchenden« im therapeutischen Gruppenspiel in einer Rolle ausleben, es darf jedoch nicht in der Anfangsrunde andere Kinder beschimpfen. Das Spiel auf der Als-ob-Ebene erleichtert nämlich den Zugang zum inneren Beobachter, der dem betreffenden Kind und uns jederzeit Auskunft geben kann, wie es sich gerade anfühlt. Ein Stoppen des Spiels ist im Rollenspiel zu jedem Zeitpunkt möglich, da es ein vereinbartes Spiel ist. Es gehört zu unserer therapeutischen Aufgabe, diese Schutzatmosphäre zu gewährleisten, indem wir das Einhalten der Regeln durch Unterbrechen des Gruppenspiels oder bei einer entwertenden Kommunikation außerhalb des Spiels durchsetzen.

Das einzelne Kind erlebt durch die Ego-States der anderen Kinder Möglichkeiten von Anteilen, welche es vielleicht bereits innerlich zur Verfügung hat, sie jedoch noch nicht nach außen zu zeigen wagt. Modellhaft nimmt es Seiten beim anderen wahr, welche es noch nicht selbst entwickelt hat, sie jedoch für seine persönliche Reifung auch nutzen könnte. Oder aber es nimmt im Spiel des anderen einen ihm auch sonst bekannten eigenen Ego-State wahr und beobachtet von außen, wie er wirkt. Wir erleben immer wieder, dass die Kinder es genießen, wenn sie sich im Spiel des anderen erkennen: »Er ist ja wie ich, wenn ich zu Hause meinen Wutanfall habe«, heißt es dann in der Schlussrunde.

Die Symptome als Symbolisierungen der Ego-States

Die Kinder drücken durch die Ausgestaltung ihrer Ego-States, in der Rollenwahl im Gruppenspiel und durch ihre Interaktionsformen außerhalb des Gruppenspiels sehr präzise aus, wie es gerade um sie steht. Im Gruppenprozess werden die sogenannten Symptome, derentwegen sie zur Therapie angemeldet wurden, deutlich sichtbar. Die Symptome verstehen wir als »Symbolisierungen der Ego-States« (Fritzsche u. Hartman 2010, S. 63). Wir Therapeuten reflektieren mithilfe unseres Protokollbogens diese Symbolisierungen der Ego-States und versuchen, ihre Funktion zu verstehen und ihre Entwicklung zu unterstützen. In regelmäßigen Gesprächen mit den Eltern und dem schulischen Umfeld versuchen wir, den Zusammenhang zwischen einem Symptom und den gezeigten Ego-States verständlich zu machen, um damit die Grundlage für die Veränderung im familiären und schulischen Umfeld zu schaffen. Die Therapie wird dann beendet, wenn ein Kind das siebte Ziel der Ego-State-Therapie, seine inneren Anteile flexibler und harmonischer zu nutzen, auch in seiner Umwelt außerhalb der Gruppentherapie für alle wahrnehmbar umsetzen kann.

Die Funktionalität eines Ego-States wird im Gesamtablauf der Therapiestunde und im Verlauf des Gruppenspiels besonders deutlich. In unserem Beispiel ist der zynische Anteil von Lukas sein Schutzmechanismus, wenn ihm alles zu viel wird. Zu Hause und in der Schule ist er in diesem Zustand kaum mehr ansprechbar. Sein Abgrenzungsbedürfnis hat er im Gruppenspiel mit der Mauer für sich fühlbar ausgelebt. Sein Ego-State wurde respektiert und gewürdigt und von uns Therapeuten und von den anderen Kindern unterstützt. Auf diese gestalterische Weise wurde er verstanden und in die Gruppe integriert, ohne dass er seinen Zustand verbalisieren musste. Lukas hat erlebt, dass er durch sein Handeln – in seinem Spiel – verstanden und angenommen wurde.

Wie J. L. Moreno, der Begründer des Psychodramas, in seinen Schriften (vgl. 1997) eindrücklich beschreibt, entsteht im Gruppensetting durch die Anwesenheit von anderen eine therapeutisch heilsame Erfahrung. Das Gleiche erleben wir in der Gruppentherapie mit Kindern. Für das einzelne Kind eröffnet sich innerhalb der Gruppe ein Entwicklungsraum, der es ihm ermöglicht, sich selbst zu erweitern, sich neu auszuprobieren, Ego-States zu ändern oder hilfreiche Ego-States zu etablieren. In der Ego-State-Therapie mit Kindergruppen wird das siebte Ziel der Ego-State-Therapie, »zu einem kooperativen, akzeptierenden und harmonischen Miteinander, einem inneren Team« (Fritzsche u. Hartman, 2010, S. 66) zu gelangen, in der Begegnung mit den anderen Kindern geübt und in verschiedenen Facetten im Spiel erlebt.

Im Gruppensetting entsteht ein therapeutisch heilsamer Spielraum, in welchem jedes Kind sein inneres Team durch die spielenden Erfahrungen mit einem äußeren Team stärken und entwickeln kann.

Anhang: Behandlungsprotokoll

Struktur der Gruppensitzung und Ziele der Ego-State-Therapie (nach Fritzsche und Hartman 2010, S. 60 ff.)	
Befindlichkeitsskala (drei Skalen von 1–10)	1 für »Außen« (aktuelles Erleben in der Welt außerhalb der Therapie) 2 für den Anfang der Gruppenstunde 3 für das Ende der Gruppenstunde
1.) **Befindlichkeitsrunde mit Anfangsinterview** auf der realen Ebene mithilfe der Zahlenskala 1–10	1. ***Ziel der Ego-State-Therapie: Aufnahme des Kontakts zu den inneren Anteilen*** Fragen dazu: Wie geht es dir aktuell, zu Hause, in der Schule? Wie fühlst du dich in der Gruppentherapie? Mit wie vielen Punkten trägst du dich auf der Skala ein? Weshalb?
2.) **Spielfindung** auf der realen Ebene mit beginnendem Einrichten des Spiels	1. ***und 2. Ziel: Aufnahme des Kontakts und Aufbau von Kommunikation mit inneren Anteilen*** Fragen dazu: Was willst du heute sein, was willst du spielen? Wie alt wärst du? Was brauchst du dazu? Wie würde deine Geschichte aussehen? Wie können wir eure verschiedenen Ideen verbinden? Wer spielt mit wem und in welcher Weise zusammen? Welche Rollen sollen wir Therapeuten übernehmen?
3.) **Gruppenspiel** auf der Als-ob-Ebene (Spielebene), zur Klärung durch Stopp auf die reale Ebene wechselnd	3. ***und 4. und 5. Ziel: Akzeptanz, Annahme und Verständnis für die Ego-States, Unterstützung und Hilfe für neue Entwicklungen und zur Reifung, Verstehen der Funktionalität des Ego-States*** therapeutische Aufgabe: Integration der verschiedenen Bedürfnisse der Kinder zu einem Sinngefüge durch Klären, Spiegeln, Verstehen, Leiten; eigene Rollenübernahme der Therapeuten zur Förderung des Prozesses
4.) **Schlussrunde** als Feedback: auf der realen Ebene mithilfe der Zahlenskala 1–10 und durch gemeinsames Essen und Trinken	5. ***und 6. und 7. Ziel: Unterstützung und Hilfe für die gezeigten Ego-States, Nutzung für Bündnisse und neue Aufgaben, Konsens innerhalb der Gruppe und des eigenen inneren Teams herstellen*** Fragen dazu: Wie hat es dir gefallen, was du heute gespielt hast und was du heute hier zusammen mit den anderen erlebt hast? Was war besonders schön?

	Was wäre anders besser gewesen? Gibt es Wünsche für das nächste Mal? Brauchst du jetzt noch etwas zu klären? Wie viele Punkte gibst du für dein Wohlbefinden jetzt am Schluss der Stunde?
5.) **Interaktionen und Intraaktionen, gewählte Rolle** Reflexion durch Therapeutin und Therapeut nach der Gruppenstunde	5. ***und 6. Ziel: Innere Anteile für Entwicklungsarbeit und Reifungsmöglichkeiten erkennen und unterstützen*** Fragen dazu: Welche Interaktion hat welche Intraaktion ausgelöst? Wie war das Thema des Kindes sichtbar? Wie verstehen wir die Symbolisierung seines Ego-States im Spiel? Welche Bedürfnisse zeigten sich wie? Wie kann es weiter unterstützt werden? Welche Rolle wünschte es von uns Therapeuten und wieso?

Teil 3: Teilearbeit und Ego-State-Therapie bei Trauma und Verlust

Over the Rainbow – Wie man farbenfrohe Lösungen entwickelt, um Ich-Zustände als Ressourcen glänzen zu lassen: Der Fall Esti

Woltemade Hartman[21]

Als Mitautor dieses Buches über Teiletherapie und Ego-State-Therapie mit Kindern ist es mir eine Freude, die Behandlung von Esti vorzustellen, die veranschaulicht, wie sich verzerrte und dissoziierte Ich-Zustände in lebendige, nützliche, nährende und schützende Persönlichkeitsanteile verwandeln lassen. Die Behandlungsmethode und der Therapieplan dieser Fallvignette basieren auf einem Traumainterventionsmodell, das gewöhnlich »SARI-Modell« genannt wird; es wurde von Phillips und Frederick (2003) beschrieben und von Fritzsche und Hartman (2010) erweitert (vgl. S. 42: »Das Behandlungsmodell der Ego-State-Therapie«). Das Modell umfasst vier Phasen, die gewöhnlich wie folgt beschrieben werden: Phase 1 dient der Förderung von Sicherheit und Stabilisierung; Phase 2 dient der Aktivierung der Ich-Zustände, die für das aktuelle Problem eine Rolle spielen, und der Erschließung des Zugangs zum traumatischen Erlebnis; in Phase 3 wird das Trauma durch die Suche nach einer adäquaten inneren Lösung aufgelöst; in Phase 4 schließlich findet die Integration der inneren Selbstfamilie statt, sodass ein gesundes und normales Leben wieder möglich wird.

Der Autor hat die Erfahrung gemacht, dass Traumatherapeuten häufig der Meinung sind, eine Therapie könne nur effektiv sein, wenn sie lang und intensiv sei. Er ist jedoch der Auffassung, dass eine kurze, gut strukturierte und gut geplante Interventionsstrategie Traumatisierten häufig besser zu einer dauerhaften Lösung zu verhelfen vermag. So war es auch bei Esti, deren Fall nun geschildert wird.[22]

---

21 Übersetzung: Theo Kierdorf

22 Das Fallbeispiel ist der Praxis des Autors in Südafrika entnommen. Es spiegelt die Situation einer Gesellschaft, die von den Folgen der langjährigen Apartheid und einem immer noch hohen Gewaltniveau geprägt ist. Details der Fallgeschichte und des therapeutischen Vorgehens erscheinen nur vor diesem Hintergrund verständlich (Anm. der Herausgeberin).

Hintergrundinformationen

Esti, ein siebeneinhalbjähriges weißes südafrikanisches Mädchen, wurde von ihrer Mutter Susanne zur Therapie gebracht, nachdem ihre Familie an einem Sonntagabend von einer Gruppe von fünf jungen Schwarzen überfallen worden war. Die Familie hatte an jenem schicksalhaften Sonntagabend gegen 18.00 Uhr zur Kirche fahren wollen, als die Räuber sie mit vorgehaltenen Waffen aufforderten, ihr Auto zu verlassen und sich mit dem Gesicht nach unten auf den Boden zu legen. Esti, ihre Mutter, ihr Vater und ihr Bruder Leon (neun Jahre alt) wurden mit Nylonstrumpfhosen und Seilen gefesselt, wobei ihre Hände hinter ihrem Rücken festgebunden wurden. Ein weiterer kleiner Bruder Estis, dreieinhalb Jahre alt, wurde auf dem zum Haus führenden Fußweg zurückgelassen. Die Familie lag ungefähr eine halbe Stunde lang gefesselt da. Da niemand die Gefesselten sah, kam ihnen auch niemand zu Hilfe, denn die Garage lag an einem versteckten Nebeneingang des Grundstücks. Während die Familie gefesselt auf dem Boden lag, durchsuchten die Diebe das Haus. Unterdessen versuchte die Mutter, ihre Kinder zu beruhigen, indem sie ihnen Geschichten erzählte und ihnen versicherte, alles werde wieder gut werden. Nachdem die Diebe das Haus wieder verlassen hatten, rief die Mutter um Hilfe, und schließlich kamen Nachbarn und befreiten die Gefesselten.

Erstgespräch und Symptombeschreibung

Estis Mutter brachte ihr Kind etwa einen Monat nach dem Vorfall zu mir, weil der Hausarzt ihr empfohlen hatte, es psychotherapeutisch behandeln zu lassen. Das Kind litt zu diesem Zeitpunkt unter Panikattacken und Symptomen wie Übelkeit, Hyperventilation, Wutausbrüchen, Albträumen und häufigem Weinen.

Während des Erstgesprächs berichtete Estis Mutter über die Symptome und brachte ihre Besorgnis wegen des Zustandes ihres Kindes zum Ausdruck. Insbesondere erwähnte sie, dass Esti auch gegenüber Precious, der schwarzen Haushälterin und Kinderfrau, die sie liebte und bei der sie sich normalerweise sicher fühlte, wütend geworden war.

Offensichtlich war auch die Mutter durch den Überfall stark traumatisiert worden. Auch bei ihr waren Symptome einer akuten Belastungsstörung zu erkennen, wie Unruhe, Angst, Panik und eine starke Aversion gegenüber schwarzen Mitbürgern. Deshalb beschloss ich, mit Mutter und Kind separat psychotherapeutisch zu arbeiten. Zunächst brachte ich der Mutter Sicherheits- und Stabilisierungstechniken bei, damit sie ihre Wut verbal und auf angemessene Weise ausdrücken konnte. Ich zeigte ihr Visualisierungs- und Atemübungen, die der Selbstberuhigung dienen, und lehrte sie, sich positive Körpererlebnisse aus Situationen zu vergegenwärtigen, in denen sie sich ruhig, entspannt, sicher und wohlgefühlt hatte.

Ich wollte zuerst mit der Mutter arbeiten, weil mir klar geworden war, dass ihre Stabilisierung sich auch auf ihre Tochter Esti beruhigend auswirken würde. Ich war überzeugt, dass Estis akute Stressreaktion durch die Belastung der Mutter verschlimmert worden war. Deshalb arbeitete ich mit der Mutter in drei Sitzungen im Abstand von jeweils zwei Tagen an der Förderung von Sicherheit und Stabilisierung.

Im Rahmen der Stabilisierungphase mit der Mutter ging ich auch auf ihre rassistischen Äußerungen über schwarze Südafrikaner und auf ihre Beschimpfungen ihnen gegenüber ein. Ich erklärte ihr, in Anbetracht dessen, was sie gerade erlebt habe, hätte ich für ihre Vorurteile ein gewisses Verständnis, doch sie müsse sich darüber im Klaren sein, dass Esti in der Schule schwarze Schulkameraden habe, mit denen sie zurechtkommen müsse, und dass es für sie nicht vorteilhaft sei, wenn ihre Mutter weiterhin Vorurteile und rassistische Beleidigungen gegenüber schwarzen Afrikanern äußere, indem sie sie generell als Mörder und Räuber bezeichne.

Die Mutter, Susanne, reagierte sehr günstig auf meine Empfehlungen, entschuldigte sich für ihre Äußerungen und sah ein, dass sie Esti keinen Gefallen tat, wenn sie bei ihren rassistischen Vorurteilen bliebe. Gleichzeitig vereinbarte ich auch mit Esti Sitzungen, um auch mit ihr die Arbeit der Sicherheits- und Stabilisierungsphase zu beginnen.

Phase 1 des Therapieplans: Sicherheit und Stabilisierung

Im Verlaufe des Erstgesprächs lernten Esti und ich uns ein wenig besser kennen, indem ich ihr Interesse an Zeichnungen nutzte. Zunächst bat ich sie, für mich etwas zu zeichnen, wozu sie Lust habe. Das Resultat war ein hübsches Bild von einem von Schmetterlingen umgebenen Tiger. Esti erklärte mir lebhaft, sie liebe alle Arten von Tieren, und der Tiger sei wütend, die Schmetterlinge hingegen freundlich. Zu diesem Zeitpunkt wusste ich noch nicht, dass diese Zeichnung in späteren Sitzungen eine wichtige Rolle spielen würde.

Dann bat ich Esti, ein Bild von ihrer Familie zu zeichnen und sich selbst dabei nicht zu vergessen. Genauere Anweisungen gab ich ihr bewusst nicht, sondern überließ es ihrer Wahl, was sie zeichnen wollte. Sie malte spontan ein Bild des Überfalls, auf dem alle Familienmitglieder gefesselt auf dem Boden lagen. Ich bat sie vorsichtig, mir zu erklären, welche Gestalt auf dem Bild welches Familienmitglied darstellte, weil ich festzustellen versuchte, wie sie die Ereignisse während des Überfalls erlebt hatte. Dies war problemlos möglich, ohne dass es Esti in Aufregung versetzt oder destabilisiert hätte.

Aufgrund ihrer positiven Reaktion bat ich sie anschließend, mir zu erzählen, wie sie sich nach dem Vorfall gefühlt habe. Sie sagte, wegen dem, was sie ihnen angetan hätten, sei sie auf die Räuber und auf schwarze Männer sehr wütend geworden. Die Sitzung endete in einer positiven Stimmung, indem ich sie bat, sich selbst als gesunden und glücklichen sommerlichen Baum zu zeichnen, den sie mir freudig beschrieb. Als ich sie dann bat, sich vorzustellen, dieser starke, gesunde und glückliche Baum zu sein, war ihr das problemlos möglich. In ihrem lebhaften Vorstellungsvermögen erklärte sie mir, dass sie ungeheuer starke Wurzeln habe, von welcher Farbe der Baumstamm sei, welche Vögel in der Krone nisteten und welche schönen Blüten und köstlichen Früchte die Vögel essen könnten.

Bei der zweiten Sitzung zwei Tage später war Esti kooperativ, fühlte sich entspannter und interessierte sich dafür, was für diese Sitzung geplant war. Wir fokussierten erneut auf die Stärke Ihres Baums sowie auf die Vögel, Blumen und Blätter usw. Dabei nutzte ich das, was sie selbst mir genannt hatte, als Beispiele für ihre eigene innere Stärke. Insbesondere beschäftigten wir uns damit, wie so riesige, tief verwurzelte Bäume Stürme und schwierige Situationen überleben und wie sie unter schwierigen Bedingungen sogar noch stärker werden als je zuvor. Wir sprachen auch darüber, dass sie gewesen sei wie dieser Baum. Anschließend erinnerte ich Esti an die Wut, die sie nach dem Überfall der Räuber empfunden hatte. Dann bat ich sie, in einer Zeichnung ihre Gefühle darzustellen. Sie zeichnete daraufhin einen Kopf und ein Gesicht – mit dem Namen »Esti« in der oberen linken Ecke des Bildes. Das kognitive und emotionale Chaos nach dem Überfall war klar zu erkennen, insbesondere im chaotischen Gebrauch der Farbe Rot. Am Schluss der Sitzung bat ich Esti, mir ein glückliches und liebenswertes Gesicht von Precious, der schwarzen Haushälterin, die sie liebte, zu zeichnen. Sie war dazu bereit, und ich fragte sie, ob sie überzeugt sei, dass Precious sie liebe. Sie bejahte dies. Es war mir gelungen, in dieser Sitzung ein ausgewogenes Verhältnis zwischen Traumaexposition und positiven Emotionen herzustellen, und es freute mich, dass eine schwarze Frau, der Esti vertraute, dabei eine wichtige Rolle gespielt hatte. Es erschien mir notwendig, zwischen beginnender, allmählicher und kontrollierter Traumaexposition und vertrauensvollen, sicheren Erlebnissen mit schwarzen Individuen als positiver Stabilisierungstechnik hin und her zu pendeln. Am Ende der Sitzung fragte ich Esti, ob sie einverstanden sei, mit Precious zur nächsten Sitzung zu kommen. Sie stimmte zu.

In der dritten Sitzung lernte ich Precious kennen, eine liebevolle und freundliche Frau. Als ich sie aufforderte, in meinem Behandlungsraum Platz zu nehmen, setzte sich Esti spontan neben sie auf den gleichen Stuhl, und Precious legte liebevoll und beschützend ihren Arm um sie. Diese Geste veranlasste mich, Precious zu fragen, was sie während des Überfalls empfunden hatte. Sie antwortete, sie habe wie versteinert in ihrem Zimmer gesessen und nicht gewusst, wie sie reagieren solle; sie hatte Angst um ihre eigene Sicherheit und um die Sicherheit der Familie. Ich fragte sie genauer nach ihrer inneren Unruhe und ihren Gefühlen. Sie sagte, sie habe sich gefürchtet und sei schockiert, verängstigt und wütend auf die Diebe gewesen, weil sie der Familie und besonders Esti so etwas angetan hätten, denn zu diesem Zeitpunkt habe sie noch nicht gewusst, was tatsächlich geschehen war. Ich fragte sie ganz bewusst, ob sie glaube, dass alle schwarzen Menschen weiße Menschen so behandeln würden und dass alle Schwarzen Diebe seien. Precious bestritt das entschieden und erklärte, es gebe auch Schwarze, die selbst Opfer von Verbrechen und Raubüberfällen geworden seien. Ich setzte das Gespräch mit Precious fort und gab gleichzeitig Esti indirekt Suggestionen, die sich darauf bezogen, dass *alle* Menschen Opfer von Verbrechen und Raubüberfällen werden können. Esti reagierte positiv auf dieses Gespräch, und ich sprach mit Precious weiter darüber, dass wir beide überzeugt seien, dass es gute und schlechte Weiße und gute und schlechte Schwarze gebe, ebenso wie gute und schlechte Inder und Chinesen usw. Obwohl Esti nicht selbst in dieses Gespräch eingriff, war zu erkennen, dass sie verstand und akzeptierte, was gesagt worden war. Die Stimmung am Ende der Sitzung war positiv, und Precious hielt zum Abschluss Estis Hand.

Nach dieser Sitzung war ich davon überzeugt, dass Esti auf die Sicherheits- und Stabilisierungsphase der Therapie günstig reagiert hatte und dass wir nun zu Phase 2 unseres Interventionsplans übergehen könnten.

Phase 2: Aktivieren der Ich-Zustände und Erschließen eines Zugangs zum Trauma

In der vierten Sitzung beschloss ich, mithilfe der Ego-State-Therapie den Zugang zum traumatischen Erlebnis zu erschließen. Ich bat Precious und Esti, nochmals gemeinsam zu kommen, weil ich bei Esti den Umstand weiter verstärken wollte, dass sie eine Schwarze kannte, vor der sie sich nicht fürchtete und die sie als vertrauenswürdig empfand.

Ich beschloss, eine hypnotische Zugangsmethode zu benutzen, und erklärte Esti, wir würden mit der Vorstellungskraft arbeiten. Ich forderte sie auf, die Augen zu schließen und sich die Farben eines Regenbogens vorzustellen. Sie sollte die Farben, die sie sah, benennen und darauf achten, wie unterschiedlich die Farben waren, aus denen ein vollständiger Regenbogen zustande komme. Esti gefiel diese Metapher so sehr, dass sie völlig darin eintauchte und sich sogar vorstellte, auf den verschiedenen Farben zu sitzen und mit ihnen zu reden. Ich erklärte ihr, dass wir ebenso, wie die verschiedenen Farben insgesamt einen Regenbogen ergäben, alle unterschiedliche Selbstanteile hätten, mit denen wir reden könnten. Dann bat ich sie, sich vorzustellen, wie sie ihren starken sommerlichen Baum zeichne. Esti beschrieb die Einzelheiten des Baumes erneut sehr anschaulich und erwähnte sogar mehr Details, als sie in Zusammenhang mit ihren Zeichnungen am Anfang der Behandlung beschrieben hatte. Es folgte eine dritte Imaginationsübung, bei der sie zunächst leicht durchatmen, dann die Augen schließen und sich schließlich vorstellen sollte, wie sie mit Precious zusammen zu Hause etwas tat, das ihr Freude machte. Dies konnte sie sich gut vorstellen, und sie erzählte mir ausführlich einige afrikanische Geschichten, die Precious ihr einmal erzählt hatte. Sie schilderte mir diese Geschichten in allen Einzelheiten, und ich flocht zwischendurch immer wieder Bemerkungen ein wie »Ist das nicht erstaunlich!« oder »Das ist doch wunderbar!« oder »Ist das wirklich wahr?«. Ich versuchte, auf diese Weise das imaginative tranceartige Erlebnis zu verstärken und noch eindrücklicher zu machen.

Anschließend fragte ich Esti, ob es in ihrer Vorstellung einen imaginären Freund gebe, der uns erzählen könne, was sie gedacht habe, als sie während des Überfalls auf dem Boden lag. Sie nannte daraufhin sofort ihre reale Freundin Heike, die mit ihr zusammen den Kindergarten besuchte. Ich merkte, dass Esti Heike als Freundin in ihre Persönlichkeit introjiziert hatte und dass Heike für sie zu einer engen Gefährtin und zu einer inneren Freundin geworden war. Ich bat Esti, ein Bild von Heike zu zeichnen, so wie sie in ihrer Vorstellung aussehe. Esti zeichnete Heike und sich selbst mit Schmetterlingsflügeln. Es war klar, dass Heike als Schmetterling ein ressourcenreicher Ich-Zustand oder Persönlichkeitsanteil war, der mir mehr Informationen darüber geben konnte, was während des Überfalls in Esti vorgegangen war.

Ich fragte Esti, ob sie glaube, dass Heike bereit sei, direkt – durch Estis Stimme – mit mir zu sprechen, und sie bejahte das. Daraufhin nahm ich Kontakt zum Heike-Anteil auf, der mir die Situation des Überfalls detailliert schilderte und mir außerdem mitteilte, dass es auch einen Teil von Esti gebe, der wegen des Überfalls sehr wütend sei. Diese dissoziative Technik nutzte ich nicht, um Esti durch detailliertes Wiedererleben des gesamten Vorfalls zu retraumatisieren, sondern um es dem Heike-Ich-Anteil zu ermöglichen, mir sämtliche Fakten des Ereignisses zu schildern. Zu meinem Erstaunen führte mich der Heike-Anteil zu einem dissoziierten wütenden Ich-Zustand, der, wie ich vermutete, für das wütende Gesicht verantwortlich war, dass Esti in einer früheren Sitzung gezeichnet hatte. Ich dankte dem Heike-Ego-State für diese Information und fragte ihn, ob er bereit sei, mich in unserer nächsten Sitzung mit dem wütenden Ich-Zustand in Kontakt zu bringen – was Heike bejahte. Die Sitzung endete damit, dass ich Esti aufforderte, zu ihrem inneren Anhören der afrikanischen Geschichten zurückzukehren, die Precious ihr in ihrer Vorstellung so oft erzählt hatte. Danach reorientierte ich Esti auf das Hier und Jetzt.

Die fünfte Sitzung fand ein paar Tage später statt. In ihr stellten wir auf imaginäre Art Kontakt zu einem zweiten Persönlichkeitsanteil von Estis her, der »der Tiger« genannt wurde. Nach einigen einleitenden Freundlichkeiten fragte ich den Tiger, ob er Lust habe, ein Bild von sich zu zeichnen, damit ich ihn besser kennenlernen könne. Auf diese Weise stellte ich eine therapeutische Beziehung zu ihm her, wodurch er im Kontext der Therapie zum Verbündeten wurde. Der Tiger zeichnete sich daraufhin als afrikanischen Tiger, der hoch oben in Estis Baum lag und mit einer dicken Blätterschicht bedeckt war, sodass er nicht so leicht bemerkt oder beobachtet werden konnte. Interessanterweise erwähnte der Tiger, der Baum stehe in einem farbenprächtigen Garten, und die Blumen und die Schmetterlinge, die ihn umschwirrten, seien seine Freunde. Nun dämmerte mir, dass Estis schon durch ihre erste Zeichnung, auf der ein Tiger sowie Blumen und Schmetterlinge zu sehen gewesen waren, den ersten Hinweis auf die für diese Geschichte wichtigen Ich-Zustände geliefert hatte. Obwohl der Tiger mit Blättern bedeckt war, waren seine Krallen und seine großen Zähne auf dem Bild gut zu erkennen. Erstaunlicherweise erwies sich der Tiger-Ich-Zustand von Anfang an als kooperativ; allerdings war auch klar, dass die Wut, die Esti erlebt hatte, in diesem Ich-Zustand dissoziiert war – was Estis gelegentliche Stimmungsschwankungen und Wutanfälle erklärte. Ich fragte den Tiger, was er gern tun würde. Er antwortete, er würde die Räuber gern zerfleischen und auffressen, weil sie Esti und ihre Familie verletzt hätten. Um meine Beziehung zu ihm nicht zu gefährden, gratulierte ich ihm, weil er gekommen war, um Esti vor Räubern und anderen Kriminellen zu schützen, und sagte ihm, ich sei froh, dass er hoch oben in Estis Baum liege, um sie zu beschützen und auf mögliche Gefahren zu achten.

Ich fuhr fort, Verständnis für die Wut des Tigers auszudrücken, und erklärte ihm, ich könne nun verstehen, dass es seine Aufgabe sei, Esti zu schützen. Außerdem sei mir klar, warum Esti nach dem Raubüberfall manchmal Wutanfälle bekomme, und ich fragte ihn, ob er mit diesen Stimmungsschwankungen etwas zu tun habe. Der Tiger bestätigte, dass er für Estis Wutanfälle nach dem Überfall verantwortlich war, denn schwarze Männer seien gefährliche Kriminelle, wie auch Estis Mutter bestätige. Die Kommunikation mit dem Tiger-Ego-State erstreckte sich über die fünfte und sechste Sitzung. Mithilfe von Precious, die an den Sitzungen teilnahm, gelang es uns, den Tiger-Ich-Zustand davon zu überzeugen, dass auch Precious eine schwarze Afrikanerin sei, die weiße Kinder liebe und im Sinne ihrer Interessen handle, und dass sie Esti liebe und sich selbst vor den Räubern gefürchtet habe. Langsam, aber sicher schenkte der Tiger Precious und mir Glauben. Mir wurde jedoch klar, dass eine innere korrigierende Erfahrung irgendeiner Art notwendig war, wenn der Tiger-Ego-State davon überzeugt werden sollte, dass auch Schwarze vertrauenswürdig, freundlich und mitfühlend sein könnten und dass es nicht unbedingt möglich sei, Menschen zu beißen und zu zerreißen, so wie der Tiger es vorgehabt hatte. Die sechste Sitzung beendete ich, indem ich den Heike-Ego-State fragte, ob er schon freundliche schwarze Menschen kennengelernt habe. Heike antwortete sofort, dass Precious schwarz, nett und freundlich sei. Daraufhin fragte ich Heike, ob sie noch andere Schwarze kennengelernt habe, denen sie vertraue; aber das war vergeblich. Als Therapeut machte ich mir daraufhin große Sorgen, wie wir aus dieser Situation herauskommen könnten; deshalb beschloss ich in meiner Verzweiflung, den Tiger zu fragen, ob er irgendeine freundliche und gütige schwarze Person kenne. Erstaunlicherweise antwortete der Tiger unverzüglich, außer Precious gebe es ja auch noch Mr. Nelson Mandela, den (damaligen) Präsidenten Südafrikas, der meiner Beschreibung entspreche. Ich dankte dem Tiger für seine Weisheit, gratulierte ihm, weil er mir diese Information gegeben hatte, und bat ihn, Esti weiter von seinem Platz in der Baumkrone aus zu beschützen.

Phase 3: Auflösung des Traumas und Suche nach einer korrigierenden Erfahrung

In der siebten Sitzung trat ich erneut zum Tiger in Kontakt. Ich bedankte mich bei ihm für die Information, die er mir über Mr. Mandela gegeben hatte. Ich erklärte ihm, dass böse weiße Menschen Nelson Mandela für 27 Jahre ins Gefängnis geworfen hätten und dass er in dieser Zeit sehr gelitten habe. Dass man ihn von seiner Familie getrennt habe, habe ihn sehr verletzt, und er sei sehr allein gewesen. Man hatte ihm dies angetan, obwohl er völlig unschuldig gewesen war, nur weil er genauso behandelt werden wollte wie weiße Menschen, statt weiterhin unfair diskriminiert zu werden. Nach 27 Jahren im Gefängnis sei er endlich entlassen worden, und nun sei er ein freier und glücklicher Mensch, und sogar weiße Menschen, Erwachsene wie Kinder, liebten ihn als den neuen Präsidenten unseres Landes. Ich erklärte dem Tiger, dass der Präsident eines Landes eine sehr ähnliche Aufgabe hat wie er, nämlich das Land zu schützen, so wie der Tiger Esti schütze, indem er im Baum sitze und Wache halte.

An diesem Punkt der Therapie kam mir der Gedanke, Esti in einem imaginären Psychodrama mit Mr. Mandela sprechen zu lassen. Ich selbst wollte dabei Mandelas Rolle spielen, indem ich seine Stimme und seine Art zu kommunizieren nachahmen würde. Ich versuchte dem Tiger- und dem Heike-Ego-State klarzumachen, dass ich es für eine gute Idee hielte, mit Präsident Mandela über den Raubüberfall zu sprechen, um seine Meinung dazu zu hören, denn schließlich sei er der Präsident, der sein Volk schützen müsse, und außerdem sei er ein netter und freundlicher Schwarzer. Heike und der Tiger waren mit diesem Vorschlag sofort einverstanden. Daraufhin wandte ich mich an Esti und bat sie, mich in ihrer Vorstellung zum Amtssitz des Präsidenten in Pretoria, der Hauptstadt Südafrikas, zu begleiten. Ihre lebhafte Imagination nutzend, klopften wir an die Tür, woraufhin Mandelas weißer Sekretär uns öffnete und uns mitteilte, der Präsident habe uns erwartet. Ich begrüßte Mr. Mandela dann mit folgenden Worten: »Herr Mandela, wir freuen uns, dass Sie bereit sind, mit uns über den Raubüberfall zu sprechen. Natürlich ist uns klar, dass Sie als Präsident sehr viel zu tun haben; deshalb sind wir besonders froh, dass Sie sich trotzdem ein wenig Zeit nehmen, um mit uns zu sprechen.« Damit die Sitzung nicht in die Länge gezogen würde, wurde diese Suggestion so vorgetragen, dass eine Zeitverzerrung eintrat.[23] Ich hatte als Therapeut die Absicht, Nelson Mandelas Stimme und seine Sprechweise zu imitieren. Ich fuhr fort: »Herr Mandela, was denken Sie über diese schwarzen Räuber, die Esti und ihrer Familie so großen Schaden zugefügt haben?« Zu meiner Verblüffung antwortete Esti, Nelson Mandela imitierend: »Ich empfinde das als schockierend, und es ekelt mich an, es hören zu müssen, aber nicht alle Schwarzen verhalten sich so, und die Räuber sollte man bestrafen.« Offensichtlich war Nelson Mandela als positive, ressourcenreiche Bindungsfigur in Estis Persönlichkeit introjiziert worden, und ich konnte diesen Anteil nun dazu nutzen, nach einer korrigierenden inneren Erfahrung für sie zu suchen. Ich unterbrach die laufende Arbeit und forderte Esti auf, den Präsidenten zu fragen, wie man die Räuber bestrafen könne. Noch einmal versetzte sich Esti in Nelson Mandelas Rolle und sagte: »Kriminelle gehören ins Gefängnis.« Ich stimmte Mr. Mandelas Äußerung sofort zu, um diese mächtige Suggestion zu verstärken. Außerdem fragte ich Esti, wie lange die Räuber ihrer Auffassung nach eingesperrt werden sollten, worauf sie im Brustton der Überzeugung antwortete: »27 Jahre!«

Anschließend fragte ich Esti und den Ich-Zustand Heike, wie die Räuber ihrer Meinung nach eingesperrt werden sollten. Esti und Heike antworteten beide, die Polizei solle sie in eine Zelle sperren. Es erschien mir wichtig, den Heike-Ego-State stärker in den Therapieprozess einzubeziehen, um die Kooperation und Kommunikation zwischen den verschiedenen Ich-Zuständen zu fördern. Deshalb for-

23 Zeitverzerrung bezeichnet das Trancephänomen einer verlangsamten oder beschleunigten Zeitwahrnehmung. In diesem Fall zielt das therapeutische Vorgehen darauf ab, bei der Klientin den Eindruck entstehen zu lassen, dass im Gespräch mit dem Präsidenten die Zeit knapp sei. (Anm. der Hrsg.)

derte ich Heike auf, für uns die Polizei zu verständigen, damit sie die Räuber festnehmen und für 27 Jahre hinter Gitter sperren könne. Ich wollte mich versichern, dass alle Ich-Zustände mit dieser Entscheidung einverstanden waren, und tatsächlich stimmten sie ihr alle zu.

In Phase 3 sollte der Therapeut nicht nur die innere Kooperation und Kommunikation zwischen den dissoziierten Ich-Zuständen fördern, sondern auch gemeinsame Aktivitäten und Verantwortungsübernahme bei der Suche nach einer inneren Lösung anregen. Außerdem sollte man daran arbeiten, dass das ursprüngliche traumatisierende Erlebnis in der Imagination des Kindes zu einem positiven und gesunden Abschluss gelangt.

Am Ende der Sitzung bedankte ich mich bei Mr. Mandela dafür, dass er so viel Zeit mit uns verbracht hatte, um dafür zu sorgen, dass sich Esti von nun an tief innerlich sicher fühlen konnte, weil sie wusste, dass auch Schwarze freundlich und gut sein können und ebenso vertrauenswürdig sind wie Menschen anderer Kulturen, Hautfarbe und Nationalität. Zum Schluss der Sitzung wurde Esti reorientiert. Ihre Reaktion nach der Sitzung zeigte, dass sie sich mit dem inneren Drama, das während der Sitzung stattgefunden hatte, intensiv beschäftigte. Als Therapeut bemühte ich mich, die visuellen, auditiven und somatosensorischen Aspekte aus Estis innerem und dissoziiertem Erleben zu nutzen, um eine innere korrigierende Erfahrung zu finden. Um dies zu erreichen, nutzte ich visuelle Bilder von den Räubern, von Heike als Schmetterling, vom Tiger und vom positiven introjizierten Ich-Zustand »Mr. Mandela«. Ich konzentrierte mich insbesondere darauf, die auditiven Aspekte von Mr. Mandelas Stimme in die Verarbeitung einzubeziehen und Mr. Mandela als innere nährende und weise Gestalt zu utilisieren. Zusätzlich nutzte ich das physische Empfinden, indem ich die Berührung von Precious während der Therapiesitzung als schützende Handlung einer Schwarzen gegenüber einem weißen Kind hervorhob – was in diesem Fall sehr gut funktionierte.

Phase 4: Integration der Erfahrung und der Ich-Zustände

In der achten Sitzung reaktivierte ich im Rahmen der integrativen Arbeit dieser Therapiephase Estis Ich-Zustände erneut. Zunächst trat ich zum Tiger-Ego-State in Kontakt, indem ich ihn fragte, ob er glaube, dass Esti in Zukunft sicher sei; doch zu meiner Enttäuschung antwortete er: »NEIN!« Obwohl Heike froh war, dass die Räuber nun im Gefängnis saßen, äußerte der Tiger, dass Kriminelle irgendwann noch einmal zurückkommen könnten. An dieser Stelle ist anzumerken, dass Estis anfängliche Symptome – Übelkeit, Angst, Hyperventilation, Panikreaktionen und Wutanfälle – nach ihrem eigenen Bekunden und nach Äußerungen ihrer Mutter abgeklungen waren. Ich bat den Tiger, sich von der Baumkrone aus genau das Haus anzuschauen, in dem Esti mit ihrer Familie wohnte, und mir zu berichten, ob er das Haus jetzt für sicherer halte als vor dem Raubüberfall. Ich wollte den Tiger nicht nur aus seiner Position der Stärke heraus nutzen, sondern auch als inneren Ratgeber, wie man Esti und ihrer Familie helfen könnte, sich in ihrem Haus geschützter und sicher zu fühlen. Der Tiger antwortete, er sei mit der Sicherheit der Familie ganz und gar nicht zufrieden. Daraufhin fragte ich ihn, welche Maßnahmen man ergreifen könnte, damit sich die Familie sicherer fühle. Der Tiger repräsentierte zwar Estis innere Stärke und fungierte als innerer Beschützer, doch er war leider nicht so weise, wie ich gehofft hatte. Dennoch beschloss ich, den Tiger-Ego-State weiter zu stärken und ihn nicht nur als schützenden Teil der Persönlichkeit, sondern auch als eine Art weisen inneren Ratgeber anzusprechen. Ich fragte ihn, ob er mir gestatte, mit ihm über meine Vorstellungen zu reden, und er war damit sofort einverstanden. Ich erklärte ihm, dass ich mich fragte, was man tun könne, um sein Auto und sein Haus sicherer zu machen. Der Tiger antwortete unverzüglich, man solle während der Fahrt die Autotüren von innen verriegeln und immer den Sicherheitsgurt anlegen. Außerdem sollte Estis Haus durch eine Alarmanlage geschützt werden. Daraufhin fragte ich den Tiger und Heike, ob sie völlig zufrieden wären, wenn diese Maßnahmen in die Tat umgesetzt würden, und sie bejahten dies. Ich dankte den Ich-Zuständen für ihre Kooperation und ihre nützlichen Ideen und bat sie, mit ihrer guten Arbeit fortzufahren. Zum Abschluss der Sitzung erinnerte ich die Ego-States daran, dass sie in Zukunft enger zusammenarbeiten, einander helfen und respektieren sollten, damit sie immer für Esti da sein, sie beschützen und ihr raten könnten, wie sie auf sich achten und sich sicher fühlen kann.

Die neunte Sitzung fand in Anwesenheit von Precious, der Haushälterin, und Susanne, Estis Mutter, statt. Ich bat Esti, ihrer Mutter und Precious zu berichten, was der Tiger und Heike, ihre inneren Anteile, darüber gesagt hatten, wie sich die Familie in Zukunft am besten schützen könne. In dieser Sitzung wirkte Esti offensichtlich glücklich.

Sie erklärte ihrer Mutter und Precious unverzüglich, man solle die Autotüren immer von innen verriegeln, wenn man unterwegs sei, und im Haus sollte eine Alarmanlage installiert werden, damit die Familie geschützt sei. Ich fügte dem, was Esti gesagt hatte, noch hinzu, es sei zu empfehlen, das Alarmsystem mit dem Notrufsystem der Privatpolizei zu verbinden, die das Wohnviertel bewache. Wachmaßnahmen dieser Art sind in Südafrika üblich. Estis Mutter nahm die Empfehlung sehr positiv auf und erklärte, sie habe sich schon etwas Ähnliches überlegt. Auch Precious war sehr erfreut über das Vorhaben und wollte auch in ihr Zimmer eine Alarmanlage einbauen lassen. Nun bat ich Precious und Esti, den Therapieraum für einen Moment zu verlassen, denn ich wollte mit Estis Mutter allein sprechen. Noch einmal legte ich ihr nahe, die zusätzlichen Sicherheitsmaßnahmen möglichst schnell in die Tat umzusetzen, damit sich ihr Kind innerlich und äußerlich ausreichend sicher fühlen könne. Estis Mutter versprach, die Maßnahmen umgehend durchführen zu lassen. Dann bat ich Precious und Esti, in den Behandlungsraum zurückzukommen, und ich gab allen drei Anwesenden eine Verhaltenshausaufgabe.

Als Therapeut bin ich seit Langem davon überzeugt, dass man in eine therapeutische Intervention eine Überraschung einbeziehen sollte. Deshalb gab ich in diesem Fall der ganzen Familie, also auch dem Vater, den Geschwistern und Precious, den Auftrag, eine Collage aus freundlichen Schwarzen zusammenzustellen; dazu konnten sie Fotos und Abbildungen ihrer Wahl benutzen. Die Überraschung war gelungen. Die drei Anwesenden waren nicht nur bereit, die Aufgabe gemeinsam auszuführen, sondern zeigten sogar echte Begeisterung.

Die zehnte und letzte Sitzung begann damit, dass ich auch die restliche Familie begrüßte und allen zusammen zu der wunderschönen Collage mit prominenten Beispielen für freundliche schwarze Menschen gratulierte (Abb. 34). Ich war verblüfft, als ich in der Mitte der Collage ein Foto von Precious fand und außerdem Fotos von Nelson Mandela, dem Zulu-König und seiner Familie und von einer wunderschönen schwarzen Miss Südafrika. Ich hatte mich für diese Verhaltensaufgabe entschieden, um nicht nur die innere Integration bei Esti zu fördern, sondern auch um die Idee der Rassenintegration einzupflanzen, indem ich die Idee säte, dass Schwarze ebenfalls vertrauenswürdig, freundlich und kooperativ sein können. Als die Sitzung endete, verabschiedete ich mich von einer integrierten Familie.

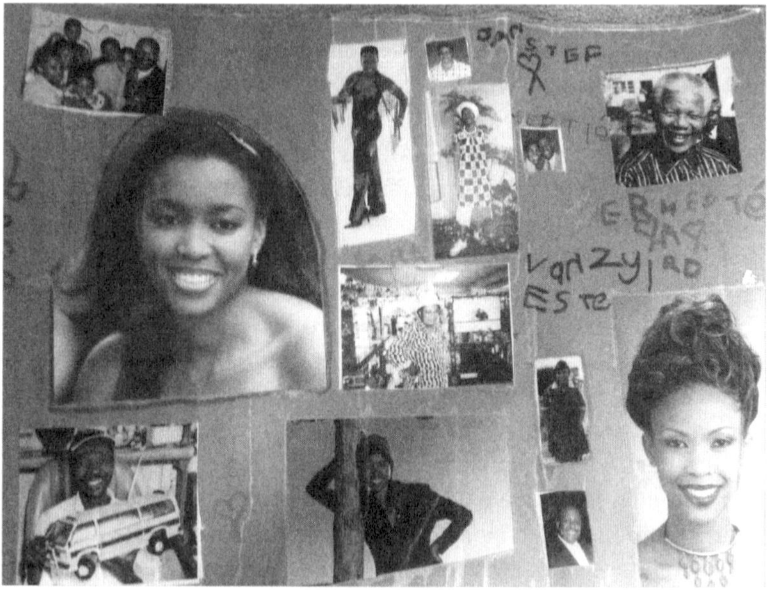

Abb. 34

Epilog

Zwei Jahre später, als Esti neun Jahre alt war, rief mich Nelson Mandelas Sekretärin an und lud Esti, ihre Familie und mich ein, ihn zu Hause zu besuchen. Die Sekretärin hatte über Dritte von dem Fall gehört und aufgrund dessen die Einladung arrangiert. Als wir mit Mr. Mandela zusammentrafen, erklärte ich ihm zunächst kurz die Prinzipien der Ego-State-Therapie, und dann berichtete Esti von dem Überfall, der anschließenden Therapie und ihrem inneren Gespräch mit »Mr. Mandela«. Der reale Mr. Mandela war von der Geschichte und den Techniken, die zur Auflösung des Traumas benutzt worden waren, fasziniert.

Diskussion

Ich hoffe, dass die Leser dieser Fallgeschichte aufgrund meiner Beschreibung erkennen, wie wichtig eine innere Diplomatie zwischen dissoziierten Anteilen und inneren Ressourcen, eine adäquate Traumaauflösung und eine innere korrigierende Erfahrung für die Integration der Persönlichkeit des Kindes sind. Das Kind muss auf eine solche imaginative Arbeit unbedingt angemessen vorbereitet werden, es muss ausreichend stabilisiert sein, und innere und äußere Sicherheit müssen gegeben sein. Erreichen lässt sich dies, indem man einen sicheren inneren Ort oder Raum kreiert und mit allen involvierten Ego-States eine therapeutische Allianz aufbaut, indem man ihre Beschützertätigkeit und ihre ursprünglich gute Absicht anerkennt. Um das Ziel der Integration zu erreichen, muss der Therapeut alle Ich-Zustände intensiv kennenlernen und im Sinne innerer Diplomatie mit ihnen zusammenarbeiten. Die in diesem Fallbeispiel veranschaulichte innere imaginative Arbeit sollte grundsätzlich mit der äußeren Realität des Kindes in Einklang gebracht werden. Deshalb sollte eine korrigierende Erfahrung, die als Teil der inneren Traumaauflösung angeboten wird, immer durch Schutzbemühungen in der äußeren Lebenssituation ergänzt werden. Im beschriebenen Fall wurden die Bemühungen um innere Sicherheit durch äußere Sicherheitsmaßnahmen ergänzt (Verschließen der Autotüren von innen während der Fahrt und Einbau einer Alarmanlage in das Haus). Dieser Ansatz wird »conscious-unconscious complementarity« (Morton a. Frederick 1999) genannt, womit die Koordination der inneren und äußeren Traumaauflösung gemeint ist.

Ich halte es für wichtig, nochmals darauf hinzuweisen, dass jede Therapie ein Element von Überraschung und Erstaunen enthalten sollte, weil dies der korrigierenden Erfahrung zugutekommt. Im beschriebenen Fall lag dies in der Aufgabe, eine Collage von freundlichen schwarzen Menschen zusammenzustellen. Zum Schluss möchte ich auch noch einmal auf das übergeordnete Ziel jeder Ego-State-Therapie hinweisen: die Suche nach einem »gemeinsamen Nenner« der dissoziierten Ich-Zustände – das, was ich in der Regel als »Demokratisierung der Psyche durch innere Diplomatie« bezeichne. Dies gilt auch für den vorgestellten Fall. Ich beschließe meine Beschreibung mit einem Ausspruch von Erzbischof Desmond Tutu: »Sind wir nicht alle Angehörige einer Regenbogennation?« Dies trifft es genau, wenn wir das Ziel der Ego-State-Therapie erreichen wollen: einen Regenbogen der Ich-Zustände als innere Selbstfamilie zu schaffen.

Marie und der Zauber der Verwandlung – Fallbeispiel einer Traumabehandlung mit Ego-State-Therapie

Eva Pollani

Diese Fallvignette demonstriert Ego-State-Therapie bei der Behandlung eines zwölfjährigen Mädchens mit einer Essstörung, deren Mutter vor drei Jahren gestorben ist. Nach dem Kennenlernen der Patientin wird zum leichteren Verständnis der Therapieverlauf in den Phasen des SARI-Modells (Phillips u. Frederick, 2003) dargestellt (vgl. S. 42, »Das Behandlungsmodell der Ego-State-Therapie«). Es folgt ein kurzes Katamnesegespräch drei Jahre nach Therapieende.

Marie

Marie kommt mit ihrem Vater zum Erstgespräch, nachdem sie aus dem Krankenhaus entlassen worden ist. Sie wirkt sehr verängstigt. Der Vater ist Beamter. Maries Mutter ist vor drei Jahren an Krebs gestorben. Der Vater macht sich um die Gesundheit seiner Tochter Sorgen. Die Interaktion zwischen Vater und Tochter ist herzlich: Es kommt zu vielen Berührungen zwischen den beiden – Marie kuschelt sich in den Schoß des Vaters, ihre Finger umspielen ihren Mund.

Die Familie wohnt in einem großen Haus, dazu gehört ein Kater namens »Einstein«. Zu den Großeltern beider Seiten besteht intensiver Kontakt. Vater und Tochter gehen regelmäßig zur Sonntagsmesse in die Kirche. Marie besucht das Gymnasium. Sie sei bei Lehrern und Schülern gleichermaßen beliebt. Sie hat eine beste Freundin, mit der sie sich auch außerhalb der Schulzeiten trifft.

Seit einem Jahr leidet Marie unter einer Essstörung, bei der sie so stark an Gewicht verloren hat, dass ein stationärer Aufenthalt im Krankenhaus notwendig wurde. Sie berichtet von starkem Heimweh, dass sie dort geplagt habe. Dabei verliert ihre Stimme deutlich an Kraft.

Ich frage Marie, was ihr Ziel in der Therapie sei. Sie will nicht wieder in ein Krankenhaus gehen müssen, und sie weiß, dass sie dafür an Gewicht zunehmen muss. Ich frage sie, ob ihr das wohl gelingen werde, worauf sie mit den Schultern zuckt. Um ihr Hoffnung zu vermitteln, bereite ich ein Zauberkunststück vor: die Feenrakete.

Mittels Illustration durch Teebeutel und Feuerzeug erzähle ich von einer kleinen Fee, die versucht, einen guten Wunsch in den Himmel zu schicken, und dafür eine Rakete, dargestellt durch den Teebeutel, baut. Aber böse Hexen kommen in der Nacht und demontieren mehrmals die Rakete: Sie entfernen den Zünder (das Etikett), die Zündschnur (den Faden) und das Zündpulver (den Tee). »Wenn ich etwas will, wenn ich etwas wirklich, wirklich will, dann schaffe ich das auch«, das sind die Worte der Großmutter der kleinen Fee, bis schließlich der manipulierte und eigentlich flugunfähige leere Teebeutel angezündet wird und mit einem kleinen Feuerschweif zur Decke abhebt (Neumeyer 2007, S. 166). Maries Augen leuchten. Ich sammle die Reste der Rakete ein (Asche), mische sie mit Feenstaub (Goldpulver aus dem Papierhandel) und packe alles in ein kleines, glitzerndes Stoffsäckchen, das ich Marie in die Hand drücke.

Am Ende der ersten Stunde entscheidet Marie wiederzukommen. Sie meint: »Hier ist es anders.«

Nachfolgend findet das Vatergespräch statt. Gegen Ende der Wunschschwangerschaft entdeckte die Mutter einen roten Fleck auf ihrer Brust, den sie mit ihrer Schwangerschaft in Verbindung brachte und deshalb nicht näher beachtete. Es folgte eine regelkonforme Geburt: Die Mutter stillte Marie voll. Der rote Fleck ging nicht weg. Noch immer dachte die Mutter, die Veränderung hänge mit dem Stillen zusammen. Erst als der Gynäkologe bei der Routineuntersuchung einige Wochen nach der Geburt die Brust untersuchte, wurde ihr bewusst, dass etwas nicht stimmte. Kurze Zeit später kam die niederschmetternde Diagnose: inflammatorisches Mammakarzinom. Es folgte eine neoadjuvante Chemotherapie, die ein sofortiges Abstillen des Babys erforderte. Danach wurde eine radikale Mastektomie durchgeführt. Die Prognose war ungünstig. Während der Krankenhausaufenthalte der Mutter kümmerten sich die Großmütter um Marie. Marie war ein Schreibaby, und die Zeit damals wird vom Vater als sehr anstrengend und chaotisch beschrieben.

Die folgenden Jahre waren geprägt von Hoffnung, Angst und sehr vielen Krankenhausaufenthalten der Mutter. Sie unterzog sich mehreren Chemotherapien, die aber allesamt die Streuung der Krebszellen nicht verhindern konnten. Die letzten Monate vor dem Tod der Frau waren sehr anstrengend, da sie Gehirnmetastasen hatte, die zu Ausfällen von Sprache etc. führten. Die letzten sechs Wochen verbrachte die Mutter auf einer Palliativstation.

Marie habe in dieser Zeit sehr gelitten: Einerseits durch die dauernde Präsenz der lebensbedrohlichen Erkrankung, andererseits sei er als Vater auch nicht in der Lage gewesen, für das Kind da zu sein. Er sei immer an der Seite seiner Frau gewesen, um sie zu stützen. Marie habe ihre Mutter oft im Krankenhaus besucht. Gegen Ende habe sie sich allerdings geweigert, zu groß sei ihre Angst gewesen. Schlafstörungen und ein verminderter Appetit hätten das Leben mit Marie sehr schwer gemacht. Als die Mutter gestorben sei, habe sich der Vater einerseits erleichtert, andererseits überfordert gefühlt. Die neun Jahre alte Marie durfte entscheiden, ob sie zum Begräbnis mitgehen wollte oder nicht. Sie habe sich dagegen entschieden. Das alles sei schwer zu verstehen gewesen für ihn, aber er habe damals einfach nicht gewusst, was er besser machen könnte. Beim Übertritt ins Gymnasium habe sich Marie sehr zurückgezogen und kaum Anschluss in der Klasse gefunden. Sie sei von einer Mitschülerin gemobbt worden, habe jedoch niemandem davon erzählt. Erst als eine Lehrerin die zum Teil gewalttätigen Übergriffe beobachtet und Marie daraufhin angesprochen hätte, habe die Situation aufgeklärt werden können. Marie sei in eine andere Klasse gewechselt, dort sei es ihr bessergegangen. Sie habe sich einem Mädchen angenähert, die heute ihre beste Freundin sei.

Marie habe in dieser Zeit wenig gegessen. Sie gehe nicht gerne auf den Friedhof, der Vater wisse nicht, ob er das Kind dazu zwingen solle. Aus seinen Aussagen wird klar, dass er ahnt, dass Marie den Tod ihrer Mutter noch nicht »verwunden« hat und dass er einen Zusammenhang mit der Essstörung vermutet. Vor einem Jahr habe sich Maries Gewicht schleichend verringert, es sei ihm zuerst gar nicht aufgefallen. Vor einigen Monaten sei es aber so schlimm geworden, dass der Hausarzt auf einer stationären Einweisung bestanden habe. Marie sei sechs Wochen im Spital gewesen, allerdings habe sie ununterbrochen geweint und nach Hause gehen wollen. Er sei vom Spital zu einer Psychotherapie verpflichtet worden, deshalb habe er mich angerufen.

Steiner und Berg betonen die Wichtigkeit des Einschätzens der Familie und die Berücksichtigung des Umstands, »dass man meistens zwei Klientenparteien hat: das Kind und seine Eltern« (2005, S. 57). Um einschätzen zu können, was der Vater sich für Marie erhofft und wie er die Zusammenhänge beurteilt, frage ich ihn: »Warum glauben Sie, dass Marie es schaffen wird, gesund zu werden?«, worauf er weint und antwortet: »Sie schafft es. Sie darf nicht sterben wie ihre Mutter.« Unter Tränen erzählt er mir, dass die Ärzte im Krankenhaus ihm und

Marie gesagt hätten, dass sie sterben werde, wenn sie nicht zunehme. Das sei enorm belastend für beide gewesen.

Der Vater lebt mit Marie alleine, er hat seit dem Tod seiner Frau keine andere Frau getroffen, sehnt sich aber offensichtlich nach einer neuen Beziehung.

Phase 1: Sicherheit und Stabilisierung (SARI)

Am Anfang der zweiten Stunde fragt Marie sofort nach der Feenrakete: ob ich die am Ende der Stunde nochmals für sie machen könne.

Wir beginnen damit, dass ich mit Marie ihre Therapieziele festlege. Wir basteln ein kleines Buch, Marie wählt rotes Glitzerpapier als Einband und schreibt mit goldenem Stift »Maries Buch« vorne drauf. Als erstes Ziel möchte sie wieder schlafen können. Erst wenn das gelungen ist, möchte sie darangehen, wieder zu essen. Ich bin erleichtert, dass Marie ihre Bedingungen selber so gut strukturiert, zeigt es mir doch, dass sie weiß, wann was zu tun sein wird. Angesprochen auf ihre Ängste, sagt sie, dass sie erst später Thema sein sollen, und wir vereinbaren, dass sie mich wissen lässt, wann es so weit ist.

Marie ist ein sportliches Mädchen, das gerne schwimmt und Rad fährt. Wie viele Mädchen in diesem Alter hat sie ein Faible für Pferde und würde gerne reiten lernen. Sie liest viel und gerne, und sie entdeckt gerade das Internet für sich.

Sie erzählt mir von ihrer Lieblingsserie, *Sternenschweif*, in der ein Pony zu einem Einhorn geworden ist, das gemeinsam mit einem Mädchen Menschen hilft. Ich induziere bei Marie eine leichte Trance: Sie geht zu Sternenschweif und reitet mit ihm am Himmel entlang. Dabei entwickelt sie ein Gefühl der Sicherheit, sie spürt Sternenschweif unter sich, der sie trägt und führt. Ich bemerke, dass Maries Hände sich bewegen, und frage sie, ob sie die Zügel für kurze Zeit selbst in die Hand nehmen wolle: Sie nickt. Ihr Oberkörper beginnt, leicht zu schaukeln, und ich nutze diese Pendelbewegung, um ihre Atmung zu verlangsamen und sie mit der Pendelbewegung zu synchronisieren: »Fühle einfach nach, Marie, wie sicher Sternenschweif dich trägt. Wie auch deine Atmung sich dem Takt der Bewegung anpasst, du langsamer einatmest und noch langsamer ausatmest.« Nach einigen Minuten beendet Marie den Ritt. Sie blinzelt und erzählt, niemand könne sie sehen, wenn sie auf Sternenschweif sitze. Sie konzentriere sich dann auf »etwas anderes«. »Etwas anderes«, sagt sie, »ist das, was ganz tief in mir drinnen ist.« Ich erzähle ihr von ihrem starken wahren Selbst, das immer schon da gewesen sei, und wie wichtig es sei, mit diesem Teil von sich selbst in gutem Kontakt zu sein. Sie nickt und sagt, dass sie wisse, wovon ich spreche. Angesprochen auf ihre Schlafstörung, schlägt Marie mir vor, vor dem Einschlafen Sternenschweif zu holen und mit ihm ins Traum-Land zu reiten. Ich begrüße diesen Vorschlag als ausgezeichnete Idee. Wir beschließen diese Stunde mit der Feenrakete und sprechen den Glaubenssatz der kleinen Fee gemeinsam laut aus: »Wenn ich etwas will, wenn ich etwas wirklich, wirklich will, dann schaffe ich das auch.«

In die dritte Stunde kommt ein mäßig frustriertes Kind. Mit ihrer besten Freundin habe es heute ein Missverständnis gegeben. Sie fühle sich »ganz leer, bestimmt wird das nie wieder gut«. Magersüchtige Mädchen werden oft als besonders brav und angepasst beschrieben: Daraus kann man auf geringe Selbstwirksamkeit schließen. Um Maries Handlungskompetenzen zu stärken, arbeiten wir an ihrem Selbstbewusstsein und ihren Lösungsstrategien. Wir überlegen gemeinsam, wie Marie den Kontakt zu ihrer Freundin wiederherstellen kann. Durch Mutzusprechen kommt sie mit ihren Ressourcen in Kontakt, sodass sie gute Lösungsstrategien entwickeln kann. Sie ist auch bald überzeugt davon, dass es ihnen beiden gelingen wird, das Missverständnis aus der Welt zu schaffen.

Während der vierten, fünften und sechsten Stunde verbessert Marie weiter ihre Trancefähigkeiten. Sie lernt, ihren inneren sicheren Ort immer schneller aufzusuchen, und erforscht ihn auf Sternenschweifs Rücken. Im inneren sicheren Ort befindet sich eine geheime Tür: Marie geht auch sie auskundschaften und findet sich bald mitten in aufregenden Abenteuern. Thematisch geht es häufig darum, einem sehr viel jüngeren Kind, das in Not geraten ist, niemanden hat oder sonst in Gefahr ist, zu helfen. Marie kann unterdessen ohne Schwierigkeiten ein- und durchschlafen. Nach wie vor beschließen wir jede Stunde mit der Feenrakete.

Die siebte Stunde ist als Vatergespräch konzipiert. Neben allgemeinen Informationen berichtet er, dass Marie zu Hause aufblühe. Sie sei nicht mehr so zurückgezogen, sondern: »Man sieht sie wieder im Haus.« Das *Sehen* wird zu einer wichtigen Metapher, ich stärke den Vater, hinzuschauen und zu sehen, wie sich seine Tochter entwickelt. Marie nimmt auch wieder am Familienessen teil, allerdings isst sie nach wie vor sehr wenig. Der Vater hat sich zwischenzeitlich einer therapeutischen Männergruppe angeschlossen, die ihm sehr guttue.

Phase 2: Annäherung an das Trauma (SARI)

In die achte Stunde kommt Marie mit der Bitte, die Feenrakete diesmal schon früher zu inszenieren. Sie bringt den Sternenschweif-Verwandlungszauberspruch mit:

> »Silberstern, Silberstern, hoch am Himmel, bist so fern. Funkelst hell und voller Macht, brichst den Bann noch heute Nacht. Lass dies Pony, grau und klein, endlich doch ein Einhorn sein« (Chapman 2004).

Marie erzählt von einem Traum: In diesem Traum habe sie ganz allein auf der Welt gelebt. Da sei ein Hai aufgetaucht und habe sie fressen wollen. Als sie aufgewacht sei, habe sie geweint. »Möchtest du diesen Traum verändern?«, frage ich Marie, und initiiere einen leichten Trancezustand. Auf meine Frage nach dem Einstieg sagt sie: »Der Hai soll weg!« Wir lassen den Hai kommen, der plötzlich ein Säbelzahntiger ist. Sie fragt: »Was willst du von mir?« Und er sagt, er wolle sie fressen, weil er Hunger habe. Marie ist ratlos, doch da kommt Sternenschweif und stellt sich zwischen den Säbelzahntiger und Marie. Marie klettert auf den Rücken des Einhorns, das rührt sich aber nicht von der Stelle. Erst als Marie die Zügel in die Hand nimmt, bewegt sich Sternenschweif und hebt einige Meter ab. Der Säbelzahntiger stellt sich auf die Hinterbeine, knurrt laut und kratzt mit mächtigen Pranken in die Luft. Da pustet Sternenschweif Goldstaub hinunter, und der Säbelzahntiger verwandelt sich plötzlich in einen Babytiger, der jämmerlich nach seiner Mami weint. Marie bekommt Mitleid und kniet nieder, um das Tier zu trösten. Sofort hört Babytiger auf zu weinen und schleckt mit seiner Zunge. Sternenschweif reicht Marie eine Milchflasche, worauf sie den Säbelzahntiger, der plötzlich gar keine Zähne mehr hat, füttert. Gemeinsam überlegen wir, was so ein Säbelzahntiger braucht, um groß zu werden. Marie findet, dass man das Baby nicht alleine dort zurücklassen könne, und ihre Idee, ein Tragetuch auf Sternenschweif zu knoten und den Babysäbelzahntiger hineinzulegen, gefällt uns beiden gut. Ich frage Sternenschweif, ob er bereit wäre, sich um das Baby zu kümmern, und Sternenschweif antwortet aus Maries Mund: »Ja, ich werde mich um das kleine Baby kümmern.«

Zum Ende dieser bedeutungsvollen Stunde spricht Marie den Zurückverwandlungsspruch:

»Strahlendes Einhorn, zauberhaft und voller Macht, du leuchtest hell in dunkler Nacht. Kein fremdes Aug' darf dich entdecken, deine wahre Gestalt musst du verstecken. Magisches Einhorn hier auf Erden, sollst nun ein Pony wieder werden« (ebd.).

Es haben sich in den ersten acht Therapiestunden also folgende Ego-States aktivieren lassen: ein Helfer-Ego-State in der Gestalt des Einhorns, ein sehr kleiner Kinder-Ego-State in Gestalt des Babysäbelzahntigers und ein weiterer Ego-State der zwölfjährigen Marie, der sich um die Versorgung des Babys kümmert. Der Kinder-Ego-State wird in Sicherheit gebracht und bleibt beim Helfer-Ego-State. Um sich mit den Ego-States auseinanderzusetzen, hat Marie ein Ritual gefunden, nämlich die Verwandlungssprüche von Zauberschweif. Kinder denken konkret. Die Technik des direkten Hineinsprechens eignet sich gut dafür, bei Kindern Ego-States zu aktivieren und Kontakt zu ihnen herzustellen.

Während der folgenden Sitzungen wiederholt Marie dieses magische Ritual des Verwandelns jeweils zu Beginn der Stunde und des Zurückverwandelns zum Stundenende.

Angesprochen auf den nächsten Therapieschritt, entscheidet Marie, sich fortan ums Essen zu kümmern. Sie ist noch immer zu dünn, und es steht eine schulärztliche Untersuchung an. Marie hat Angst, wieder ins Krankenhaus zu müssen, und spürt steigenden Druck.

Ich entscheide mich für eine Übung aus Violet Oaklanders Buch *Gestalttherapie mit Kindern und Jugendlichen* (2011, S. 330). Wir erforschen zwei Mandarinen mit allen unseren Sinnen, befühlen und beschnuppern die Schale. Ich lasse Marie eine Mandarine aussuchen, und wir versuchen vorherzusagen, welche der beiden Mandarinen uns wohl besser schmecken wird. Meine Fragen an Marie implizieren dabei, dass wir erstens die Mandarine essen und dass uns zweitens eine der beiden besser schmecken wird. Dann schälen wir die Früchte, riechen und gustieren, prüfen und entwickeln Appetit, bis wir schließlich davon kosten, sie tauschen und den Geschmack der beiden Mandarinen vergleichen. Die Botschaft lautet: Von außen kann man oft nicht sehen, was innen ist. Jede Mandarine ist einzigartig. Ich möchte mit dieser Erfahrung Maries Einzigartigkeit betonen, um ihr Selbstbewusstsein zu stärken (vgl. hierzu Hudson 2009, p. 33).Wir sprechen darüber, wie es tief drinnen in einem ist. Sie sagt: »Tief drinnen bin ich sicher!« Ich spiele mit ihren Worten, tief drinnen sicher zu sein, und frage Marie, ob sie im Spital auch ganz tief in sich drinnen war, und sie nickt. »Wenn du so sicher tief drinnen in dir bist, dann kann es manchmal sehr schwer sein, dich zu sehen und dich zu verstehen! Deshalb ist es ganz, ganz wichtig, dass du jemanden hast, der dich versteht.« Marie wird wieder ganz leise und flüstert unter Tränen, dass sie im Spital niemand verstanden habe, auch die Psychologin nicht. Alle hätten nur gewollt, dass sie zunehme, und hätten ihr erklärt, dass sie sterben werde, wenn sie nichts esse. Man habe mit ihr geschimpft und ihr gesagt, sie sei zu dünn, man werde sie mit einer Sonde ernähren. Ich schaue ganz genau auf Marie und nehme Verletztheit und ihre Angst in ihrer verkrampften Körperhaltung wahr. Peter Levine (2010, p. 137) betont die Wichtigkeit, extreme Gefühle durch Achtsamkeit aushalten zu lernen, indem durch Selbstakzeptanz unangenehme Gefühle moduliert werden können. Deshalb beginne ich, Marie über den Atem zu pacen. Während sie allmählich langsamer atmet, erkläre ich ihr, dass es wichtig ist, sich selbst beruhigen zu können. Marie sagt, sie spüre, wie gut ihr das tue. Schon nach wenigen Minuten können wir die Übung beenden. Dann erzählt sie mir, sie wolle gerne zunehmen, es sei ihr aber nicht möglich, mehr zu essen. »Etwas in mir macht, dass ich keinen Hunger spüre. Ohne Hunger kann ich nichts essen. Außer Nutellabrot und Joghurteis, das geht immer«, grinst sie. Ich erkläre ihr, dass es wohl einen Teil in ihr gibt, der nicht essen kann, während ein anderer Teil findet, dass essen wichtig sei. Ich frage Marie, ob sie sich erinnern könne, wie sich Hunger anfühle. »Nein«, sie schüttelt den Kopf. »Und bemerkst du, wenn dein Magen knurrt?«, frage ich sie weiter. »Nein.« »Und bemerkst du, wenn Einstein Hunger hat?« Da lacht sie und sagt: »Ja, der schnurrt dann um meine Füße herum, und wenn ich nicht reagiere, maunzt er und kratzt mich.« Ich frage sie, ob sie eine Idee habe, wie sich Hunger für Einstein anfühlen könnte. Sie beschreibt sehr genau, wie sich Hunger anfühlt. Dann sagt sie etwas Bemerkenswertes: »Ich glaube, ich fühle schon Hunger, aber mir fehlt das Maunzen und Kratzen vom Einstein.« Bei der abschließenden Feenrakete unke ich herum, und während der Teebeutel abermals brennend zu meiner Zimmerdecke fliegt, maunze ich jämmerlich und kratze am Tisch. Marie lacht und geht.

Nachdem Marie die zehnte Stunde wieder mit dem Verwandlungsspruch begonnen hat, erzählt sie von ihrer Freundin. Das Reden über den Stellenwert von Freundschaft führt uns zum erlebten Mobbing. Marie beginnt zu weinen: Sie sagt, keiner habe damals gesehen, wie schlecht es ihr gegangen sei. Um ihren Vater nicht noch mehr zu belasten, habe sie daheim auch nichts gesagt. Sie habe sich nur noch auflösen wollen, so leer und alleine habe sie sich gefühlt, wie eine Außenseiterin, mit der niemand etwas zu tun haben wolle: »Und gar nix hab ich damals machen können, es hat alles nix geholfen.« Für eine emotionale korrektive Erfahrung ist es wichtig, dem Erlebten eine neue Bedeutung zu geben: »Nicht alles hilft«, stimme ich zu: »Was würde Sternenschweif dazu sagen?« Marie schließt die Augen, geht an ihren sicheren Ort und trifft Sternenschweif. Erstmals führen wir keine dialogische Trance, sondern Marie ist ganz ruhig; nur die Bewegungen ihrer Hände verraten, dass sie intensiv mit Sternenschweif im Kontakt ist. Sie beendet die Übung und blinzelt. Ich frage sie, ob sie erzählen möchte. Sie schüttelt den Kopf und sagt: »Das möchte ich für mich behalten.« Ich werde nie erfahren, welche Botschaft sie erhalten hat, und im Sinne des Nachreifens ist es wichtig, nicht in sie einzudringen. Ich frage Marie, was sie heute noch machen wolle. Sie bittet mich um ein weiteres Zauberkunststück. Um Maries Ich-Stärke zu fördern, entscheide ich mich für »Die allerstärksten Kinder aus der Zauberschule«, ein Kunststück, bei dem sie, auf einem Tuch sitzend, so stark wird, dass der stärkste Erwachsene sie nicht wegziehen kann (Neumeyer 2009, S. 123). Diesmal holt Marie den Vater in den Praxisraum und zeigt ihm das Zauberkunststück. Der Vater ist überrascht, wie stark seine Tochter ist. Er versteht den »Trick« dahinter aber nicht, und auch dieses Geheimnis behält Marie für sich.

Phase 3: Auflösung traumatischer Erfahrungen (SA<u>R</u>I)

Die elfte Stunde beginnt wieder mit einer Traumerzählung: Ein Erdbeben hat alle Häuser zum Einstürzen gebracht. Marie wurde von ihrer Familie getrennt und verschüttet. Sie lag ganz alleine unter einer Betondecke und konnte sich nicht rühren. Als sie aufwachte, zitterte sie am ganzen Leib. Ich frage sie, wo sie ansetzen wolle. »Am schlimmsten war das Alleinsein!« Aufgrund der Bedrohung in dieser Situation entscheide ich mich für eine sicherere Technik und führe Marie in einen Kinosaal. Ausgestattet mit einer Fernbedienung, die ihr volle Handlungsfreiheit lässt, startet sie den Traumfilm. Sie ändert mit meiner Hilfe den Handlungsablauf dahin gehend, dass sie imaginiert, was sie damals gebraucht hätte: eine Trinkflasche, Müsliriegel, eine Decke und eine Signalpfeife. Sie schafft sich genügend großen Raum unter der Betondecke. Solchermaßen ausgestattet, erlebt sie eine alternative Geschichte, schreibt also ihren Traum neu. Diesmal hat sie genügend Wasser zu trinken und ernährt sich von den Müsliriegeln. Sie weiß, dass ihre Eltern nach ihr suchen, und bleibt aufmerksam, um zu hören, ob Menschen in ihre Nähe kommen. Als sie dann Rufe hört, bläst sie so lange kräftig in die Trillerpfeife, bis sie gerettet wird. Die Zeitung beschreibt ihre Rettung als »zweite Geburt«, und die Familie ist glücklich vereint.

Marie wirkt nach dieser Arbeit gelöst und erleichtert. Sie beschließt die Stunde mit dem Zurückverwandelspruch.

In die zwölfte Stunde bringt sie eine auffällige Kette mit. Sie ist ein Erbstück ihrer Mutter.

Marie erinnert sich daran, wie ihre Mutter diese Kette getragen hat. Ich frage sie, wo ihre Mutter jetzt sei. Marie denkt lange nach und sagt dann: »Sie ist noch im Spital, auch wenn ich weiß, dass das nicht wahr ist. Dort habe ich sie zum letzten Mal gesehen.« Marie findet, dass das kein guter Ort für ihre Mutter sei, die bei Gott besser aufgehoben wäre. Wir machen eine Trauerarbeit, bei der Marie ihre Mutter zu Gott bringt: »Nimm deine Mutter bei der Hand, und steige mit ihr in den Lift. Dort siehst du einen Knopf – drücke ihn, und bemerke, wie der Lift beginnt, sich zu bewegen. Oben angekommen, hält er, und die Türe öffnet sich. Du siehst ein strahlendes Licht draußen – und eine vertraute Wärme breitet sich aus. Jetzt ist der Augenblick gekommen, dich von deiner Mutter zu verabschieden. Du bemerkst vor der Türe einige Lichtgestalten – es sind Wesen, vielleicht Engel, die gekommen sind, um deine Mutter zu begrüßen. Sie reichen euch ein Tablett mit Brot, Wasser und Salz. Du und deine Mutter esst gemeinsam von diesem Brot und trinkt das Wasser. Damit seid ihr gestärkt und innerlich bereit für den nächsten Schritt. Marie, wenn du möchtest, kannst du deiner Mutter jetzt alles das sagen, was du willst. Deine Mutter wird dir alle Antworten geben, die für dich wichtig sind. Ich werde so lange still sein, bis du mir ein Zeichen gibst, dass du bereit bist ...«

Diese emotionale Trauerarbeit stellt den Kern der korrektiven Erfahrung dar. Die Wichtigkeit von Abschiedsritualen bei posttraumatischen Belastungsstörungen beschreibt Gersons (2010, S. 198):

> »Ein Abschiedsritual nach einem traumatischen Erlebnis erfüllt die Funktion, das Geschehene zu bedenken, den damit verbundenen Gefühlen Raum zu geben, sich von dem Erlebnis zu verabschieden und wieder in die Gemeinschaft zurückzukehren.«

Das Ritual mit Brot und Wasser, das sie aus der Kirche kennt, wird genützt. Marie erlebt korrigierende sensorische, emotionale und ihr

Essverhalten betreffende Erfahrungen, die mit dem Tod ihrer Mutter in Zusammenhang stehen.

Marie gibt dann ein Zeichen und sagt: »Sternenschweif ist bei mir. Ich bin so weit.« »Verabschiede dich von deiner Mutter. Die Engelwesen nehmen sie in ihren Kreis auf. Die Türe des Lifts schließt sich, und gemeinsam mit Sternenschweif trittst du die Reise zurück an. Auf deinem Weg hinunter denke noch einmal an das Gespräch mit deiner Mutter. Fühle die innere Wärme und die innere Stärke, die du durch diese Erfahrung gewonnen hast. Finde einen guten Platz für deine Mutter – einen Ort, an dem du jederzeit mit deiner Mutter reden kannst, gerade so wie jetzt eben.« »Ich trage sie im Herzen«, sagt Marie. Als sie sich zurückorientiert, erzählt sie, dass sie den Weg hinunter auf dem Rücken von Sternenschweif geritten sei. Sie kuschelt sich in Embryonalstellung in ihren Sessel und fragt mich, ob Krebs ansteckend sei. Ich kläre sie auf. Sie erzählt, dass sie immer große Angst gehabt habe, dass auch sie an dieser Krankheit sterben könnte. Sie erinnert sich, dass ihre Mutter sehr häufig erbrochen und wenig gegessen habe. Wieder umspielen Maries Finger ihren Mund, wie ich es ganz am Anfang der Therapie bei ihr beobachtet hatte. Ich frage sie, ob diese Angst vor Ansteckung etwas mit ihrer Erkrankung zu tun habe. Sie antwortet: »Ja, schon, weil ich nicht glaube, dass ich mich nicht anstecken kann!« Ich bemerke die widersprüchliche Antwort und frage Sternenschweif, ob er etwas dazu sagen könne, und Sternenschweif antwortet: »Marie, Krebs ist nicht ansteckend.« Ich bitte ihn, sich in nächster Zeit um Marie zu kümmern; er willigt ein.

Am Ende dieser Sitzung sagt Marie: »Jetzt habe ich das Gefühl, dass etwas in mir wieder ganz ist. Es war lange Zeit zerbrochen und in Scherben. Jetzt ist es wieder ganz, und das fühlt sich gut an.«

Marie hat entdeckt, dass ihre Essstörung im Zusammenhang mit der Krankheit ihrer Mutter steht: Das Mädchen war beim Tod ihrer Mutter in einen »Freeze«-Zustand geraten. Porges (2010, S. 299) beschreibt diese Immobilisation in lebensbedrohlichen Situationen als »Erstarren«. Die traumatische Erfahrung ist im Spital »eingefroren«, wo ihre Mutter gestorben war. Diese Erkenntnis erlaubt es Marie, ihrem alten Essverhalten einen neuen Sinn zu geben.

> »Es muss eine Veränderung, eine korrigierende Handlung erfolgen, entweder in der Fantasie oder in der Realität, und diese muss mehr

> beinhalten als eine kognitive Einsicht« (J. Watkins 1992, zit. nach Hartman 1995).

Mit dieser Arbeit ist die SARI-Phase drei abgeschlossen.

Phase 4: Integration und Entwicklung einer neuen Identität (SARI)

Marie hat ihre Erfolge im Therapiebuch vermerkt und zeitgleich begonnen, eine »Lebenskiste« zu basteln. Sie sammelt darin Erinnerungen an die verstorbene Mutter.

Im nächsten Vatergespräch erfahre ich, dass Marie sehr fröhlich geworden sei und genügend esse. Der Schularzt sei zufrieden. Ab und zu habe sie noch Rückfälle, die seien aber nur von kurzer Dauer, Marie könne das gut selber lösen. Insgesamt beurteilt der Vater ihre Persönlichkeit als gestärkt.

Die letzten Therapiestunden nutzt Marie, um sich weitere Kompetenzen anzueignen, wie das »Nein« gegenüber Schulkameradinnen durchzusetzen. Den Verwandlungsspruch stellt sie mit der 18. Stunde ein: Das kündigt für mich das nahende Therapieende an.

In die letzte Stunde bringt sie Fotos mit: Sie war in einer Therme. Ich sehe ein junges Mädchen im Bikini, das zwar dünn, aber keinesfalls mager ist. Ich bitte Marie noch einmal, in einen leichten Trancezustand zu gehen, und frage sie: »Marie, wir haben vor einiger Zeit das Säbelzahntigerbaby gefunden – kannst du mir sagen, wie es ihm geht?« »Der ist okay, er ist schon größer geworden und spielt oft mit Sternenschweifs Schwanz!«, lächelt Marie. »Darf ich ein paar Worte mit Sternenschweif sprechen?«, frage ich. Marie nickt, und ich richte meine Worte direkt an Sternenschweif: »Ich möchte dir dafür danken, dass du Marie so gut unterstützt hast. Gibt es noch etwas, das wir hier erledigen müssen?« »Marie hat in den vergangenen Monaten gelernt, dass sie wieder essen kann. Wenn noch etwas kommt, dann bin ich da«, antwortet er. »Marie«, frage ich weiter, »wie soll es nun für dich weitergehen, was hast du vor?« »Ich möchte in einen Schwimmverein gehen! Jetzt, wo ich mich körperlich wieder stark fühle, kann ich das endlich tun.«

Dieses letzte Gespräch zeigt, dass eine Integration der Ego-States stattgefunden und dass Marie ihre Therapieziele erreicht hat. Sie blickt hoffnungsfroh auf eine vielversprechende Zukunft. Der Babysäbelzahntiger wird nachreifen, Sternenschweif als Teil der inneren Familie helfen, wenn neue Schwierigkeiten auftauchen.

Bei einem Katamnesegespräch drei Jahre nach Therapieende erzählt mir die 15-jährige Marie, dass sie einen Freund habe. Sie lese zwar nicht mehr *Sternenschweif*, doch vor dem Einschlafen treffe sie ihn ab und zu. Sie besuche regelmäßig das Grab ihrer Mutter. Statt in den Schwimmverein gehe sie Tennis spielen. Dabei habe sie auch ihren Freund kennengelernt. In ihrer Klasse sei sie bereits zum zweiten Mal zur Klassensprecherin gewählt worden.

Diskussion

Marie hat an einer Traumafolgestörung gelitten, die sich in einer Essstörung manifestierte. Das Zauberkunststück der Feenrakete macht sie in der ersten Stunde neugierig und hilft ihr, sich auf die Therapie einzulassen – sie bemerkt, dass es »hier anders ist«. Dieser Hinweis wird später wieder aufgenommen und in den verschiedenen Therapiephasen genutzt. In der ersten Phase des SARI-Modells arbeiten wir an Maries Sicherheit. Marie bringt mit Sternenschweif einen Helfer in die Therapie und erkundet mit ihm ihren inneren sicheren Ort.

Vor der Annäherung an das Trauma legt Marie selbst mit den Verwandlungssprüchen die Rahmenbedingungen für diese Arbeit: Erst dann ist es möglich, dass sich der Helfer Ego-State zeigt. Es ist anzunehmen, dass Marie diesen Ego-State schon länger in sich trägt und dass sie während des Lesens der Bücher mit ihm in Kontakt war. Das Auftauchen des Babys in der Trance weist auf einen jüngeren Anteil hin; sowohl Mutter als auch Vater waren voller Sorgen und Ängste und konnten sich nicht genügend gut um Maries Bedürfnisse kümmern. Die SARI-Phasen werden zirkulär durchlaufen, damit die Stabilisierung der Patientin sichergestellt wird. Das gemeinsame Essen von Mandarinen und die Beschreibung ihrer Katze öffnen Marie den Weg, »Hunger« wieder zu spüren und nach Essen zu »verlangen«. In der Phase des Auflösens des Traumas verändert Marie mit ihrem Traum auch ihre Geschichte: Sie stattet sich mit hilfreichen Utensilien aus, die Metapher der »zweiten Geburt« fördert ihr Zusammengehörigkeitsgefühl in Bezug auf die Familie. Lankton und Lankton (1991) beschreiben Metaphern als » einen veränderbaren Rahmen, der Klienten dazu dient, neue Erfahrungen zu machen«. Gestärkt kann Marie dann direkt das Trauma ansprechen: den Tod ihrer Mutter. Die

Trauerarbeit erfordert ein Pendeln zwischen der Verlusterfahrung einerseits und der Realitätserfahrung andererseits. Marie erkennt den Zusammenhang zwischen der Essstörung und dem Tod der Mutter. Sternenschweif ist eine vertraute innere Instanz geworden und arbeitet aktiv mit: Das ist ein Zeichen der Kobewusstheit. Marie gibt ihrem alten Essverhalten einen neuen Sinn, sodass eine korrektive emotionale und verhaltensspezifische Erfahrung möglich wird. In der Phase der Integration und Entwicklung einer neuen Identität schafft Marie positive Zukunftsbilder. Alle Ego-States sind einverstanden mit dem Therapieerfolg, arbeiten als innere Familie miteinander und unterstützen den begonnenen Reifungsprozess.

Diese Fallvignette zeigt, dass die Ego-State-Therapie bei der Behandlung von Traumafolgestörungen ein sicheres und nützliches Arbeitsmodell bietet.

»Nein! – Hört mich denn niemand?« – Traumaheilung mit Ego-State-Therapie

Silvia Zanotta

Das folgende Fallbeispiel soll illustrieren, wie schnell und nachhaltig Traumata durch Ego-State-Therapie geheilt werden können und wie natürlich und selbstverständlich es für Kinder ist, mit Ego-States in Kontakt zu treten und zu kommunizieren. Zur Veranschaulichung habe ich den Therapieprozess in die vier Phasen des SARI-Modells (Phillips u. Frederick 2003) aufgeteilt (vgl. S. 42, »Das Behandlungsmodell der Ego-State-Therapie«): 1. Sicherheit und Stabilisierung (S), 2. Annäherung und Zugang zum Trauma (A), 3. Reparatur und Auflösung der traumatischen Erfahrung (R) und 4. Integration (I). Typischerweise sind diese Phasen nicht starr voneinander getrennt, sondern überlappen sich; es wird immer wieder notwendig, zur ersten Phase, »Sicherheit und Stabilisierung«, zu pendeln.

Raphael

Als ich den neunjährigen Raphael kennenlerne, beschäftigen ihn vielfältige Symptome. In der Nacht plagen ihn Ängste, Albträume, Ein- und Durchschlafprobleme; er leidet unter Tics und immer wiederkehrenden Kopfschmerzen. Eltern und Lehrer berichten von sozialen Schwierigkeiten, geringer Frustrationstoleranz. Raphael besucht die dritte Primarklasse, er hat eine drei Jahre ältere Schwester. Der Vater ist Computerfachmann bei einer Versicherung, die Mutter arbeitet Teilzeit als Sachbearbeiterin in einer Handelsfirma. Beide Eltern sind liebenswürdig, offen, kommunikativ und wirken geduldig und ausgeglichen, wenn auch in Sorge um Raphael; ihr Umgang miteinander und mit den Kindern ist sehr warmherzig und natürlich.

1) Sicherheit und Stabilisierung

Raphael, ein hübscher, dunkelhaariger, feingliedriger, etwas zappeliger Junge, kommt mit seiner Mutter zum Erstgespräch.

Auf meine Frage, ob er wisse, weshalb er hier sei, schildert er mir zögerlich seine Albträume, in denen ihn fauchende Skelette und

Totenköpfe verfolgen; er höre nachts seltsame Geräusche und fürchte sich vor Geistern in der Dunkelheit. Dabei schüttelt er seinen Kopf immer wieder heftig, ruckartig und unwillkürlich hin und her, so als wolle er etwas abschütteln oder abwehren. Die Schlafprobleme bestehen offenbar seit einem eineinhalb Jahre zurückliegenden Umzug innerhalb des Wohnortes der Familie.

Bald kommen wir auf Raphaels Stärken zu sprechen, auf Dinge, die ihm guttun: Am liebsten turne und schwimme er in der Schule, auch Mathe liege ihm. Nicht ausstehen könne er Schreiben, dabei seien ihm vor allem Verbesserungen lästig. Er habe zwei Freunde, die aber nicht im selben Stadtteil wohnten wie er, ferner ein großes Aquarium mit verschiedensten Zierfischen – und er freue sich auf die zwei jungen Katzen, die er in wenigen Wochen kriegen werde! Seine Schwester gehe ihm gerade auf die Nerven, sie schreie ihn dauernd an.

Zuerst suchen wir im Lexikon nach der Bedeutung seines Namens: Raphael heißt im Hebräischen »Gott heilt«. Wie viel Kraft in diesem Namen steckt, den ihm die Eltern bei der Geburt gegeben haben! Die neue Erkenntnis freut Raphael sichtlich; seine Augen leuchten stolz. Wie jedes Kind darf er sich ein Büchlein wählen, in welchem wir festhalten und illustrieren, was ihm wichtig ist.

Dann bitte ich ihn, ein Tier zu wählen, das zu ihm passt. Er sucht sich eine große Gummispinne aus: »Spinnen sind schön, sie weben Netze, haben acht Augen und sind niedlich. Ich mag Spinnen!« Raphael nimmt die Spinne auf seinen Schoß.

»Pass mal auf, Raphael, du hast mir von diesen schlimmen Träumen mit fauchenden Skeletten berichtet, die dir höllisch Angst einjagen. Hast du gewusst, dass man Träume verändern kann? Ja, dass man für schlimme Träume ein gutes Ende finden kann? Sodass die fauchenden Skelette vertrieben werden? Vielleicht kann die Spinne helfen?« Die Spinne flüstert Raphael Tipps ins Ohr, wie er die Träume verändern könne, sodass sie freudig enden. Bald sprudelt Raphael vor Ideen! So imaginiert er einen gewaltigen giftig gelben Stegosaurus, der die fauchenden Skelette mit seinen Schwanzstacheln wegfegt und zerschmettert.

Da die Schlafschwierigkeiten nach dem Umzug angefangen haben, bitte ich die Mutter, Raphael einen neuen Schlafplatz aussuchen zu lassen, was möglich ist, weil die Familie über genügend Wohnraum verfügt. Ferner soll er das Bett nur noch zum Schlafen nutzen (nicht mehr zum Anschauen von Bilderbüchern und für Spiele). Als Abendritual möge sie oder der Vater sich vor dem Zubettgehen mit Raphael über den vergangenen Tag austauschen (Was war schön? Was hat mir nicht gefallen?). Ferner soll sich Raphael mithilfe der Spinne, die er nach Hause mitnehmen darf, weitere gute Traumenden ausdenken und sie den Eltern vor dem Einschlafen erzählen.

In diesem Erstgespräch erfahre ich nebenbei, dass Raphael vor einem Jahr nach einem Zeckenstich an Meningitis erkrankte und zehn Tage hospitalisiert werden musste. Danach hätten sich die Symptome verstärkt, vor allem die Ängste. Eine Hirnhautentzündung ist eine gefährliche Krankheit; diese Diagnose, die Hospitalisierung und die damit verbundenen medizinischen Eingriffe, welche als lebensbedrohlich erlebt werden können, lassen traumatische Erfahrungen vermuten. Besonders bei Kindern bleibt dies häufig unbemerkt, weil sich aus Sicht der Erwachsenen keine »große« Katastrophe zugetragen hat; und weil Kinder in solchen Situationen oft »erstarren«, d. h., weil sie sich nicht wehren oder ausweichen können (»Fight«/»Flight«), wechselt der Organismus in den »Freeze«-Modus.[24]

Außer auf den für die Therapie wesentlichen Beziehungsaufbau fokussiere ich bei dieser ersten Sitzung vorerst auf Ressourcen und auf die Schlafschwierigkeiten, da sie mir am dringlichsten erscheinen. Hier rege ich einerseits konkrete äußere Veränderungen an, andererseits auch die Kreativität von Raphael und der anwesenden Mutter, Ideen zu entwickeln, wie er aus eigener Kraft besser mit seinen Ängsten und Albträumen umgehen kann. Mit der Wahl eines Tieres, das zu ihm passt, habe ich ihm ein Angebot gemacht, Distanz zu gewinnen und in eine Beobachterposition zu gelangen. Die Spinne wird – nur kurzfristig, wie wir in der nächsten Stunde sehen werden – zur Helferfigur. Kinder wählen im Laufe einer Therapie viele Symbole oder archetypische Figuren. Oft verschwinden sie wieder so schnell, wie sie aufgetaucht sind. Im Unterschied dazu bleiben Ego-States konstant.

Auch am Anfang der zweiten Sitzung ist Raphaels Mutter anwesend. Er bringt mir die Spinne zurück mit den Worten, er brauche sie jetzt nicht mehr. Er habe nämlich nur noch lustige Träume gehabt. Die Mutter berichtet, Raphael schlafe jetzt im oberen Stock und habe an seinem früheren Schlafplatz eine Leseecke eingerichtet. Er habe viel weniger Angst, habe mit einer einzigen Ausnahme immer

---

24 Wie vor 2,5 Millionen Jahren wechselt der menschliche Organismus bei massiver Bedrohung in den Kampf- oder Fluchtmodus. Ist jedoch Kämpfen oder Fliehen nicht möglich, schaltet er um in den Freeze-Modus, das heißt, er erstarrt, um zu überleben (Levine u. Kline 2010).

durchgeschlafen. Allerdings fürchte er sich tagsüber immer wieder vor Totenköpfen. Er habe welche in Comics und auf einem Kartenspiel (Yu-Gi-Oh!®)[25] gesehen.

Um die Therapieziele zu klären und auch für Raphael verständlich zu machen, bitte ich ihn, sich mit dem Rücken zur einen Wand des Praxisraumes neben mich zu stellen: »Nehmen wir mal an, du bist letzte Woche hier, wo wir jetzt stehen, gestartet. Wenn du am Ende des Therapieweges angelangt bist, deine Angst und Schwierigkeiten überwunden hast, ganz happy bist mit dir und der Welt, wirst du [ich zeige auf das Fenster an der gegenüberliegenden Wand] dort drüben angelangt sein. Was glaubst du, wie viele Schritte brauchst du, um zum Fenster zu gelangen?« Raphael schätzt die Distanz: »Fünf!« – »Okay. Dann versuch das mal!« Raphael muss von einem Punkt zum andern springen, um den Weg in fünf Schritten zu schaffen. »Super, Raphael, gut geschätzt! Wie wäre es denn, den Weg ganz gemütlich zu gehen?« Diesmal schreitet Raphael den »Therapieweg« in lockeren Schritten ab und zählt laut bis acht. Er entscheidet sich für den gemütlichen Gang. Dann machen wir beide nochmals zusammen den *ersten Schritt*. »Diesen ersten Schritt hast du schon geschafft, du hast ja jetzt lustige Träume und kannst schlafen! Wie fühlt sich das denn an hier, wenn du zurückschaust an den Start?« Raphael erfährt so körperlich, dass er bereits einen Teil des Weges gegangen ist, aus eigener Kraft. Er ist sichtlich stolz. Als *zweiten Schritt* möchte er seine Angst vor Totenköpfen in den Griff bekommen, als *dritten Schritt* – und da schaltet sich die Mama ein – sicherer werden und auch Dinge, die er nicht mag, in Angriff nehmen, ohne gleich zu weinen und aufzugeben. Anschließend verlässt die Mutter den Raum.

Raphael spielt gerne Tennis und Fußball, ich bitte ihn, darauf zu achten, wie sich das anfühlt im Körper, wenn er diese Sportarten ausübt, und dann ein Tier auszuwählen, welches dazu passt. Er fühle sich beim Tennis stark im ganzen Körper, vor allem im Bauch. Interessanterweise wählt er für diesen Zustand einen *Babydino*, der etwas zaghaft aus dem Ei guckt.

Für die Angst, welche er in der Brustgegend spürt, wählt er einen *Haifisch*. Wir unterhalten uns mit den beiden, stellen sie einander

---

25 Yu-Gi-Oh!® ist ein Sammelkartenspiel der gleichnamigen japanischen Manga-Serie. Der 16-jährige Schüler Yugi muss in verschiedenen Kämpfen die Welt vor dem Untergang bewahren. Auf den Karten sind Kämpfer und Monster abgebildet.

vor. Dabei wird klar, wie wichtig beide für Raphael sind. Im *Babydino* steckt viel Kraft, der *Haifisch* schützt ihn vor Gefahren. Wie könnten *Babydino* und *Haifisch* Raphael unterstützen? Könnten die beiden gar zusammenarbeiten? Der *Haifisch* will versuchen, die Totenköpfe zu erschrecken, sodass sie erstarren, *Babydino* will sie in Mülltüten einfangen und aus dem Fenster werfen. Es folgt eine Trance: *Babydino* und *Haifisch* geben sich gegenseitig Kraft, indem sie sich durch einen grünen Laserstrahl verbinden (vgl. Mrochen u. Bierbaum-Luttermann, »Teilearbeit mit Handpuppen«, in diesem Band).

Raphael kann wieder schlafen, was natürlich Hoffnung weckt und das Vertrauen in die Therapie und in mich stärkt. Dies zeigt mir, dass Raphael Selbstheilungskräfte aktivieren kann, dass wir auf dem richtigen Weg sind. In dieser Sitzung ist es mir wichtig, dass Raphael seine Ressourcen und seine Angst besser kennenlernt. Indem er Figuren für beide Seiten findet, sie externalisiert, nehmen sie konkrete Gestalt an, man kann mit ihnen reden, verhandeln und – sie sind ihm beide wohlgesinnt. Die Angst (der viel stärker wirkende *Haifisch*) wird umgedeutet, sie hat auch Schutzfunktion, und in *Babydino* liegt noch viel Entwicklungspotenzial. Die beiden Teile fangen an, zum Wohle Raphaels miteinander zu kommunizieren. Raphael hat Zugang zu zwei Ego-States gefunden: *Babydino*, der seine starke, tapfere Seite darstellt und der vor allem beim Sport an der Oberfläche ist, und *Haifisch*, der sich vor Totenköpfen fürchtet, der aber Raphael auch beschützt. Vor den folgenden Therapiestunden lege ich *Babydino* und *Haifisch* jeweils so bereit, dass sie Raphael bereits »erwarten«. So kann ich mich immer wieder mit den beiden über ihre oder Raphaels Bedürfnisse unterhalten und ihr Befinden ausloten.

Es folgt ein Elterngespräch mit Anamnese. Die Mutter hatte vor Raphael zwei Fehlgeburten, erlebte die Schwangerschaft als schwierig und belastend. Raphael war ein Schreikind, die Eltern mussten ihn oft herumtragen. Motorisch entwickelte er sich schnell, sprachlich deutlich verzögert. Raphael sei bis heute immer wieder unzufrieden, spüre sich nur wenig, vermeide Körperkontakt. Er habe Freude am Rechnen, liebe Zahlenreihen, habe jedoch grafomotorisch und sprachlich große Mühe, sei seit zwei Jahren in logopädischer Therapie. Die Beziehung mit seiner Schwester sei recht gut; manchmal sei sie die Einzige, die ihn zum Mitspielen mit andern Kindern motivieren könne.

Schon im Kindergarten habe eine Heilpädagogin zwecks Stärkung seiner Sozialkompetenz mit Raphael gearbeitet, da er oft alleine in einer Ecke gespielt habe. Er beharre auf seiner Sicht der Dinge und brauche einen möglichst geregelten, gleichbleibenden Alltag, habe Schwierigkeiten, sich auf Ungewohntes einzulassen. Seit dem Kleinkindalter leide er an Tics (Augenzwinkern, Gesichtverziehen), seit einigen Monaten Kopfschütteln, vor allem, wenn er unter Druck stehe oder sich auf etwas konzentriere, und er sei zappelig. Aufgrund der vielfältigen Schwierigkeiten rate ich den Eltern zu einer neuropsychologischen Abklärung. Da ich Raphaels emotionale Entwicklung als deutlich verzögert wahrnehme, frage ich die Eltern, als wie alt sie Raphael von seinem Verhalten her einschätzen. Sie stufen ihn als Sechsjährigen ein. Ich bitte sie, morgens, wenn er Mühe hat aufzustehen, sich eine Minute Zeit zu nehmen und ihm den Rücken zu kraulen, ihm emotional das zu geben, was für einen Sechsjährigen gut passt.

In der dritten Sitzung berichtet mir Raphael, dass er gar keine Albträume mehr habe, auch sonst fast nicht mehr träume, dies nicht zuletzt dank seiner beiden jungen Katzen, die jetzt bei ihm sind. Auch die Angst vor den Totenköpfen ist verblasst. Wir suchen in einer Trance nach einer Kraftfigur, einem inneren Helfer, damit er seinen *dritten Schritt* tun kann: sicherer zu werden und Dinge zu erledigen, die er nicht mag.

Phantomias taucht auf, ein unbesiegbarer Superheld, der mit bloßen Fäusten und Laserpistolen kämpft.[26] Raphael macht es Spaß, in *Phantomias'* Haut zu schlüpfen und mit Schwert, Laserpistolen und Fäusten gegen mich zu kämpfen und mich zu besiegen. Er zeichnet *Phantomias* in sein Therapiebüchlein (Abb. 35). Auf meine Frage, was denn *Phantomias* tue, wenn er sich ärgert oder wütend ist, antwortet Raphael: »Er würde davonrennen!« Wie könnte er wohl diesem Beispiel seines inneren Helfers folgen? »Ich könnte auf mein Hochbett fliehen und die Leiter hochziehen!« Wir vereinbaren, dass er ausprobiert, ob diese Strategie wirklich klappt, und mir zur nächsten Sitzung eine Cartoon-Karte von *Phantomias* zum Laminieren mitbringt.

26 *Phantomias* ist ein Alter Ego von Donald Duck, ursprünglich dafür geschaffen, Donald in der Nacht Rache nehmen zu lassen an Personen, die ihn ausnutzen. *Phantomias* ist also ein Superheld, der nachts beweist, dass auch Donald ein Gewinner sein kann, wenn auch nur im Geheimen.

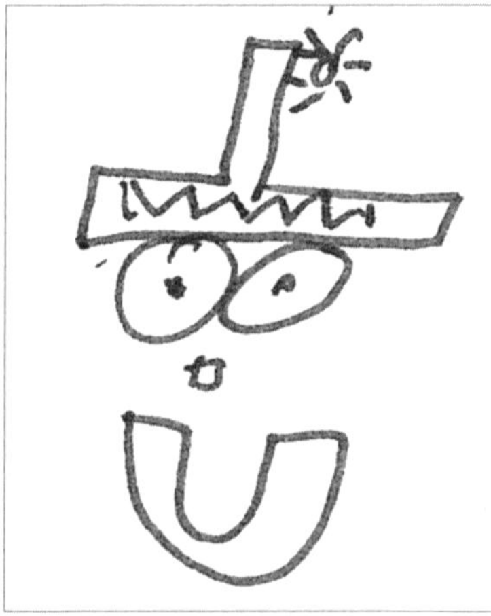

Abb. 35: Phantomias

Neben den beiden jungen Katzen als »äußeren« Helfern hat Raphael mit *Phantomias* einen mächtigen inneren Helfer gefunden, der ihm enorm viel Sicherheit verleiht, wie wir sehen werden. Er beschreibt ihn nicht nur als Objekt, aus der Distanz, sondern schlüpft in *Phantomias* und kämpft als *Phantomias*. Durch das erfolgreiche körperliche Ausagieren erlebt er sich als stark und kompetent! Er spürt körperlich, wie er aus dem ohnmächtigen Zustand der Erstarrung (»Freeze«) in einen Kampfmodus (»Fight«) wechseln und so die Bedrohung selbstwirksam und aktiv abwehren kann. Wie wichtig dies gerade nach erlebten Traumata ist, beschreibt Peter Levine (2010) in seiner Traumatherapie »somatic experiencing«. In diesem Rollenspiel zeigt sich klar, wie stärkend dieser archetypische allmächtige Ego-State *Phantomias* für Raphael ist. Kinder wechseln viel schneller und selbstverständlicher zwischen bewusstem Wachzustand und Trance hin und her. Ebenso gehen sie leichter und natürlicher in Kontakt mit Ego-States. Das Ausagieren auf der Körperebene geschieht spontan, da Kinder es gewohnt sind, sich mit dem Körper und im Spiel auszudrücken.

In der nächsten Sitzung laminieren wir *Phantomias*, sodass Raphael ihn immer mit sich herumtragen kann. Mir fällt auf, dass Raphaels Tic viel stärker und häufiger geworden ist. Wir definieren den *vierten Schritt*: Raphael will die Angst vor den Yu-Gi-Oh!®-Karten überwinden, die ihn immer noch plagt. Um dies zu erreichen, zeige ich ihm einige »Heilpunkte« aus der energetischen Psychotherapie

(Benesch 2006; Bohne 2010), die er selber klopfen kann. Er wird durch das Klopfen ruhiger. In einer Trance kreiert er seinen sicheren Ort: Er schwebt in einem Weltraumanzug, umgeben von einem blauen Energiefeld.

Nach den Sommerferien besucht Raphael jetzt die vierte Klasse. Er hat zwei Lehrerinnen, eine davon sei sehr streng, so erzählt er mir. Die neuropsychologische Abklärung hat ergeben, dass Raphael zwar hyperaktiv ist, dass Aufmerksamkeit und Impulskontrolle aber im Normalbereich liegen. Die sprachliche Entwicklung sei beeinträchtigt, die emotionale Entwicklung verzögert. Es wird die Weiterführung von Logopädie und Psychotherapie empfohlen, Letztere zur Förderung von Sozialkompetenz, emotionaler Entwicklung, Selbstständigkeit und Ausdauer, aber auch dafür, Ursachen für die motorische Unruhe und die Tic-Störung zu finden.

In der fünften Sitzung »erzählt« Raphael die Geschichte vom tapferen Ritter im Sandspiel: Den lieben Rittern und ihren Drachen gelingt es mit Mühe und Not, die Bösen, die in der Überzahl sind, trotz Sandsturm in einer erbitterten Schlacht zu besiegen. Sie sind zwar verletzt, doch ihre Wunden werden heilen. Ihr Mut wird mit einem goldenen Schatz belohnt. Ich fotografiere die diversen Szenen, schreibe die Geschichte auf, sodass wir sie beim nächsten Mal ins Therapiebuch kleben können.

Raphael fühlt sich offenbar zeitweise immer noch ohnmächtig und ausgeliefert, aber er zeigt auch Hoffnung, seine Ängste und Schwierigkeiten trotz aller Widrigkeiten eines Tages überwinden zu können. Er illustriert in dieser Sandgeschichte, dass wir, wenn wir Traumata verarbeiten und damit kämpfen, daran wachsen, stärker daraus hervorgehen können, »einen Schatz dazugewinnen«, wie dies Martin Seligman (2003) beschreibt.

2) Annäherung und Schaffung eines sicheren Zugangs zum Trauma

Unterdessen haben sich Raphaels Tics trotz seiner Fortschritte weiter verstärkt. Da ich unsere Beziehung mittlerweile als gefestigt und vertraut einstufe, spreche ich mit ihm in der sechsten Sitzung über seine Tics, ein Thema, das er bis dahin vermieden hat. Er stuft die Tic-Belastung auf 5,5 – zwischen 0 (Minimum) und 10 (Maximum) – ein. Ich zeige ihm, wie er mit »geistigem Karate« die Anspannung wie eine Dampflok ausatmen kann (Renner 2005, S. 252). Er ist einverstanden, dies täglich zu trainieren und zur Kontrolle Striche in sein Therapiebuch zu machen. In der siebten Sitzung kommen wir auf seine Hirnhautentzündung zu sprechen. Er beklagt sich über konstante Kopfschmerzen seit der Erkrankung. Wir üben, wie er seine Kopfschmerzen in seine rechte Faust bringen und durch Dampflokatmung ausatmen kann. In einer Trance geht er in die Zukunft (Zeitprogression) und erlebt, wie er seine Tics überwunden hat. »Da ist so ein ›Süßigkeitgefühl‹ (als ob man leckere Zuckerwaren schleckt) in Kopf und Bauch.«

Vor dem Zugang zum (vermuteten) Trauma möchte ich Raphael nochmals genügend Sicherheitserfahrungen vermitteln: einerseits durch besseres Kontrollieren seines Körpers, andererseits durch die erlösende Erfahrung, es geschafft zu haben.

In der achten Sitzung begleite ich ihn durch Zeitregression zur Meningitis und zum Spitalaufenthalt zurück. Raphael sieht sich selbst als damals *Achtjährigen* in panischer Angst hilflos daliegen, als die Krankenschwester kommt, um ihm die Infusionskanüle herauszuziehen (sie habe wegen Entzündungen zweimal neu angebracht werden müssen, erklärt mir der neuneinhalbjährige Raphael). Der *achtjährige Raphael* kann nicht sprechen, schüttelt den Kopf, will eigentlich »Nein!« schreien, bringt aber keinen Ton heraus. »Wir müssen den *achtjährigen Raphael* sofort retten! Kann dir jemand helfen, ihn so schnell wie möglich von dort wegzuholen?« Mithilfe von *Phantomias* schafft der Neuneinhalbjährige – der Raphael, der vor mir sitzt – den verzweifelten *achtjährigen Raphael* zuerst einmal raus aus dem Krankenhaus. »Jetzt macht euch alle drei auf den Weg zu einem Ort, wo sich der *achtjährige Raphael* ganz, ganz sicher fühlt! Ich weiß nicht, wie ihr dorthin kommt, ob ihr geht oder fliegt oder plötzlich einfach dort seid. Ich weiß nicht, ob es in der Nähe von deinem Ort ist oder ob er was speziell Sicheres für sich braucht. Lasst euch Zeit! Wichtig ist, dass er dort absolut sicher ist!« Raphael bringt *den Achtjährigen* zu einem sicheren Ort, den er neu kreiert: zu einem *blauen Planeten* mit einer Villa und einem Sauerstoffschutzschild rundum. Dann erkläre ich dem *Achtjährigen*, dass er fortan für immer dort bleiben darf, dass es ihm an nichts fehlen soll, damit er sich endlich von dieser furchtbaren Angst erholen und wieder unbeschwert in Sicherheit spielen kann, wie es sich für einen Achtjährigen gehört. Auch der neuneinhalbjährige Raphael fühlt sich nach dieser Trance besser.

In der folgenden Sitzung zeichnet Raphael den *blauen Planeten* in sein Therapiebuch und gestaltet ihn aus: Neben der Villa und dem Schutzschild gibt es auch ein Hallenbad und ein Raumschiff, eine Sonne, *Phantomias* auf einem Sockel, Wald, Wiese und Vögel (Abb. 36). Ich vergewissere mich noch einmal, dass der *achtjährige Raphael* weiß, dass er für immer auf dem *blauen Planeten* bleiben darf, sich nie mehr vor Kanülen zu ängstigen braucht und dass es ihm dort an nichts fehlen wird.

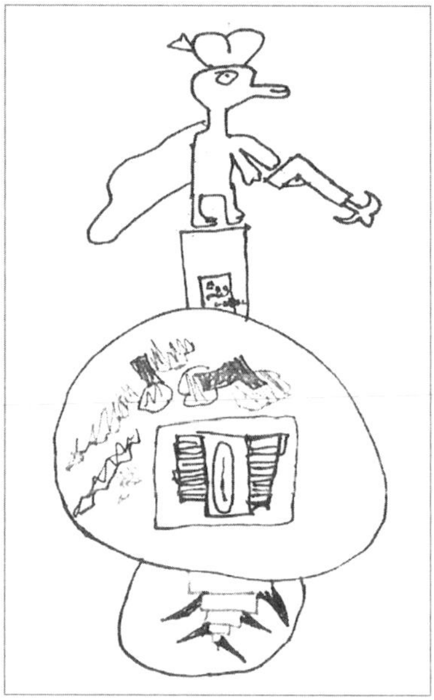

Abb. 36: Der blaue Planet

Damit die nachträgliche korrektive Erfahrung wirklich gelingt und hält, muss zuerst das »Nein!« des *Achtjährigen* gehört, verstanden und akzeptiert werden. Dann muss der traumatisierte, verletzte Ego-State gerettet werden, indem er an einen sicheren Ort gebracht wird. Wie die Rettung, die nachträgliche Korrektur bzw. der sichere Ort ausschauen, wer dabei hilft, was es genau braucht – das alles wird von Raphael kreiert. Ich begleite ihn lediglich durch offene Fragen oder Vorschläge. Es ist dabei wichtig, immer wieder nachzufragen, ob der Ort tatsächlich sicher genug ist, ob es an nichts mehr fehlt und ob der verletzte Ego-State wirklich gut versorgt ist. Ferner ist das Gestalten des sicheren Ortes – durch Zeichnen, Collage, Modellieren, figürliches Darstellen im Sandkasten oder im Raum, etwa durch Hüttenbauen – von zentraler Bedeutung, damit er in möglichst vielen Sinneskanälen verankert ist. Wichtig ist auch das Anbringen einer absolut sicheren Grenze, hier dargestellt durch den Schutzschild. Am sicheren Ort soll man sich rundum wohlfühlen, deshalb darf es einem dort an nichts fehlen. Daher gibt es auf dem *blauen Planeten* eine Villa, ein Hallenbad, Natur und Tiere. Auch tröstende und beschützende Wesen, wie *Phantomias,* den Raphael wie eine Statue auf einen Sockel stellt, um dessen Wichtigkeit zu unterstreichen, gehören dazu. Der sichere Ort ist konkreter geworden und gefestigt.

3) Reparatur und Auflösen der traumatischen Erfahrung

Während der folgenden Weihnachtsferien erhalte ich eine E-Mail von der Mutter mit der Mitteilung, dass Raphaels Tics verschwunden seien. Er sei ruhiger und ausgeglichener, erledige seine Hausaufgaben selbstständig. In den folgenden zwei Sitzungen zeichnet Raphael den *blauen Planeten* nochmals im Kleinformat zum Laminieren, sodass er ihn immer bei sich tragen kann. Diesmal fügt er einen Fischteich hinzu, der gegen Angst hilft. Ich frage den *Achtjährigen* nach seinem Befinden: Es gehe ihm besser, er schüttle seinen Kopf nicht mehr, und die Schmerzen seien fast weg. Zwei weitere Schritte sind geschafft.

In der zwölften Sitzung kommen wir auf Raphaels Angst vor Gespenstern zu sprechen. Ich erzähle ihm von einem sechsjährigen Jungen, der sich – genau wie Raphael – furchtbar geängstigt hatte vor Geistern im Dunkeln. Dem Jungen war dann ein Buch über die Natur von Gespenstern in die Hände gefallen; dort stand drin, dass Gespenster Spaß haben und sich freuen, solange sie Leuten, vor allem Kindern, Angst einjagen können. Gelinge ihnen dies aber nicht, werde es ihnen langweilig, und sie seien frustriert. Also hatte der Junge eines Tages die Idee, die Geister zu ärgern, und zwar, bevor sie ihn ängstigen konnten. Er ging zum Beispiel in sein Zimmer und begrüßte die Geister ganz fröhlich: »Hallo, liebe Geister, wo seid ihr denn? Kommt ihr mit mir frühstücken morgen früh? Was esst ihr denn gerne zum Frühstück?« Darüber ärgerten sich die Gespenster so sehr, dass sie sich fortan nicht mehr zeigten! (Hammel 2006, S. 77). Raphael hört mir ganz aufmerksam zu. Dann zeichnet er einen neuen inneren Helfer, den *Stegosaurus-Schlange-Drachen* (Abb. 37), der ihn beim Gespensterärgern unterstützen kann. Auch ihn laminieren wir. Dann besprechen wir den nächsten und letzten Schritt auf seinem Therapieweg: Raphael möchte sich noch ein bisschen sicherer fühlen.

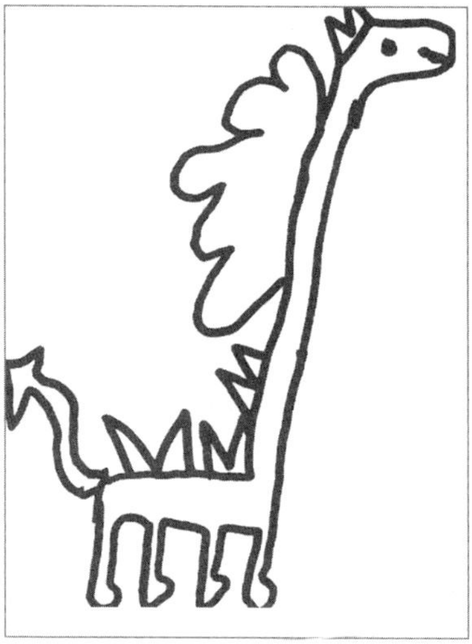

Abb. 37: Stegosaurus-Schlange-Drache

Die Reparatur der traumatischen Erfahrung besteht hier darin, dass der traumatisierte *achtjährige* Raphael nach dem Zugang zum Trauma aus Ohnmacht und Erstarrung befreit und zum sicheren *blauen Planeten* gebracht wird. Dieser Planet wird im Verlauf der Therapie ausgebaut und gefestigt, bis alle Bedürfnisse des *achtjährigen* Raphael vollumfänglich befriedigt werden und er optimal versorgt ist (Reddemann 2001). Erst dann ist die korrektive Erfahrung vollständig und gelungen. Dazu braucht es manchmal mehrere Interventionen, wie wir sehen werden.

Beim nachfolgenden Elterngespräch stellen wir fest, dass Raphael die wichtigsten Therapieziele erreicht hat: Er ist selbstbewusster, unabhängiger geworden, Tics und Schlafprobleme sind verschwunden, und er hat mittlerweile zwei gute Freunde dazugewonnen. Wir können also langsam daran denken, die Therapie zu beenden.

Als ich in der folgenden Stunde Raphael darauf anspreche, sagt er deutlich, dass er weiter in die Therapie kommen wolle.

4) Integration und Entwicklung einer neuen Identität

In der 16. Sitzung sind Tics und Kopfschmerzen wieder da. Raphael hat sich den Fuß verstaucht und musste wieder ins Spital zum Röntgen, was ihm große Angst eingejagt hat. »Das muss schlimm gewesen sein für dich! – Wollen wir mal schauen, was es jetzt braucht?« Raphael nickt. In einer Trance begleite ich ihn zum *blauen Planeten*. Der *Achtjährige* ist dort und erklärt, das Kopfschütteln sei wiedergekommen, weil Raphael ins Krankenhaus musste. Er habe sich damals bei der Meningitis auch so gefürchtet wie jetzt beim Röntgen: Man habe ihm ein ekliges Gel auf den Bauch geschmiert. Nachdem ich dem *Achtjährigen, der Angst vor dem Röntgen* hat, viel Verständnis gezeigt und sein Leiden und die Angst gewürdigt habe, begleitet Raphael *den Achtjährigen, der Angst vor dem Röntgen hat*, gemeinsam mit *Phantomias* ebenfalls zum *blauen Planeten*.

Danach ist das Kopfschütteln weg, jedoch in der 18. Stunde wieder da. Raphael wurde beim Spiel aus Versehen von einem Stein am Kopf getroffen, die Wunde musste im Krankenhaus genäht werden. Der *Achtjährige* erklärt, dass Raphael seinen Kopf so lange schütteln müsse, bis die Wunde verheilt sei. »Solange es Raphael wehtut, muss er ›Nein‹ sagen!« Darauf nimmt das Kopfschütteln stetig ab. Bevor die Tics aber ganz verschwinden können, rennt Raphael in der Schule an einen Türrahmen und erleidet eine Gehirnerschütterung. Er muss eine Nacht im Krankenhaus verbringen. Er sei eigentlich erleichtert gewesen, dass es »nur« eine Gehirnerschütterung gewesen sei, da er eine Hirnblutung befürchtet habe, erklärt er mir in der nächsten (20.) Stunde. »Pass auf, Raphael, mir fällt auf, dass du dich in den letzten Wochen überdurchschnittlich häufig verletzt hast. Vielleicht gibt es einen Grund dafür. Wollen wir mal schauen, ob wir was rausfinden?« Raphael ist einverstanden. Ich begleite ihn zum *blauen Planeten* und frage ihn, ob er zuhören oder einfach auf dem *blauen Planeten* spielen und seine Ruhe haben möchte, wenn wir nach dem Grund suchen. Er will zuhören. Dann frage ich: »Gibt es einen Teil, der damit zu tun hat, dass Raphael sich in letzter Zeit öfter verletzt hat?« Raphael antwortet mit fester Stimme: »Ja!« Ich frage nach Alter, Geschlecht und Funktion des Teils. Zum Vorschein kommt ein *zehnjähriger Junge*. Er ist seit zwei Monaten bei Raphael (als er zehn Jahre alt wurde), seit dem Moment, als Raphael sich den Fuß verstaucht hat. Er sorgt dafür, dass Raphael nicht so oft in die Schule muss, denn er fürchtet sich vor Misserfolg.

Auf die Frage, was er denn brauche, damit es ihm bessergehe, bringt Raphael ihn auch zum *blauen Planeten* mit der Villa. Dort fühlt auch er sich sicher und kann mit dem Produzieren von Unfällen aufhören. Er hat jedoch immer noch ein bisschen Angst vor Krankenhäusern. Raphael gibt ihm zum Schutz einen *Engel* namens *Raphael*! Jetzt erst fühlt sich der *zehnjährige Junge* sicher.

Dieser Therapieabschnitt zeigt eindeutig, dass eine weitere Runde »Sicherheit und Stabilisierung« notwendig war. Durch die erneute Konfrontation mit dem Krankenhaus wurde einerseits ein weiterer traumatisierter Aspekt des *achtjährigen*, an Meningitis erkrankten *Raphael* an die Oberfläche gerufen, nämlich *der Achtjährige, der Angst vor dem Röntgen hat*, dessen Ohnmachtserfahrung und Panik beim Röntgen ebenfalls nachträglich korrigiert werden mussten, indem wir ihn retteten und zum *blauen Planeten* brachten. Andererseits ist ein neuer Ego-State entstanden: der *zehnjährige Junge*! Da ich vermute, dass dieser Teil unbewusst ist, lasse ich Raphael die Wahl, ob er zuhören will oder nicht, und spreche den Ego-State direkt an. *Der zehnjährige Junge* (er hat keinen Namen, will einfach *der Zehnjährige* genannt werden) findet es toll, durch die Verletzungen eine Sonderstellung zu erhalten und nicht so oft zur Schule zu müssen. Auch er ist aber aus Angst vor dem Krankenhaus entstanden. Diese Angst verschwindet erst durch das Verleihen eines weiteren mächtigen Ressourcen-Ego-States: des *Engels Raphael*.

Zwei Sitzungen später ist Raphael stolz, dass er alle Therapieziele zur vollen Zufriedenheit erreicht hat. Er ist nun bereit, die Therapie abzuschließen. Einmal mehr bin ich beeindruckt, wie genau Kinder spüren, wann der Zeitpunkt zum Beenden einer Psychotherapie gekommen ist. In der 23. und letzten Sitzung – weniger als ein Jahr nach Behandlungsbeginn – feiern wir den großen Erfolg mit einem Rückblick, seinem Lieblingsspiel und Kuchen. Er darf sein Therapiebüchlein mit nach Hause nehmen.

Im abschließenden Gespräch einige Wochen später versichern mir beide Eltern, dass sie kaum glauben können, wie sehr sich Raphael in nur einem Jahr verändert und entwickelt habe und wie glücklich sie damit seien. Raphael habe das Therapiebüchlein in den Urlaub nach Italien mitgenommen. Neben dem Schlagzeugspielen habe er auch angefangen zu malen und zu zeichnen, bastle viel und habe in Italien sieben Bücher gelesen. Das Kopfschütteln sei ganz verschwunden, er habe auch keine anderen Tics mehr. Laut Lehrpersonen sei er gut integriert in seiner Klasse, und alles laufe bestens mit ihm. Als

Nebenwirkung der neuen Selbstsicherheit gebe es zwar mehr Auseinandersetzungen zu Hause, jedoch sei Raphael nun offen dafür, könne auch mal Fehler zugeben und sich entschuldigen. Die Eltern haben von sich aus ein Elterntraining begonnen.

Raphael ist sicher und selbstbewusst geworden; die verletzten oder geschwächten Ego-States sind geschützt und versorgt, die inneren Spannungen und Konflikte gelöst. Durch diese *Integration* und Heilung hat Raphael eine neue *Identität* erlangt: die eines gesunden, zehnjährigen Jungen.

Auch drei Jahre später schreiben mir die Eltern, Raphael gehe es sehr gut. Er sei mittlerweile in der Sekundarschule und habe tolle Lehrkräfte, sei offen und selbstbewusst geworden. Wenn es ihm mal nicht so gut gehe, komme es vor, dass sich wieder Tics (»aber nicht Kopfschütteln«) bemerkbar machen, aber das verschwinde jeweils innerhalb weniger Wochen wieder.

Ego-State-Arbeit und EMDR – eine gute Verbindung

Malene Budde und Bärbel Benzel

In diesem Beitrag soll anhand von Fallvignetten die Verknüpfung von Ego-State-Arbeit mit Mädchen und Jungen und EMDR veranschaulicht werden.

Unserem Ego-State-Ansatz legen wir die Definition von Watkins und Watkins (2003) zugrunde, nach der das Ich als ein organisiertes Erfahrungs- und Verhaltenssystem einer Anzahl von Ego-Zuständen beschrieben wird. In unserem Verständnis heißt dies, dass es ein state-spezifisches Körperempfinden, Gefühl, Verhalten, Denken gibt. Es gibt eine Unterscheidung zu einer Selbst- oder Objektrepräsentanz oder einem Übertragungsphänomen. Beschrieben wird ein komplexes neuronales Netzwerk als Cluster von Beziehungserfahrungen, entstanden auf einem Übererregungskontinuum bis hin zu einem Dissoziationskontinuum in Korrelation zu Schwere, Dauer und Lebensalter (vgl. Perry a. Pollard 1998; Perry u. Szalavitz 2008).

Wir können regelhaft Ego-States bei Mädchen und Jungen finden: Oft gibt es einen Beschützerin- oder Helfer-State, einen Kämpferin-State, mit Tätern oder Täterinnen loyale oder identifizierte States, verletzte oder verzweifelte jüngere States, generell bedürftige jüngere States und nicht selten somatische oder emotionale States, solche, die nur ein spezifisches Körperempfinden oder eine Emotion tragen.

Bei Erwachsenen und durchaus auch bei Jugendlichen ist die kognitive, reflektierende Ebene meistens ganz gut ausgebildet. Der Ego-State-Ansatz ist hier hilfreich dabei, die eigene innere Unterschiedlichkeit, Ambivalenz, verschiedene Gefühlszustände usw. gut verstehbar zu machen und Lösungsansätze entwickeln zu können.

Je jünger Mädchen und Jungen sind, desto fließender sind die Übergänge zwischen den States. Alter, Entwicklungsstand und emotionale Reifung bestimmen die Möglichkeiten der Bewusstwerdung wie auch das explizite Wissen über vorhandene States. Verunsicherung, Angst und Scham hinsichtlich des real Erlebten und der Folgen stehen nicht selten bei der Abwehr im Vordergrund und führen zu einem starken Vermeidungs-State.

Früh traumatisierte Kinder wirken manchmal in bestimmten Situationen wie »emotional eingefroren«, ein lebendiges, gut vernetztes

Selbst scheint sich nicht gebildet zu haben. Vielmehr steht z. B. ein autonomer, machtbewusster, kontrollierender State im Vordergrund (Kämpfer-State, Einzelgänger-State), erlebt keinen Mangel, kein Defizit, und die mitschwingenden, flexibleren Bereiche in den Kategorien Lust, spielerische Neugier, Mitgefühl bis hin zu Angst und Trauer finden kein Erleben und keinen Ausdruck. Denkstil und Verhalten wirken rigide, in Stressituationen bleiben Regression, Notautonomie oder dissoziative Zustände als Bewältigungsmechanismen. Angst als Leitaffekt wirkt als persönliche Warnung und fördert Fluchtverhalten und Vermeidung.

Je komplexer und anhaltender eine Traumatisierung und je weniger Unterstützung da ist, desto notwendiger ist Dissoziation als Überlebensmechanismus, und desto abgegrenzter und differenzierter entwickeln und zeigen sich Ego-States.

Schon in der ausführlichen Anamnese lassen familienbiografische und individuelle Besonderheiten mögliche Ego-States vermuten. Im therapeutischen Kontakt mit den Mädchen und Jungen versuchen wir, Hinweise auf Ego-States zu erfragen, nutzen das therapeutische Spiel zur Diagnostik und orientieren uns anamnestisch an der Entwicklungspsychologie, Bindungstheorie und Neurobiologie, um Ego-States zu identifizieren (Bonney 2011; Bowlby 2001; Brisch 2011a, b; Grossmann u. Grossmann 2005; Holmes 2012; Rass 2011). Hierbei achten wir besonders auf frühe Ereignisse und möglicherweise somatoform ausgebildete States. Eine genauere diagnostische Abklärung ist über die angegebenen Fragebogen im Bereich Traumatisierung und Dissoziation[27] möglich, in denen insbesondere Fragen, die auf Ego-States hinweisen, relevant werden.

Bei berichteter oder angenommener Traumatisierung verknüpfen wir den Ego-State-Ansatz mit dem neurobiologischen Konzept von Perry und Pollard (1998), die mit dem neurosequenziellen Modell

27 Screening- und Diagnoseinstrumente bei Vermutung einer posttraumatischen Belastungsstörung (PTBS) oder einer dissoziativen Störung:

- CDC (Children's Dissociative Checklist von Putnam)
- C-DES (Skala für dissoziative Erfahrungen für Kinder)
- A-DES (Skala für dissoziative Erfahrungen für Jugendliche)
- Fragebogen zu somatogener Dissoziation KJ (Hauck u. Hiller)
- PTSS-C (Skala für PTBS-Symptome bei Kindern)
- PROPS/CROPS (PTBS-Symptomatik Kinder-/Elternfragebogen)
- Child PTSD Reaction Index.

Alle Bogen sind zu finden unter: http://www.kindertraumainstitut.de/de/Materialien/ [9.12.2013].

eine direkte Verbindung zwischen hirnphysiologischer (bereits pränataler) Entwicklung und (früher) Traumatisierung schaffen. Gesunde Entwicklung findet entlang den jeweiligen kindlichen Reifungsphasen statt und baut aufeinander auf. Wenn es Störungen gibt, kann dies zu erheblichen Beeinträchtigungen und Blockaden führen. Konkret bedeutet dies, dass bestimmte Erfahrungen und Erlebnisse eben nur auf der dazugehörenden Entwicklungsebene antizipiert oder verarbeitet werden können. Erleben Babys und Kleinkinder Gravierendes, können sie zunächst nur auf einer physiologischen, somatischen und erst später auch affektiven und emotionalen Ebene reagieren. Erst im Grundschulalter sind kognitive Fähigkeiten und Möglichkeiten vorhanden.

Für unsere Ego-State-Arbeit heißt dies, dass wir immer annehmen und miteinbeziehen, dass, je jünger Mädchen und Jungen extreme Erfahrungen machen mussten, sie umso eher psychosomatische und physiologische States ausgebildet haben, die mehr oder weniger autonom agieren, wenn sie auftauchen. Wir können also, wenn ein früh traumatisiertes Kind über dysfunktionale oder mangelnde Regulationsmöglichkeiten verfügt, wenig über kognitive Ansätze erreichen. Ist die Selbstregulation in den basalen Bereichen, wie Körpergrundspannung, Atmung, Herzfrequenz, Schlaf-, Wachrhythmus etc., entsprechend beeinträchtigt, sind nonverbale, erlebens- und körperorientierte Zugänge notwendig.

EMDR (Eye Movement Desensitization and Reprocessing) ist eine inzwischen gut etablierte psychotherapeutische Methode, die zunächst zur Behandlung von akuter Traumatisierung und komplexer posttraumatischer Belastungsstörung (PTBS) entwickelt wurde (Rost 2008; Tinker u. Wilson 2006). Mittlerweile wird diese Methode auch bei Angststörungen, Schmerzstörungen und Depression angewandt. Im Rahmen eines Standardprotokolls oder modifizierter Behandlungspläne werden (traumatische) Erinnerungen aus der Vergangenheit durch Arbeit mit aktuellen Auslösereizen und mithilfe bilateraler, alternierender Stimulation bearbeitet. Durch diese Stimulation visueller, akustischer oder taktiler Art soll die traumabedingte Dissoziation von Wahrnehmung, Gedanken, Gefühlen und Körperempfindungen aufgehoben werden.

Besonders bei der Arbeit mit jüngeren Kindern bieten sich zur Unterstützung des Verarbeitungsprozesses Malen, die 4-Felder-Technik, Traumageschichten, das Labyrinth u. Ä. an (vgl. EMDRIA Deutschland 2010).

Sowohl der Ego-State-Ansatz als auch EMDR sind hilfreiche Behandlungsmöglichkeiten bei bestimmten diagnostischen Befunden und therapeutischen Überlegungen. Insbesondere bei sehr frühen beeinträchtigenden Erfahrungen mit somatischen States und einer dissoziativen Symptomatik erweist sich eine Verknüpfung beider Methoden als ausgesprochen hilfreich.

Dazu jetzt aus der Praxis zwei Fallbeschreibungen zur Verbindung von Ego-State-Therapie und EMDR.

Die Wahl fiel auf einen Jungen mit einer Symptomatik, die in einer psychotherapeutischen Praxis für Kinder und Jugendliche eher alltäglich ist, und auf ein Mädchen, die Folgestörungen nach extremen traumatischen Erfahrungen in frühester Kindheit entwickelt hat.

Tobias, 14 Jahre (M. B.)

Die Ego-State-Bildung fand überwiegend durch Introjektion und Mikrotraumatisierung während der Zeit früher Bindungserfahrung statt. Diese frühe Form der Beziehungstraumatisierung mit Zuständen von innerem Stress, Ohnmacht und Hilflosigkeit kann von außen unsichtbar sein und entsprechend in den Folgeerscheinungen nicht wahrgenommen und angemessen diagnostiziert werden. Beispiel implizites Gedächtnis: Ein zweijähriges Kind, ein Jahr zuvor deutlich misshandelt, erkennt auf Fotos den Schädiger nicht, reagiert aber mit körperlich messbarer Stressreaktion; Hoffer (1950) hat dafür den Begriff »silent trauma« geprägt.

Zur Vorgeschichte: Tobias ist zwölf Jahre alt, als wir uns kennenlernen. Er kommt zusammen mit seinen Eltern, weil Angst ihn seit einiger Zeit hindert, den Unterricht der siebten Klasse einer Gesamtschule weiter zu besuchen und die Schule mittlerweile mit Sanktionen droht.

Seine Eltern sind zum Zeitpunkt des Erstkontaktes seit anderthalb Jahren getrennt. Er und sein vier Jahre älterer Bruder leben überwiegend bei der Mutter, beide sind jedes zweite Wochenende und gelegentlich während der Woche beim Vater.

Die Angst von Tobias äußert sich in Unsicherheitsgefühlen bis hin zu Übelkeit, Erbrechen und starkem körperlichen Schwächeempfinden. Die recht ausgeprägte somatoforme Symptomatik deutet für mich auf eine möglicherweise frühe Entstehung hin.

In der Anamnese werden schon früh Ereignisse beschrieben, die Verunsicherung und Ängstlichkeit auslösen können:

- Vor der Schwangerschaft mit Tobias erlitt die Mutter eine Fehlgeburt in der 12. Schwangerschaftswoche.
- Krankenhausaufenthalt der Mutter, als Tobias gerade geboren war.
- Immer wieder längere Aufenthalte bei der Oma in den ersten zwei Lebensjahren.
- Diagnose multiple Sklerose bei der Mutter im ersten Lebensjahr von Tobias, die Diagnose ist bis heute geheim, Krankheitsschübe werden uminterpretiert; die Mutter leidet seit der Diagnosestellung gelegentlich an Panikattacken.
- Im vierten Lebensjahr wäre Tobias fast ertrunken.
- Unsicherheit in der elterlichen Paarbeziehung.

Beide Eltern sind selbst keine gut gefestigten Persönlichkeiten. Zu Therapiebeginn spielen Trennung, Erkrankung der Mutter und Unsicherheit am Arbeitsplatz des Vaters eine hervorgehobene Rolle.

Die erste Sequenz der Therapieplanung ist völlig am gegenwärtigen Alltag orientiert, mit dem Ziel eines baldigen Schulbesuchs.

Zur Stabilisierung dient die Imagination des sicheren Ortes, eine sandige, busch- und heckengeschützte Bucht an einem großen Fluss. Als Arbeitsort[28] entwickelt Tobias die Vorstellung eines Traumbootes, das er mithilfe seines Vaters, eines Bootsbaumeisters, gebaut hat. Aus diesem Bild lässt sich eine positive Identifikation mit dem beruflichen Vater ableiten und ebenfalls stärkend in den weiteren therapeutischen Verlauf integrieren. Das Boot, das Tobias beschreibt, ist lang und schlank und liegt sicher und ruhig, gut verankert auf dem Wasser eines Sees; Symbolik für Qualitäten, die der Vater im familiären Bereich kaum anbietet. Zu seiner Crew an Bord (innere Stärke, innere Helfer) gehören, entwickelt aus seinen Ressourcen, ein Fußballer, der der Spielmacher ist, und ein guter Koch, der nicht streng nach Rezept kocht, eigene Ideen hat und gerne was ausprobiert. Als Schutzengel ist »Gott« in der Figur aus dem Film *Bruce Allmächtig* beteiligt. »Gott« schütze allerdings nur bei Gefahr von außen, nicht von innen, diese Erfahrung habe er bereits gemacht. Durch diese Differenzierung gibt Tobias einen Hinweis auf sein schon aktiviertes Bewältigungspoten-

28 Die Installation des Arbeitsortes gibt dem »schwierigen« Material Platz und Raum. Der Arbeitsort kann somit tresorähnliche Funktion übernehmen, er verstärkt die kontrollierte Dissoziation, von ihm aus kann immer wieder zum sicheren Ort gependelt werden, und dieser bleibt einwandfrei geschützt und schützend.

zial und lässt erkennen, dass er Bedrohung von innen erlebt, für die er bisher keine Strategie entwickeln konnte. »Gott« wirkt helfend und rettend, als wir die Situation des drohenden Ertrinkens mit dem EMDR-Standardprotokoll bearbeiten.

Mithilfe der 4-Felder-Technik und des Labyrinths als Metapher für den inneren Raum, begleitet von bilateraler Stimulation (BLS), die Crewmitglieder mit guten Ideen im Hintergrund, wurde Tobias angeregt, aktiv eigene Lösungsideen für seine jetzigen Herausforderungen zu entwickeln. So konnte er in den Therapiestunden Zugang zu seinen Ressourcen und zu positiven Selbstanteilen herstellen und dem Empfinden von Hilflosigkeit imaginativ probehandelnd Selbstwirksamkeit entgegensetzen.

Zur Veranschaulichung: Tobias zeichnet »sein« Labyrinth, von dem man naturgemäß nicht weiß, was einen innen an Wendungen und Sackgassen erwartet, und er steht an dessen Eingang, zusammen mit seiner Angst, sich der Schule zu nähern. Sein Wunsch ist, dies problemlos zu können. An den Ausgang des Labyrinths zeichnet er die Schule. In seiner Vorstellung geht er von einem vorher definierten Punkt (Bushaltestelle) Richtung Schule, bis ein Bild, eine Vorstellung auf dem Weg auftaucht. Diesen Punkt kennzeichnet er im Labyrinth und beschreibt oder malt, was da ist (Gedanken, Gefühle, Körperempfindungen, Interaktion). Er überlegt selbst oder fragt seine Crew, wie es weitergehen könnte (Ressourcenorientierung, Selbstwirksamkeit). Gibt es eine Idee, setzt er sich wieder in Bewegung und geht, während er jeden Schritt mit rechts/links alternierendem Klopfen auf die Beine begleitet, durch das Labyrinth, bis das nächste Bild auftaucht, usw. Hat er den Ausgang, in diesem Fall die Schule, erreicht, wird mit allen Sinneskanälen (VAKOG: visuell, auditiv, kinästhetisch, olfaktorisch, gustatorisch) und Körperempfindungen die aktuelle Befindlichkeit erforscht und werden die zugehörigen Gedanken erfragt. Je nach Ergebnis und Zustand entwickelt sich die psychotherapeutische Arbeit entsprechend weiter.

Für die 4-Felder-Technik werden ein oder nach Bedarf mehrere DIN-A4-Blätter durch horizontale und vertikale Faltung geviertelt. Zunächst wird in das erste Feld eine Ressource gemalt, zu der im Laufe des Prozesses immer wieder zurückgekehrt werden kann. In das zweite Feld wird als Ausgangsmaterial eine traumatische Erinnerung, eine irrationale negative Überzeugung, ein Trigger oder eine negative Zukunftsprojektion gemalt. Die folgenden Felder bieten Raum für die

Veränderungen während des Stimulationsprozesses. Die Externalisierung mithilfe der Bilder und die beständige Möglichkeit der Rückkehr zur sichtbaren Ressource erlaubt eine schonende Belastungs-/Traumabearbeitung.

Eine Bilderserie von Tobias im Rahmen der 4-Felder-Technik beginnt mit dem Fußballer und dem Koch als seinen Helfern, die zusammen in der Hängematte liegen (1). Das belastende Ausgangsbild zeigt ihn, sich morgens noch aus dem Bett heraus erbrechend (2). Nach einer Weile bilateraler Stimulation verändert sich das Bild, er sieht sich in der Schule, sehr nah umringt von Mitschülern und einem überragenden Lehrer (3). Ein kleines Nilpferd taucht auf (4). Tobias erinnert sich an dieses Kuscheltier, das ihn, als er klein war, oft getröstet hat, wenn er es im Arm hielt (eine spontane, dynamische Ressource). Er malt sich mit dem Kuscheltier im Arm (5). Er sieht sich alleine, als kleinen, verletzten Jungen, der vom Rad gestürzt ist und weint (Verknüpfung mit einem anderen noch wirkenden belastenden Ereignis, 6). Er sieht sich bei seinem Vater auf den Schultern sitzend (7). Sein Vater liegt im Krankenhaus, er, immer noch im Kindergartenalter, und seine Mutter unglücklich am Krankenbett (8). Wieder am Krankenbett, er hält einen Fußball und erzählt dem Vater von seinen Fußballspielversuchen und Balltreffererfolgen (9). Er in einer Gruppe Kinder, Fußball spielend (10). Ein Turnierspiel, er fühlt sich stark und stolz (11). Ein Bild mit seinen Freunden, sie gehen angeln, er ist fröhlich und zufrieden (12).

An dieser Stelle stärkt ihn weiter die unterstützende Rückkehr zum Ressourcenbild (von mir angeregt), die Ausgangssituation wirkt wie weit weg und nur noch belastend mit einem SUD (Subjective Units of Distress Scale/Grad der Belastung auf einer Skala von 0 bis 10) von 1.

Für die Zeit zwischen den Therapiestunden wählte Tobias Aufgaben, anhand deren er seinen Mut stärken würde.

Tobias war ernsthaft motiviert, konnte sich gut auf eine regelmäßige Realitätsprüfung einlassen und sich mit seinen Ressourcen verbinden. Nach fünf Wochen begann er sukzessive, den Schulbesuch wieder aufzunehmen. Nach sechs Monaten weiterer therapeutischer Arbeit an seinem Selbstbild, seinem Konfliktverhalten, seinen Fähigkeiten empfand er seinen schulischen und Freizeitalltag als ausreichend normal, um ohne weitere Therapie auszukommen. Die Eltern hatten eine ähnliche Einschätzung.

So beendeten wir vorerst die Behandlung, zumal die familiäre Lebenssituation emotional nicht ausreichend sicher dafür war, sich in einem direkt anschließenden Therapieabschnitt frühen Erlebnissen zuzuwenden.

Als Tobias sich nach anderthalb Jahren, im Alter von 14, wieder meldete, war die häusliche Situation nicht wesentlich anders. Er hatte sich altersgemäß weiterentwickelt und mehr Sicherheit in seiner Identität und seiner Entscheidungs- und Handlungsfähigkeit im Alltag gewonnen; dennoch war der ängstliche frühe Ego-State wieder wirksam. Anlass für seinen erneuten Kontakt waren rezidivierend auftretende Ängste in Form von Bauchschmerzen, Übelkeit, morgendlichem Erbrechen. Aus diesem Grund war der Schulbesuch wieder nicht regelmäßig, zum späten Nachmittag hin trete Besserung auf. Die Beschwerden fasste er unter »das komische Gefühl« zusammen, unabhängig von äußeren Auslösern. Ich deutete das als Synonym für einen somatoformen State, als Ausformung sehr früher Unsicherheitserlebnisse.

Tobias konnte dieses komische Gefühl als graues, wolkiges Etwas visualisieren, das in seiner Magengegend wohnte und dem die Funktion zukam, ihn vor etwas zu warnen und ihn vor Überforderung zu schützen. Das waren zum jetzigen Zeitpunkt:

- Krebserkrankung und befürchteter baldiger Tod der Oma
- Trennung der Freundin von seinem Vater, er muss auf ihn aufpassen
- finanzieller Engpass der Mutter seit geraumer Zeit, er muss ihr helfen.

In Anknüpfung an die Arbeit der ersten Therapiesequenz ist es für Tobias möglich, sich im geschützten therapeutischen Rahmen, unter Wahrnehmung von Gefühlen und Empfindungen, jeder einzelnen Situation und der verknüpften Annahme oder Befürchtung zuzuwenden und ihren Realitätsgehalt zu überprüfen.

Diese Intervention diente zur Förderung der Regulationsfähigkeit, dem Erleben von Kontrolle und der Herstellung von Sicherheit im Außen.

Tobias stellt fest:

- Die Oma ist behandelt, es geht ihr wesentlich besser, und sie hat ihren normalen Alltag wieder aufgenommen.

- Der Vater kann sehr wohl auf sich achten und für sich sorgen.
- Die Mutter hat bereits einige konstruktive Lösungsansätze entwickelt, und Tobias erinnert sich, dass sie einen Freund hat, der ihr zur Seite steht, und er sich deshalb nicht sorgen muss.

Die jeweilige Information gibt er im Anschluss an jeden Teilschritt nach innen an das komische Gefühl, begleitet von bilateraler Stimulation, bis sich das komische Gefühl beruhigt hat und sich ein Gefühl von innerer Sicherheit einstellt.

Tobias kommt zu dem Schluss, dass diese Themen für ihn, den 14-Jährigen, gut zu bewältigen sind, und beschließt, da es im Moment keine weiteren konkreten Warnanlässe gibt, das komische Gefühl in Urlaub zu schicken. Er stellt sich als Ort eine weit entfernte, sonnige Insel vor, mit viel Sand und Wasser, und beschreibt den Aufenthalt dort, unterstützt durch bilaterale Stimulation.

Dieses Vorgehen dient der Herstellung von innerer Sicherheit für den vermuteten jüngeren State und als positive verbale Anerkennung der Funktion und Steuerungsfähigkeit dieses States.

In der nächsten Stunde berichtet er, dass es ihm deutlich bessergehe, ihm viel seltener übel sei und er den Schulbesuch wieder ausgeweitet habe. Am vollen Schulbesuch hindere ihn dennoch »das komische Gefühl«.

Es übernimmt weiterhin eine schützende Funktion und warnt vor Überforderung. Die Botschaften sind: »Ich kann das nicht«, »Es ist zu viel«, bezogen auf Anforderungen der Lehrer und empfundene Bedrängnis und Erwartungen durch Mitschüler. Hier kommen wir den Ursprungserfahrungen im frühen Lebensalter näher.

Wir wiederholen den Urlaubsort/sicheren Ort für das komische Gefühl, Tobias überprüft, ob es dort bleiben und entspannen kann, verankert durch bilaterale Stimulation. Anschließend sammle ich mit dem 14-Jährigen analog der Absorptionstechnik (EMDR)[29] Situationen, die – in der Schule, auf dem Fußballplatz, mit Freunden – den befürchteten Situationen ähneln und die er bewältigen konnte. Er betrachtet sie einzeln wie Filme, in denen er noch einmal sehen kann, *wie* er damals diese Ereignisse bewältigt hat und nacherleben kann, *wie* er

---

29 Bei der Absorptionstechnik werden drei positive Fähigkeiten, Erlebnisse oder ressourcenreiche Empfindungen mit einer als schwierig erlebten Situation verbunden. Das stellt bereits einen Übergang von der Stabilisierung zur Bearbeitung von belastendem oder traumaassoziiertem Material dar.

sich währenddessen und anschließend gefühlt hat und wie er auch körperlich spüren konnte, dass es ihm gelungen war. Jede einzelne Situation wurde durch bilaterale Stimulation verankert. Nachdem er sich an drei, vier Begebenheiten erinnert hat, fasst er sein augenblickliches Gefühl und Empfinden als stark, zuversichtlich, freudig kribbelig zusammen; in der Zukunftsprojektion ändert sich dieser Zustand mit Blick auf den weiteren Schulbesuch nicht; auch diese Sequenz wird wieder verankert durch bilaterale Stimulation.

Um jetzt noch die beiden angenommenen neuronalen Netzwerke zu verknüpfen, nutze ich eine Art erweiterte Absorptionstechnik, da das komische Gefühl aus jüngeren Tagen noch keine eigenen Erfahrungen bewusst zugänglich machen und verbinden kann. Damit das Netzwerk der »Hilflosigkeit« von damals sich verbinden kann mit dem Netzwerk aktueller positiver Erfahrungen, bitte ich Tobias, in seiner Vorstellung zur Insel zu gehen, das komische Gefühl zu besuchen und ihm diese Informationen zukommen zu lassen. Er nickt, dass sie in Kontakt sind, und durch bilaterale Stimulation wird der Kontakt begleitet.

Tobias gibt, das Vorgehen war abgesprochen, wieder ein Signal, als er sich von der Insel verabschiedet, und berichtet dann, dass die Informationen gut und erleichtert aufgenommen wurden. Und jetzt freue er sich richtig auf die Schule, fühle sich angenehm aufgeregt und empfinde Tatendrang. Wir verabreden ein Treffen in vier Wochen; bei diesem Treffen bestätigt er die positive Entwicklung und berichtet, dass er in den Ferien alleine nach Hongkong zu einem Onkel reisen werde.

Wieder fand eine partielle Bearbeitung der zugrunde liegenden Thematik statt – und Tobias konnte seine altersgemäße Entwicklung weiter fortsetzen.

Miriam, 14 Jahre (B. B.)

Mit Miriam, heute 14 Jahre alt, findet die jetzige Psychotherapie im Langzeitsetting schon seit vier Jahren statt. Bereits mit sechs bzw. sieben Jahren war sie für 50 Termine zur Therapie gekommen. Sie hatte als Baby schwerste Vernachlässigung erleiden müssen. Mit 13 Monaten wurde sie völlig unterkühlt und unterernährt ins Krankenhaus eingeliefert, verbrachte dort drei Monate, bevor sie zunächst in eine Übergangspflegestelle und von dort zur jetzigen Pflegefamilie kam. Es ist davon auszugehen, dass sie seit Beginn ihres Lebens keine sorgenden Bezugspersonen hatte, keinerlei gesunde Bindungen erleben konnte und bereits früh entsprechend vernachlässigt wurde.

Miriam ist ein Mädchen mit vielerlei Beeinträchtigungen: Lernbehinderung, Intelligenzminderung, extrem unangemessene aggressive Reaktionen (grundlose, völlig überzogene, üble Beleidigungen gegen die Pflegeeltern und den Pflegebruder) und zeitweise heftige psychosomatische Reaktionen (Kopfweh, Bauchweh, Überaufmerksamkeit für kleinste Verletzungen).

Als junges Kind zeigte das Mädchen sich sehr verwirrt ob der andauernden Sorgerechtsstreitigkeiten zwischen leiblichen Eltern, Jugendamt und Pflegeeltern und wusste lange Zeit nicht wirklich, wohin sie gehörte. So konnte in der ersten Sequenz der Behandlung ausschließlich stabilisierend gearbeitet werden. Nach einer Pause von gut drei Jahren war es leicht, an einer bereits entstandenen vertrauten Beziehung zwischen Therapeutin und Kind anzuknüpfen und schnell ein tragfähiges Arbeitsbündnis zu etablieren.

Methodisch ist bei früher und komplexer Traumatisierung grundsätzlich ein multimodaler Ansatz mit psychodynamischem Hintergrund angezeigt und notwendig. Die psychotraumatologischen Parameter Beziehungsaufbau, Stabilisierung, Ressourcenarbeit, Biografiearbeit unter Einbeziehung der erwachsenen Bezugspersonen (z. B. mithilfe des Adult Attachment Interview[30]) bilden hierbei die Grundlage. Eine gezielte, vorsichtige, schonende Bearbeitung der erlebten traumatisierenden Ereignisse gelingt mit Screentechniken und EMDR (bei jüngeren Kindern mithilfe von Narrativen, d. h., das Erlebte wird in therapeutisch nutzbare Geschichten gebettet und in die Biografie eingebunden; siehe u. a. Lovett 2000). Anstehende, aber auch neue Entwicklungsschritte sind dann zu beobachten, eine Integration erfolgt, Blockaden lösen sich auf, und das Leben verändert sich positiv.

Nach einer weiteren Phase der Stabilisierung und Ressourcenarbeit, auch mit bilateraler Stimulation zur Verankerung und Verstärkung, konnte bei Miriam über den Einsatz nur von EMDR nach dem üblichen Standardprotokoll wenig Symptomänderung erreicht werden. Die Ego-State-Therapie als eine sehr effektive Methode in der Behandlung komplexer, früher Traumatisierung brachte hingegen grundlegende Veränderungen und Verbesserung.

Hier gibt es bereits über die Symptomatik deutliche Hinweise, mit welchen Ego-States im Verlauf der weiteren Therapie möglicherweise gerechnet werden kann, es sind:

---

30 Zum Erwachsenen-Bindungs-Interview vgl. Gloger-Tippelt (2001).

- frühe psychosomatische States
- ein kämpferischer State
- bedürftige States.

Eine verlaufsdiagnostische Abklärung ergab hohe Werte für eine posttraumatische Belastung und deutlich erhöhte Werte im Bereich Dissoziation, sodass von einer PTBS in Verbindung mit DDNOS (dissoziative Störung nicht näher bezeichnet oder Ego State Disorder) ausgegangen werden kann.

Sehr schnell kann Miriam sich selbst in zwei Anteilen beschreiben: als »Senior-« und »Junior-Miriam«. Die eine ist sie im tatsächlichen Alter, die andere ist sie als 10 bis 13 Monate altes Baby. Für die »Kleine« ist es möglich, imaginativ versorgende Möglichkeiten zu etablieren. So gibt es in ihrer Vorstellung zwei Hasen, die bei ihr sind, und die Pflegemutter kommt, um sie zu wiegen, zu füttern und zu versorgen – »... alles, was so ein kleines Baby braucht ...«. Zusätzlich spielt und inszeniert sie im Therapieraum mit Puppen und anderen Materialien Versorgungsszenarien in bunter und vielfältiger Weise.

Miriams aggressiv-beleidigende Attacken sind parallel ständiges Thema, und sie kann erarbeiten, worum es hierbei geht: Sie reagiert ganz plötzlich wütend, ohne zu merken, wie sie da »hineinrutscht«, und kann dann niemanden mehr richtig sehen und nichts mehr kontrollieren.

Sie malt sich als »Wütende« (Abb. 38):

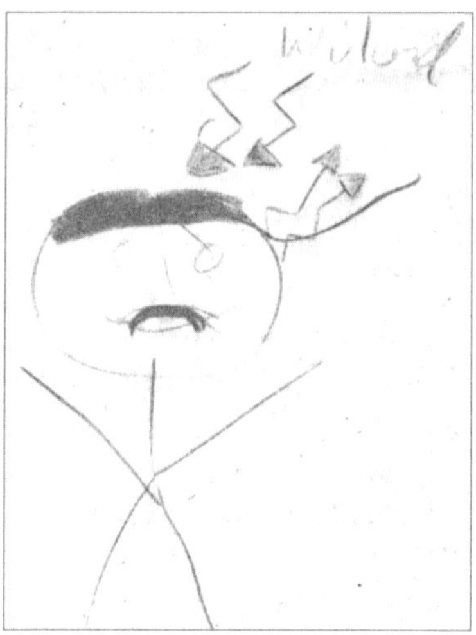

Abb. 38

Die »Wütende« ist das »Böse«. Sie bestimmt; sie hat einen Zauberspruch, mit dem sie kommen kann, und dann bestimmt sie alles. Das 14-jährige Mädchen (»Senior-Miriam«) kann dann nur noch zuschauen, aber nichts mehr tun und beeinflussen.

Wenn die »Böse« nicht in Aktion komme, dann sei sie »im Kopf, vorne hinter der Stirn«. Es sei »ganz schlimm dort«, das könne sie mir, der Therapeutin, gar nicht sagen. Schließlich gelingt es ihr trotzdem zu malen, wo sich die »Böse« befindet (Abb. 39). Gegenüber von ihr ist ein »fröhlicher« Anteil, ein Hinweis, dass da nicht nur das/die »Böse« ist!

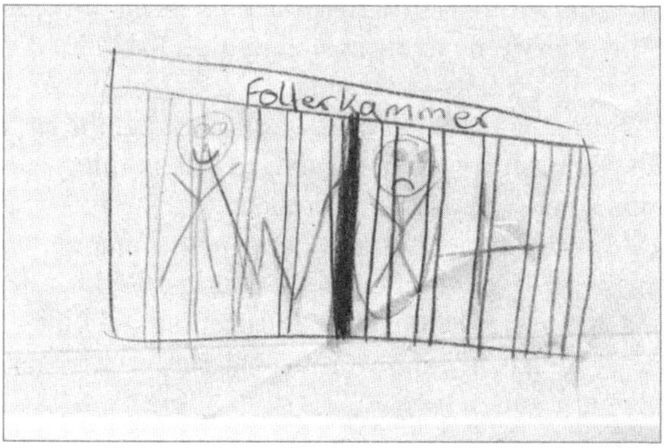

Abb. 39

Im weiteren Verlauf der Therapie geht es um die Schrecklichkeit der »Bösen« und darum, dass das Mädchen sie am liebsten los wäre (»... ich hasse die, ich möchte die schreddern ...«). Nach vielfältigen therapeutischen Interventionen, Erklärungen und Vorschlägen zum Thema Sicherheit und Versorgung ist es möglich, mittels innerer Vorstellungsbilder für die »Böse« einen anderen Ort zu etablieren: Sie lebt jetzt auf einer Wolke, auf der sie ein Klettergerüst und diverse andere Dinge zur Verfügung hat, sich austoben und von der aus sie alles beobachten kann. Aus der »Bösen« wird zunächst die »Helfende« und dann eine »Bodyguard«, die aufpasst und ganz gezielt in brenzligen Situationen eingreift, um Konflikte zu klären und das Mädchen zu schützen und zu verteidigen. Schließlich »zieht« die Bodyguard, die sich auch »Beschützerlein« nennt, nach Italien und hat es dort gut.

Diese positiven, konstruktiven Imaginationen wurden jeweils mit bilateraler Stimulation im langsamen Tempo verankert und damit nachhaltig verstärkt.

Ego-States des Mädchens:

- »Junior-Miriam«, ein kleines, zehn Monate altes Baby, das im Gitterbettchen liegt
- die »böse« Miriam, die in einer Folterkammer lebt, extrem wütend ist
- »Beschützerlein-Miriam«, die ursprünglich die »Böse« war, die die anderen immer angegriffen, beschimpft und beleidigt hat und die mittlerweile, nach einigen anderen Orten, in Italien lebt und aktuell immer dann auftaucht, wenn »Senior-Miriam« eine Beschützerin braucht.

Nach dieser mehrere Monate andauernden Ego-State-Arbeit konnte über eine Verbindung mit Elementen der klassischen EMDR – Absorptionsübung und Imagination/Visualisierung – eine Integration erreicht werden, die die Symptomatik weiter und nachhaltig reduzieren konnte:

- »Junior-Miriam« braucht Freude und Glück, die mit jeweils passenden Lebenssituationen, in denen das Mädchen dies erleben konnte, und paralleler bilateraler Stimulation verknüpft werden.
- »Senior-Miriam« bringt der Kleinen dies.
- »Beschützerlein« braucht Kraft. Auch für sie wird dies mit einer bereits erlebten Lebenssituation verknüpft, und sie bekommt es (inklusive bilateraler Stimulation).

Zusammen gehen sie alle drei nach Italien, an die Orte, die ihnen guttun. In Rom besuchen sie den Papst (Miriam ist sehr gerne Messdienerin in ihrer katholischen Gemeinde und dieser sehr verbunden), der sie segnet und ihnen die Botschaft mitgibt, dass sie wie eine kleine Familie zusammenhalten sollen (inklusive bilateraler Stimulation).

Laurenz und Bianco sind Hasen und Beschützer und Aufpasser, die ihrerseits bereits mutig, gelassen und stark sind.

Miriams Statement am Ende: Freude, Glück und Kraft seien ganz sicher angekommen, wie, das wisse sie nicht, aber sie wisse, dass es so sei und es total guttun werde.

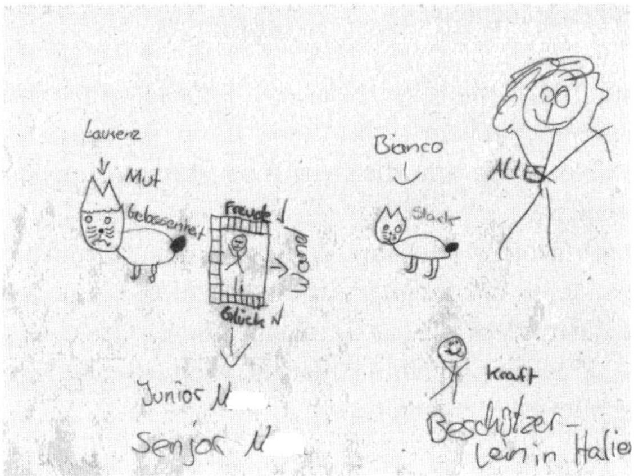

Abb. 40

Zum Schluss

Heranwachsende ab etwa zehn Jahren sind emotional und kognitiv differenzierter und vermögen von daher, auf einer abstrakteren Ebene zu reflektieren und mitzuarbeiten.

Je jünger Mädchen und Jungen sind, desto fließender sind die Übergänge zwischen den States. Alter, Entwicklungsstand und emotionale Reifung und auch die altersbedingte Nähe zu den kindlichen States bestimmen die Unmittelbarkeit und die Möglichkeiten der Bewusstwerdung sowie auch das explizite Wissen über vorhandene States.

Für die Therapie bedeutet dieser Umstand, dass die Symbolisierung, Externalisierung und Bearbeitung mithilfe von Handpuppen, Spielfiguren, Bildern und Geschichten umso bedeutender ist, je jünger die Kinder sind. Sprache wird einfacher, konkreter und unmittelbar beschreibender. Kommunikation und Aktion auf der direkten Handlungsebene gewinnen an Bedeutung, bis hin zu Situationen, in denen ein Als-ob-Spiel in konkretes Verhalten eines Ego-States münden kann (in Form von Regression, Aggression, Apathie o. Ä.). Begonnen als »Schule spielen«, entwickelt sich im Spiel eines sechsjährigen Mädchens zum Beispiel die Szene, dass das (medizinisch früh traumatisierte) Baby wütend alles und alle bekämpft und sich als mächtige Siegerin gemütlich obenauf legt (Abb. 41).

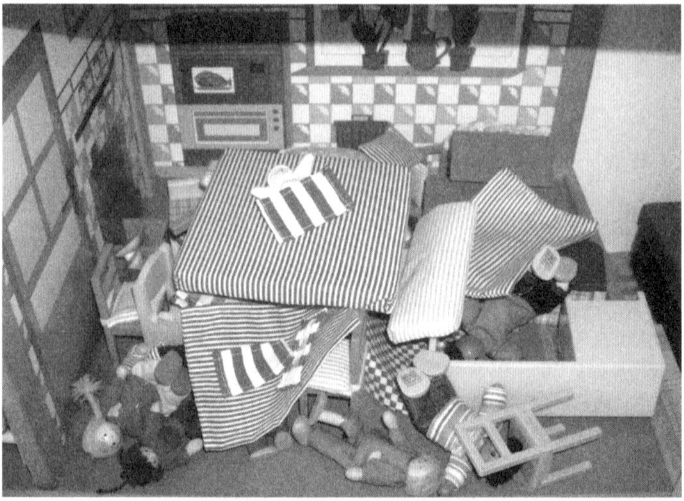

Abb. 41

In solchen Situationen übernimmt die Therapeutin real die einfühlende, verstehende, mentalisierende und integrierende Funktion. Das gibt die Möglichkeit, hilfreiche und unterstützende States konstruktiv und gezielt zu nutzen, und bietet die Gelegenheit einer Nachreifung und Veränderung der dysfunktionalen Wirkweise von States.

Literatur

Aichinger, A. (2006): Die Sehnsucht des kleinen Bären – Ein psychodramatischer Interventionsansatz mit Tierfiguren bei Kindern im Scheidungskonflikt. *Informationen für Erziehungsberatungsstellen* 1: 16–25.

Aichinger, A. (2010): Wofür das Eichhörnchen Handys sammelt – Psychodramatische Teilearbeit in der Erziehungsberatungsstelle. *Informationen für Erziehungsberatungsstellen* 1: 3–21.

Aichinger, A. (2012): Einzel- und Familientherapie mit Kindern. Kinderpsychodrama Bd. 3. Wiesbaden (Verlag für Sozialwissenschaften).

Aichinger, A. u. W. Holl (1997): Psychodrama – Gruppentherapie mit Kindern. Mainz (Matthias Grünewald).

Aichinger, A. u. W. Holl (2002): Kinder-Psychodrama in der Familien- und Einzeltherapie, im Kindergarten und in der Schule. Mainz (Matthias Grünewald).

Atkins, S. a. L. D. Williams (2007): Sourcebook in expressive arts therapy. Boone, NC(Parkway).

Beaulieu, D. (2005): Impact-Techniken für die Psychotherapie. Heidelberg (Carl-Auer), 5. Aufl. 2011.

Benesch, H. (2006): Gesunde Kinder mit EFT. Mit Klopfakupressur emotionale und körperliche Probleme lösen. München (Kösel), 2. Aufl. 2008.

Berk, L. E. (2005): Entwicklungspsychologie. München (Pearson Studium).

Berne, E. (1961): Transactionalanalysis in psychotherapy. New York (Grove).

Bierbaum-Luttermann, H. (2011): Mein Kopf, mein Bauch, mein Herz und ich. Lernen braucht Neugier und Kompetenzerleben. In: J. Kuhl (Hrsg.): Bildung braucht Beziehung. Freiburg (Herder), S. 148 ff.

Bliss, S. E. (1994): Ericksonian applications in the use of art in therapy. In: J. K. Zeig (ed.): Ericksonian methods. The essence of the story. New York (Brunner/Mazel).

Bohne, M. (2010): Bitte klopfen! Anleitung zur emotionalen Selbsthilfe. Heidelberg (Carl-Auer), 2. Aufl. 2011.

Bonney, H. (2011): Neurobiologie für den therapeutischen Alltag. Göttingen (Vandenhoeck & Ruprecht).

Bowlby, J. (2001): Frühe Bindung und kindliche Entwicklung. München/Basel (E. Reinhardt).

Brächter, W. (2010): Geschichten im Sand. Grundlagen und Praxis einer narrativen systemischen Spieltherapie. Heidelberg (Carl-Auer).

Brisch, K. H. (2011a): Bindungsstörungen: Von der Bindungstheorie zur Therapie. Stuttgart (Klett-Cotta).

Brisch, K. H. (2011b) (Hrsg.): Bindung und frühe Störungen der Entwicklung. Stuttgart (Klett-Cotta).

Buchalter, S. I. (2004): A practical art therapy. London (Jessica Kingsley).
Chapman, L. (2004): Sternenschweif. 2: Sprung in die Nacht. Stuttgart (Kosmos). [Engl. Orig. (2002): My secret unicorn. Dreams come true. London (Puffin).]
Da Silva, J. a. E. Fritz (2012): The experiences of educational psychologists who utilise ego-state therapy to address dissociation in adolescents. *The South African Journal of Psychology* 42 (2):169–181.
Dilts, R., T. Hallboom u. S. Smith (2006): Identität, Glaubenssysteme und Gesundheit. Paderborn (Junfermann).
Dowell, S. (2012): Footprintings. Verfügbar unter: www.footprintings.com [19.19.2013].
Dudler, A. u. E. Neumann (1996): Das innere Theater der Seele»Inszenierungen« in der Einzeltherapie. *Psychodrama* (1): 63–92.
Eaton, L. G., K. L. Doherty a. R. M. Widrick (2007): A review of research and methods used to establish art therapy as an effective treatment method for traumatized children. *The Arts in Psychotherapy* 34: 256–262.
EMDRIA Deutschland e. V. (Hrsg.) (2010): *Rundbrief* (Jubiläumsausgabe).
Frederick, C. (2007): Ausgewählte Themen zur Ego-State-Therapie. *Hypnose* 2 (1 + 2): 5–100.
Frick-Baer, G. (2009): Aufrichten in Würde. Neukirchen-Vluyn (Affenkönig).
Fritzsche, K. (2010): Das Utilisationsprinzip in der Ego-State-Therapie: Wie lassen sich Persönlichkeitsanteile kreativ für Veränderungsprozesse nutzen? *M.E.G.A.PHON* (43): 6–10.
Fritzsche, K. (2013): Praxis der Ego-State-Therapie. Heidelberg (Carl-Auer).
Fritzsche, K. u. W. Hartman (2010): Einführung in die Ego-State-Therapie. Heidelberg (Carl-Auer).
Gersons, B. P. R. (2010): Abschiedsrituale in der Behandlung Posttraumatischer Belastungsstörungen. In: O. van der Hart (Hrsg.): Abschiedsrituale. Paderborn (Junfermann).
Gloger-Tippelt, G. (Hrsg.) (2001): Bindung im Erwachsenenalter. Ein Handbuch für Forschung und Praxis. Bern (Huber).
Gontard, A. von (2007): Theorie und Praxis der Sandspieltherapie. Ein Handbuch aus kinderpsychiatrischer und analytischer Sicht. Stuttgart (Kohlhammer).
Grawe, K. (2004): Neuropsychotherapie. Göttingen (Hogrefe).
Grossmann, K. u. K. Grossmann (2005): Bindungen – das Gefüge psychischer Sicherheit. Stuttgart (Klett-Cotta).
Hammel, S. (2006): Der Grashalm in der Wüste. Nierstein (Impress).
Hartman, W. (1995): Ego state therapy with sexually traumatized children. Pretoria, RSA (Kagiso).
Heine, H. (2000a): Der Club. München (Middelhauve).
Heine, H. (2000b): Der Boxer und die Prinzessin. München (Middelhauve).
Herman, J. (2003): Die Narben der Gewalt. Traumatische Erfahrungen verstehen und überwinden. Paderborn (Junfermann).

Hoffer, W. (1950): Oral aggressiveness and ego development. International Journal of Psychoanalysis XXXI: 31–47.
Holmes, J. (2012): Sichere Bindung und Psychodynamische Therapie. Stuttgart (Klett-Cotta).
Holtz, K. L. u. S. Mrochen (2009): Einführung in die Hypnotherapie mit Kindern und Jugendlichen. Heidelberg (Carl-Auer), 2. Aufl.
Holtz, K. L., S. Mrochen, P. Nemetschek u. B. Trenkle (Hrsg.) (2007): Neugierig aufs Großwerden. Praxis der Hypnotherapie mit Kindern und Jugendlichen. Heidelberg (Carl-Auer), 3. Aufl.
Hudson, L. (2009): Scripts & strategies in hypnotherapy with children. Wales (Crownhouse).
Hunter, C. R. (2006): Client-centered parts therapy. *European Journal of Clinical Hypnosis* 6(4): 22–27.
Kalff, D. (1966): Sandspiel. Seine therapeutische Wirkung auf die Psyche. Zürich (Rascher).
Knill, P. J. (2006): Soul nourishment, or the intermodal language of imagination. In: S. K. Levine a. E. G. Levine (eds.): Foundations of expressive arts therapy. Theoretical and clinical perspectives. London (Jessica Kingsley), pp. 37–52.
Kohen, D. u. K. Olness (1996): Hypnosis and hypnotherapy with children. New York (Guilford).
Lankton, C. H. u. S. R. Lankton (1991): Geschichten mit Zauberkraft. Die Arbeit mit Metaphern in der Psychotherapie. (Leben lernen 76.) München (Pfeiffer), 5. Aufl. 2005.
Lev-Wiesel, R. a. H. Doron (2004): Allowing clients to choose their preferable nonverbal therapeutic modality. *The Arts in Psychotherapy* 31 (4): 261–269.
Levine, P. (2010): In an unspoken voice. How the body releases trauma and restores goodness. Berkeley, CA (North Atlantic Books) / Lyons, CO (Ergos).
Levine, P. u. M. Kline (2010): Kinder vor seelischen Verletzungen schützen. Wie wir sie vor traumatischen Erfahrungen bewahren und im Ernstfall unterstützen können. München (Kösel). [Am. Orig. (2008): Trauma-proofing your kids: A parents' guide for installing confidence, joy, and resilience. Berkeley, CA (North Atlantic Books) / Lyons, CO (Ergos).]
Lovett, J. (2000): Kleine Wunder. Paderborn (Junfermann).
Lowenfeld, M. (1939): The world pictures of children: A method of recording and studying them. *British Journal of Medical Psychology* 18: 65–101.
Lowenfeld, M. (1969): Die »Welt«-Technik in der Kinderpsychotherapie. In: G. Bierman (Hrsg.): Handbuch der Kinderpsychotherapie. Bd. 1. München/Basel (E. Reinhardt).
Lowenfeld, M. (1979): The world technique. London (Allen & Unwin).

Ludewig, K. u. U. Wilken (Hrsg.) (2000): Das Familienbrett. Göttingen (Hogrefe).

McNiff, S. (2004): Art heals. How creativity cures the soul. Boston, MA (Shambhala).

Menne, K. (2010): Der stumme Skandal der Familienberatung. *Fokus Beratung* (16): 77–88.

Mills, J. a. R. Crowley (1986): Therapeutic metaphors for children and the child within. New York (Brunner/Mazel).

Mitchell, R. u. H. Friedman (1997): Konzepte und Anwendungen des Sandspiels. München/Basel (E. Reinhardt).

Moreno, J. L. (1997): Gruppenpsychotherapie und Psychodrama. Einleitung in Theorie und Praxis. Stuttgart (Thieme), 5. Aufl.

Morton, P. a. C. Frederick (1999): Re-alerting in the middle of a tightrope: Promoting conscious/unconscious complementarita during the integration. *Hypnos* XXVI: 5–13.

Mrochen, S. u. H. Bierbaum-Luttermann (2000): Beziehungsaufbau und Rapport mit Kindern. In: K. H. Holtz, S. Mrochen, P. Nemetschek u. B. Trenkle (Hrsg.): Neugierig aufs Großwerden. Praxis der Hypnotherapie mit Kindern und Jugendlichen. Heidelberg (Carl-Auer), 3. Aufl. 2007, S. 55–74.

Mrochen, S. u. M. Vogt (2007): Betrachtungen zum therapeutischen Kontakt mit Jugendlichen. In: M. Vogt (Hrsg.): Wenn Lösungen Gestalt annehmen. Externalisieren in der kreativen Kindertherapie. Dortmund (Borgmann), S. 139–152.

Mrochen, S. u. M. Vogt-Hillmann (1999): Teilearbeit mit Handpuppen. In: M. Vogt-Hillmann u. W. Burr (Hrsg.): Kinderleichte Lösungen. Lösungsorientierte kreative Kindertherapie. Dortmund (Borgmann).

Mrochen, S., K. L. Holtz u. B. Trenkle (2000): Rapport und Beziehungsgestaltung mit Kindern und Jugendlichen. In: S. Mrochen, K. L. Holtz u. B. Trenkle (Hrsg.): Die Pupille des Bettnässers. Hypnotherapeutische Arbeit mit Kindern und Jugendlichen. Heidelberg (Carl-Auer), 7. Aufl. 2009.

Mrochen, S., K. L. Holtz u. B. Trenkle (2007): Die Pupille des Bettnässers. Hypnotherapeutische Arbeit mit Kindern und Jugendlichen. Heidelberg (Carl-Auer), 7. Aufl. 2009.

Neumeyer, A. (2007): Mit Feengeist und Zauberpuste. Freiburg im Br. (Lambertus).

Neumeyer, A. (2009): Wie Zaubern Kindern hilft. Freiburg im Br. (Lambertus).

Newham, P. (2006): Voicework as Therapy. The artistic use of singing and vocal sound to heal mind and body. In: S. K. Levine a. E. G. Levine (eds.): Foundations of expressive arts therapy. Theoretical and clinical perspectives. London (Jessica Kingsley), pp. 89–112.

Oaklander, V. (1984): Gestalttherapie mit Kindern und Jugendlichen. Stuttgart (Klett-Cotta).
Oaklander, V. (2011): Gestalttherapie mit Kindern und Jugendlichen. Stuttgart (Klett-Cotta).
Pearson, M. a. H. Wilson (2001): Sandplay & symbol work. New Jersey (Pearson Education), / Melbourne (Australian council for Educational Research).
Peichl, J. (2007): Innere Kinder, Täter, Helfer & Co. Ego-State-Therapie des traumatisierten Selbst. Stuttgart (Klett-Cotta), 2. Aufl. 2008.
Peichl, J. (2013): Innere Kritiker, Verfolger und Zerstörer. Stuttgart (Klett-Cotta).
Perry, B. D. a. R. Pollard (1998): Homeostasis, stress, trauma, and adaptation: A neurodevelopmental view of childhood trauma. *Child and Adolescent Psychiatric Clinics of North America* (7): 33–51.
Perry, B. D. u. M. Szalavitz (2008): Der Junge, der wie ein Hund gehalten wurde. Was traumatisierte Kinder uns über Leid, Liebe und Heilung lehren können. Aus der Praxis eines Kinderpsychiaters. München (Kösel).
Petzold, H. (1983): Puppen und Puppenspiel in der Psychotherapie. München (Pfeiffer).
Phillips, M. u. C. Frederick (2003): Handbuch der Hypnotherapie bei posttraumatischen und dissoziativen Störungen. Heidelberg (Carl-Auer), 2. Aufl. 2007.
Porges, S. W. (2010): Die Polyvagal-Theorie. Paderborn (Junfermann).
Rass, E. (2011): Bindung und Sicherheit im Lebenslauf. Psychodynamische Entwicklungspsychologie. Stuttgart (Klett-Cotta).
Reddemann, L. (2001): Imagination als heilsame Kraft. Zur Behandlung von Traumafolgen mit ressourcenorientierten Verfahren. Stuttgart (Pfeiffer bei Klett-Cotta).
Reiners, B. (2006): Kinderorientierte Familientherapie. Eine neue Methode aus Skandinavien zur besseren Integration jüngerer Kinder in die Familientherapie. *Kontext* 37 (4): 349–359.
Reiners, B. (2013): Kinderorientierte Familientherapie. Göttingen (Vandenhoeck und Ruprecht).
Renner, C. (2005): Stark fürs Leben – Geistiges Karate für Kinder. Ein lösungsorientierter Ansatz in der Kindertherapie. Stuttgart (Pfeiffer bei Klett-Cotta).
Riedel, K. (2008): Empathie bei Kindern psychisch kranker Eltern. Köln (GwG – Gesellschaft für Personzentrierte Psychotherapie und Beratung).
Rogers, N. (2006): The creative connection. A holistic expressive arts process. In: S. K. Levine a. E. G. Levine (eds.): Foundations of expressive arts therapy. Theoretical and clinical perspectives. London (Jessica Kingsley), pp. 113–132.

Rosen S. (Hrsg.) (1990): Die Lehrgeschichten von Milton H. Erickson. Hamburg (Iskopress).
Rost, C. (2008) (Hrsg.): Ressourcenarbeit mit EMDR. Vom Überleben zum Leben. Paderborn (Junfermann).
Rubin, J. A. (2010): Introduction to art therapy: Sources & resources. New York (Taylor and Francis).
Satir, V., J. Banmen, J. Gerber u. M. Gomori (2000): Das Satir-Modell. Familientherapie und ihre Erweiterung. Paderborn (Junfermann).
Schmidt, G. (2003): Wer bin ich, und wenn ja, wie viele? Hypnosystemische Utilisationskonzepte für die Arbeit mit der inneren Familie. Müllheim/Baden (Auditorium).
Schmidt, G. (2004): Liebesaffären zwischen Problem und Lösung. Hypnosystemisches Arbeiten in schwierigen Kontexten. Heidelberg (Carl-Auer), 5., unveränd. Aufl. 2013.
Schmitt, A. u. M. F. Weckenmann (2009): Settingdesign in der (systemischen) Therapie mit Kindern. Teil 1: Indikationen. *Familiendynamik* 34 (2): 182–192.
Schwartz, R. C. (1997): Systemische Therapie mit der inneren Familie. Stuttgart (Pfeiffer bei Klett-Cotta). [Am. Orig. (1995): Internal family systems therapy. New York (Guilford).]
Seligman, M. (2003): Der Glücksfaktor: Warum Optimisten länger leben. Bergisch Gladbach (Ehrenwirth).
Steiner, T. u. I. K. Berg (2005): Handbuch lösungsorientiertes Arbeiten mit Kindern. Heidelberg (Carl-Auer), 6., unveränd. Aufl. 2013.
Stern, D. (1998): Das narrative Selbst. In: P. Buchheim, M. Cierpka u. T. Seifert (Hrsg.): Das Narrativ – Aus dem Leben Erzähltes. Berlin/Heidelberg/New York (Springer), S. 1–13.
Tinker R. A. u. S. A. Wilson (2006): EMDR mit Kindern. Ein Handbuch. Paderborn (Junfermann).
Vogt, R. (Hrsg.) (2012): Täterintrojekte. Diagnostik und Behandlungsmodelle dissoziativer Strukturen. Kröning (Asanger).
Vogt-Hillmann, M. (1999): Vom Ressourcosaurus und anderen fabelhaften Wesen – Malen und Zeichnen in der kreativen Kindertherapie. In: M. Vogt-Hillmann u. W. Burr (Hrsg): Kinderleichte Lösungen. Lösungsorientierte Kreative Kindertherapie. Dortmund (Borgmann), S. 11–29.
Walper, S. (2007): Elterliche Konflikte als Belastungsfaktor für Trennungskinder. (*DJI – Das Deutsche Jugendinstitut* 12/2007.) Verfügbar unter: http://www.dji.de/cgi-bin/projekte/output.php?projekt=800&Jump1=LINKS&Jump2=20 [9.12.2013].
Watkins J. G. u. H. Watkins (2003): Ego-States – Theorie und Therapie. Ein Handbuch. Heidelberg (Carl-Auer), 3. unveränd. Aufl. 20012. [Am. Orig. (1997): Ego-states theory and therapy. New York (W. W. Norton).]
White, M. (2010): Landkarten narrativer Therapie. Heidelberg (Carl-Auer). [Am. Orig. (2007): Maps of narrative practice. New York (W. W. Norton).]

Wirl, C. (1993): Therapeutische Geschichten und Metaphern. Aufbau und Drei-Ebenen-Kommunikation. In: S. Mrochen, K. L. Holtz u. B. Trenkle (Hrsg.): Die Pupille des Bettnässers. Hypnotherapeutische Arbeit mit Kindern und Jugendlichen. Heidelberg (Carl-Auer), 7. Aufl 2009, S. 60–83.

Wirl, C. (1999): Es war einmal ... Über das Erfinden von Märchen und (therapeutischen) Geschichten. In: M. Vogt-Hillmann u. W. Burr (Hrsg.): Kinderleichte Lösungen, Lösungsorientierte kreative Kindertherapie. Dortmund (Borgmann), S. 47–69.

Wirl, C. (2000): Kreatives Gestalten als Kurzinterventionen in einer Erickson`schen Psychotherapie für Kinder und Jugendliche. In: K. L. Holtz , S. Mrochen, P. Nemetscheck u. B. Trenkle (Hrsg.): Neugierig aufs Großwerden. Praxis der Hypnotherapie mit Kindern und Jugendlichen. Heidelberg (Carl-Auer), 3. Aufl. 2007, S.196–227.

Wirl, C. (2001): Das bedürftige Kind. In: W. Rotthaus (Hrsg.): Systemische Kinder- und Jugendpsychotherapie. Heidelberg (Carl-Auer), 4. Aufl. 2013, S. 106–124.

Wirl, C. (2008): Psychosomatische Beschwerden bei Kindern und Jugendlichen. In: D. Revenstorf u. B. Peter (Hrsg.): Hypnose in Psychotherapie, Psychosomatik und Medizin. Berlin/Heidelberg/New York (Springer).

Young, J. E., J. S. Klosko u. M. E. Weishaar (2008): Schematherapie. Ein praxisorientiertes Handbuch. Paderborn (Junfermann).

Zeitlinger, K. (2004): Rollentheorie nach J. L. Moreno. In: J. Fürst, K. Ottomeyer u. H. Pruckner (Hrsg.): Psychodrama-Therapie. Wien (Facultas), S. 128–146.

Autorenverzeichnis

Alfons Aichinger, Dipl.-Psych., Dipl.-Theol., Psychologischer Psychotherapeut, Weiterbildungsleiter und Supervisor am Moreno Institut Stuttgart und Szeneninstitut Köln, war 37 Jahre lang Leiter der Erziehungsberatungsstelle der Caritas Ulm.

www.psychodrama-kinder.de

Peter P. Allemann, Dipl.-Psych. FH, Psychotherapeut FSP/SBAP; arbeitet in eigener Praxis in Bülach (Schweiz) mit Kindern, Jugendlichen und Familien; Supervisor und Lehrtätigkeit in verschiedenen Institutionen; Ausbildner für Psychodrama, Lehrtherapeut für hypnosystemische Konzepte für Kinder und Jugendliche der Milton Erickson Gesellschaft Deutschland (MEG).

www.peterallemann.ch

Bärbel Benzel, Dipl.-Soz.-Päd., Kinder- und Jugendlichenpsychotherapeutin, Psychodrama, EMDR-Therapeutin, Dozentin und fachspezifische Supervision für Psychodynamisch-Imaginative Traumatherapie (PITT), EMDR-Supervisorin i. A., Spezielle Psychotraumatherapie Kinder und Jugendliche (DeGPT), Weiterbildungen in Ego-State-Therapie und Energetischen Psychotherapieverfahren, Fortbildungsleiterin (u. a. am Kindertraumainstitut); niedergelassen in eigener psychotherapeutischer Praxis in Reinheim/Odw.

www.baerbel-benzel.de

Hiltrud Bierbaum-Luttermann, Dipl.-Psych., Psychologische Psychotherapeutin; Ausbildungen und Weiterbildungen in Verhaltenstherapie/Kindertherapie, Familientherapie, Hypnotherapie/Klinische Hypnose, NLP, EFT, EMI; arbeitet in der ambulanten Praxis mit Kindern, Jugendlichen, Familien und Erwachsenen; Dozentin und Supervisorin für Verhaltenstherapie und Hypnotherapie in unterschiedlichen Institutionen und Ausbildungsgängen der DGVT; Leitung der Regionalstelle Berlin für Kinderhypnotherapie der Milton Erickson Gesellschaft (MEG), stellv. Leitung der DGVT Institutsambulanz KIJU Berlin.

www.kihyp-berlin.de

Malene Budde, Dipl.-Soz.-Päd., Kinder- und Jugendlichenpsychotherapeutin, tiefenpsychologisch fundiert; Weiterbildung in systemischer

Familientherapie, Gestalttherapie, Psychodrama, Hypnotherapie, körperorientierter Psychotherapie, Ego-State-Therapie, spezieller Psychotraumatherapie (DeGPT), EMDR, PITT; niedergelassen in eigener Praxis in Düsseldorf; Supervisions- und Fortbildungstätigkeit im Bereich der stationären und ambulanten Jugendhilfe und der Traumatherapie.
www.malene-budde.de

Jenny da Silva, M. Ed. Psych., lizensierte Erziehungspsychologin in privater Praxis in Randpark Ridge Randburg, Südafrika. Ausbildungen in Erickson'scher Therapie und Ego-State-Therapie (MEISA), Eye Movement Integration (EMI) und Somatic Experiencing. Arbeitsschwerpunkte: Nutzung ericksonscher Prinzipien in der Ego-State-Therapie mit Kindern, ericksonsche und Ego-State-Zugänge zu Trauer.
www.meisa.biz

Eva Pollani (vormals Ferstl), MSc; niedergelassene Hypnosepsychotherapeutin in Ternitz, Niederösterreich. Ausbildung in Hypnosepsychotherapie (ÖGATAP), Ego-State-Therapie, Hypno- und Kurztherapie für Kinder und Jugendliche, EyeMovement Integration, Impact Therapy sowie Somatic Experiencing; Zaubertherapeutin; Lehrtherapeutin mit voller Lehrbefugnis Hypnosetherapie (ÖGATAP), Trainerin und Supervisorin für Ego-State-Therapie, EyeMovement Integration (EMI) und Impact Therapy (Ed Jacobs).
www.eva-pollani.at

Kai Fritzsche, Dr. phil., Dipl.-Psych., Psychologischer Psychotherapeut, arbeitet in eigener Praxis; Leiter des Instituts für klinische Hypnose und Ego-Sate-Therapie (IfHE); Weiterbildungsleiter und Supervisor für Ego-State-Therapie; Sprecher der Deutschen Arbeitsgemeinschaft für Ego-State-Therapie (EST-DE).
www.ifhe-berlin.de

Elzette Fritz, D. Ed. Psych.; lizensierte Erziehungspsychologin an der Universität Johannesburg, Südafrika. Ausbildungen in Erickson'scher Therapie und Ego-State-Therapie (MEISA). Forschungsschwerpunkt: therapeutische Interventionen in Schulgemeinschaften, Nutzung kreativ-expressiver kunsttherapeutischer Mittel.
www.meisa.biz

Woltemade Hartman, Ph. D., Psychologischer Psychotherapeut und klinischer Psychologe in eigener Praxis in Pretoria, Südafrika. Ausbildungen in Hypnotherapie an der Ericksonian Foundation in Phoenix, Arizona und in Ego-State-Therapie bei John und Helen Watkins; Ausbilder in Hypnotherapie sowie Ego-State-Therapie. Zahlreiche Veröffentlichungen zum Thema Hypnose und zu Ego-State-Therapie mit sexuell traumatisierten Kindern. Hartman unterrichtet für die deutsche Milton H. Erickson Gesellschaft und hält Vorträge und Workshops in ganz Europa.

www.meisa.biz

Siegfried Mrochen, Prof. Dr. Dr., Sonderpädagoge, Dipl.-Päd., Dipl.-Psych., Kinder- und Jugendpsychotherapeut, systemischer Berater und Familientherapeut, KJP-Ausbilder (gwg/dgvt/meg/dgsf), Univ.-Prof. (i. R.) für sozialpädagogische Handlungsmethoden (Beratung) im Bereich Kinder-, Jugend- und Familienhilfe am Fachbereich 2 (Erziehungswissenschaft und Psychologie) der Universität Siegen, erhielt den Daniel P. Kohen Preis 2013 für sein herausragendes Lebenswerk im Bereich der Kinderhypnotherapie.

www.kihyp-berlin.de

Zita Stoltenberg-Zehnder, lic. phil., CH, Fachpsychologin für Psychotherapie FSP, Praxisbewilligung seit 1997; ausgebildet und zertifiziert in Paar- und Familientherapie, in Psychodrama (Soziometrie und Gruppentherapie) und in Ego-State-Therapie; arbeitet als psychologische Psychotherapeutin in eigener Praxis in Winterthur sowohl mit Erwachsenen als auch mit Kindern und Jugendlichen; Supervisorin für verschiedene Institutionen, Lehrtherapeutin.

www.stoltenberg-zehnder.ch

Charlotte Wirl, Dr. med., Ärztin, Psychotherapeutin, Fachspezifikum Hypnose und Hypnotherapie, Supervisorin; Psychotherapeutische Tätigkeit in freier Praxis in Wien. Internationale Lehrtrainerin/Ausbilderin für Hypnose und Hypnotherapie für Kinder und Erwachsene; Vorträge und Workshops zu psychotherapeutischen/psychosomatischen Themen.

www.hypno-therapie.at

Silvia Zanotta, Dr. phil., Fachpsychologin für Psychotherapie FSP, Kinder- und Jugendpsychologie FSP, arbeitet in eigener Praxis als Psychotherapeutin für Kinder, Jugendliche, Erwachsene und Familien in Zürich; Ausbildungen in personenzentrierter Psychotherapie, klinischer Hypnose, Traumatherapie PITT und Ego-State-Therapie und Somatic Experiencing; Supervisorin und Ausbilderin/Lehrtherapeutin, verantwortlich für die Ego-State-Therapieausbildung in der Schweiz.

www.egostatetherapie.ch

Über die Herausgeberin

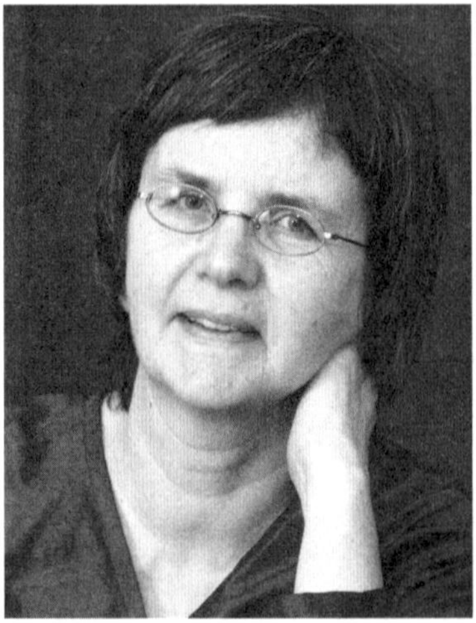

Wiltrud Brächter, Dipl.-Päd., Kinder- und Jugendlichenpsychotherapeutin, Systemische Therapeutin (SG), akkr. Supervisorin für Systemische Therapie mit Kindern und Jugendlichen. Weiterbildungen u. a. in gestalttherapeutischer Arbeit mit Kindern, psychoanalytisch-systemischer Therapie (APF), Kinderhypnotherapie (MEG); Spiel- und Familientherapeutin in einer kinder- und jugendpsychiatrischen Praxis; Weiterbildungstätigkeit im Bereich systemischer Kindertherapie. Schwerpunkt: Verbindung von Sandspieltherapie und narrativen/hypnosystemischen Konzepten; Teilearbeit mit Kindern und Familien. Publikationen u. a.: *Geschichten im Sand. Grundlagen und Praxis einer narrativen systemischen Spieltherapie* (2. Aufl. 2016).

Kontakt: *www.geschichten-im-sand.de*